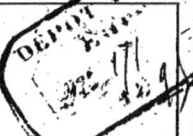

PRÉCIS CLINIQUE

DE

PATHOLOGIE

GÉNÉRALE

PAR

Le Dʳ LUDOLF KREHL

PROFESSEUR A LA POLYCLINIQUE DE IÉNA

TRADUIT

PAR

Le Dʳ SAMUEL BERNHEIM

PARIS

A. MALOINE ÉDITEUR

91, BOULEVARD SAINT-GERMAIN, 91

—

1895

PRÉCIS CLINIQUE

DE

PATHOLOGIE GÉNÉRALE

PRÉCIS CLINIQUE

DE

PATHOLOGIE

GÉNÉRALE

PAR

Le Dr LUDOLF KREHL

PROFESSEUR A LA POLYCLINIQUE DE IÉNA

TRADUIT

PAR

Le Dr SAMUEL BERNHEIM

PARIS

A. MALOINE ÉDITEUR

94, BOULEVARD SAINT-GERMAIN, 94

1895

PRÉFACE

Les pages ci-après représentent un essai de rassemblement, sous une forme compréhensive, des idées que nous pouvons nous faire actuellement sur les troubles fonctionnels des organes.

Ce traité est issu de la conviction que nous ne saurions jamais reconnaître et soigner toutes les affections qui s'écartent tant soit peu du tableau classique, que si nous nous efforçons d'acquérir la notion du processus complet des fonctions troublées.

C'est dans cet esprit que j'ai tenu mes conférences, sur le sujet de cet ouvrage, aux étudiants de Leipzig, pendant plusieurs semestres.

C'est à M. le professeur Birch Hirschfeld que je dois l'obligeante et courageuse impulsion qui m'en a fait livrer l'essentiel à l'impression, sous une forme concise, à titre de complément de son *Précis de pathologie générale*[1], complément qui appartient plutôt au domaine du médecin pratiquant.

[1] Leipzig, F.-C.-W. Vogel, 1892. 6 marks.

Il en résulte une corrélation intime entre nos deux ouvrages. Aussi me suis-je abstenu d'approfondir certains phénomènes que le précis susmentionné traite de façon détaillée.

J'ai ajouté à la fin du volume la bibliographie afférente à chaque chapitre. Le lecteur y trouvera aisément les sources abondantes de renseignements sur chaque question développée ici.

Il ne m'a pas paru nécessaire de fouiller toute la littérature relative au sujet. Les travaux originaux et les études compendieuses cités facilitent largement la vue d'ensemble de toute la littérature connexe à chaque chapitre. Les travaux de F.-A. Hoffmann (*Guide des maladies constitutionnelles*, Stuttgart, 1892) et de Noorden (*Guide de la pathologie des échanges*, Berlin, 1893) étaient publiés lorsque la dernière main était déjà mise sur cet ouvrage. Néanmoins j'ai pu encore, dans la bibliographie des affections anémiques et des échanges, mentionner plusieurs fois ces excellents travaux.

Je ne saurais négliger d'exprimer mes plus cordiaux remerciements à mon ami, M. Von Frey, de Leipzig, pour ses directions au sujet des questions physiologiques touchées dans ce précis.

L. KREHL.

PRÉCIS CLINIQUE

DE

PATHOLOGIE GÉNÉRALE

CHAPITRE PREMIER

LA CIRCULATION

I

LE CŒUR

Pour avoir une notion exacte de l'activité cardiaque à l'état de santé ou de maladie, il est important de connaître sa manière d'être sous diverses influences. En effet, ces influences varient même chez l'homme bien portant et se manifestent à l'état normal par des phénomènes différents, selon que l'homme est en décubitus dorsal ou qu'il gravit rapidement un escalier. Bien que nous manquions de données chiffrées à cet égard, nous sommes à même d'affirmer cependant, que la circulation sanguine a beaucoup plus à produire dans un cas que dans l'autre.

Cette nuance est plus prononcée encore lorsque l'on compare, par exemple, l'activité cardiaque d'un soldat couché avec celle d'un autre gravissant une hauteur au pas de charge et sac au dos.

Cette activité cardiaque se traduit de différentes façons : soit par des contractions plus fréquentes dans le même laps de temps, soit par des contractions plus puissantes, ou bien par une puissance systolique plus considérable.

Comme à l'état de repos de cet organe, tous ses éléments entrent en jeu simultanément, sa puissance contractile dépend uniquement de l'ensemble de ces efforts, contrairement à ce qui se passe dans les glandes où il y a un apport continuel de nouvelles cellules.

Chez l'homme sain, le travail des fibres musculaires du cœur varie donc dans de très grandes proportions.

Accommodation. Le cœur a la propriété merveilleuse de s'accommoder aux appels physiologiques.

Lorsque dans le cours d'une diastole, un ventricule ou tous les deux se remplissent plus qu'à la précédente, ils ne s'en vident pas moins pour cela avec la systole suivante. Si la résistance artérielle augmente, elle se trouve aussitôt vaincue par la contraction ventriculaire. En effet, ces propriétés du cœur sont, comme nous le savons aujourd'hui, purement musculaires et ne dépendent nullement du système nerveux.

Ce qui reste obscur encore, c'est la véritable genèse de la contractilité des fibres cardiaques.

Le supplément de travail est exécuté, comme Frey et Cohnheim l'ont démontré, par l'effort autonome du cœur. Chaque systole traduit son effort extérieur par la quantité de sang rejeté et par la pression artérielle.

Il est prouvé que sous l'action d'un plus grand afflux de sang, ou bien encore sous l'influence d'une plus

grande résistance artérielle, cette systole devient beaucoup plus puissante.

Le nombre proportionnel des battements cardiaques
a également son importance dans l'estimation de cet
effort systolique.

La propriété d'accommodation du cœur, organisée avec
la précision si minutieuse que nous venons de décrire,
joue un rôle capital chez l'homme sain. Ce rôle est loin
d'être diminué dans les nombreux états pathologiques
qui mettent le cœur tout particulièrement à l'épreuve.

L'état pathologique se distingue de l'état normal en
ce que, dans la première forme, le cœur est sollicité
sans trêve, alors que chez l'homme sain l'irrégularité
fonctionnelle n'est que passagère.

Mais nous savons aussi que les muscles, qui exécute-
ront un travail soutenu et exagéré pendant une certaine
durée, s'hypertrophieront et augmenteront leur puissance par le développement musculaire qu'entraîne le
travail lui-même.

Nous ne sommes pas, à vrai dire, encore bien fixés
sur la filiation de ce phénomène, bien que nous dussions
tenir compte de ce que le muscle se nourrit davantage
pendant ses efforts.

En tout état de cause, le fait est patent et ses lois
sont applicables au cœur aussi bien qu'à ses fibres lisses
et à celles de son squelette.

L'hypertrophie dépend absolument de l'effort produit,
et chaque partie du cœur se développe en raison de son
travail individuel. La puissance d'accommodation du
cœur au travail exigé aura donc pour résultat de lui
faire vaincre un certain nombre de troubles, sans pour
cela compromettre la circulation sanguine.

C'est ici que nous avons à signaler les lésions valvulaires.

Les valvules des différents orifices ont, comme on le sait, la mission de veiller à la distribution du sang dans des directions déterminées.

Pour l'accomplir, elles doivent être elles-mêmes anatomiquement normales, élastiques et d'une mobilité aisée. La disposition normale des piliers, ainsi que la régularité des contractions musculaires complètent ces conditions.

A leur tour, les orifices destinés à être fermés le seront par la contraction d'un groupe de muscles particuliers.

Or, dans beaucoup d'affections, les valvules sont le siège de lésions qui les raidissent, les alourdissent ou les resserrent. Il se produit aussi des lésions musculaires qui gênent les contractions des fibres, au point que les valvules ne s'ajustent plus et que les orifices ne se prêtent plus à l'occlusion absolue comme auparavant.

Il faut insister particulièrement sur ce point qu'une lésion concomitante des valvules et de l'orifice complique singulièrement le cas, au point qu'une légère endocardite marginale produit déjà une insuffisance mitrale.

Toutes ces altérations si fréquentes se développent graduellement. Il est très rare qu'une déchirure directe des valvules se produise sous l'influence d'une pression intra-cardiaque anormalement puissante. Les suites de cette catégorie de déchirures se manifestent de deux façons : dans un cas les orifices restent ouverts quand ils devraient être fermés et il y a état pathologique décrit sous le nom d'insuffisance ; dans un second cas, au contraire, ces orifices se trouvent rétrécis et ne donnent plus passage au sang. Il y a alors sténose.

Le siège et le mode du processus anatomique décideront : 1° si dans tel ou tel cas il y a insuffisance ou sténose ; 2° si les deux lésions sont réunies (ce qui se présente le plus souvent) ; 3° quels sont les orifices atteints.

A son tour, le degré d'insuffisance ou de sténose, lésions qui se traduisent par une mauvaise direction du sang ou par un obstacle à la bonne voie, ce degré lui-même est indiqué par l'état anatomique des valvules, et par le fonctionnement des muscles.

Dès lors, si pour une des raisons précitées il se forme une insuffisance des valvules aortiques, le flot de sang qui sera expulsé par la systole du ventricule gauche dans l'aorte refluera en partie dans le ventricule même. Car, pendant la diastole, il règne dans l'aorte une haute pression positive, qui, dans le ventricule, est complètement négative pour redevenir légèrement positive vers la fin de la diastole.

Insuffisance des valvules aortiques.

A l'état de diastole, le ventricule est très lâche et se laisse facilement dilater par la grande quantité de sang que refoule la pression aortique.

Aussi, le degré de cette dilatation dépend de la quantité de sang et de l'élasticité du muscle. Ce remplissage anormal du ventricule sera, sans aucun doute, un obstacle au sang de l'oreillette gauche, car ce sang ne dispose dans l'oreillette que d'une faible pression. Dès lors, il ne poursuivra plus son trajet que sous l'influence de l'aspiration ventriculaire.

Le ventricule gauche dilaté se vide de la façon décrite

et s'hypertrophie en raison de la quantité de sang qui s'écoule par trop-plein.

La sténose de l'orifice aortique entraîne une hyperthrophie musculaire du ventricule gauche. Car le rétrécissement aortique provoque ces muscles à une augmentation de résistance. Il est vrai que, dans la sténose aortique, la durée de la systole augmente, ce qui pourrait faire croire à l'absence de tout supplément de travail.

En effet, en présence d'obstacles, le supplément de travail du cœur se traduit par sa propriété de rejeter une plus grande quantité de sang tout en se vidant dans le même laps de temps.

Sans doute, la durée systolique augmente dans le cas de sténose de l'orifice aortique, mais elle ne s'accroit jamais proportionnellement au supplément de résistance de l'aorte, de sorte que le cœur peut, sans entrave aucune se livrer à une augmentation de travail même considérable.

La situation acquiert un aspect bien autrement compliqué dans les lésions de l'orifice mitral, parce que dans ce cas les vaisseaux pulmonaires et le ventricule droit sont intéressés. Lorsqu'il existe un rétrécissement de l'orifice auriculo-ventriculaire gauche, le passage du sang de l'oreillette gauche dans le ventricule devient laborieux pendant toute la diastole ventriculaire.

L'oreillette gauche se dilate et le sang des veines pulmonaires l'envahit avec une pression plus élevée. Le contingent sanguin du poumon baisse, le ventricule droit se heurte à des résistances, il s'hypertrophie. Mais l'oreillette gauche est à son tour soumise à un supplément de travail et s'hypertrophie également.

La situation du ventricule gauche se comportera à ce moment, suivant la quantité de sang qu'il recevra pendant la diastole. Il peut rester intact à un degré moyen de rétrécissement dont les résistances peuvent être vaincues par le ventricule droit. Mais s'il surgit une disproportion entre l'obstacle de la sténose et la force du ventricule droit, il en sera d'autant moins rempli, fournira moins de travail et s'atrophiera.

Dans l'insuffisance de la valvule mitrale, le ventricule gauche ne se vide plus intégralement vers l'aorte, mais en revanche une partie de son contenu reflue vers l'oreillette.

Insuffisance de la valvule mitrale.

La proportion du sang qui prend le mauvais chemin est subordonnée à son tour au degré de l'insuffisance.

Ici, encore, il y a augmentation de pression dans les veines pulmonaires, exactement comme dans le rétrécissement mitral, par le fait même qu'on se trouve en présence d'une augmentation de travail et d'une hypertrophie du ventricule droit. Autant à dire du remplissage excessif diastolique et de l'hypertrophie de l'oreillette gauche.

L'excès de remplissage du ventricule gauche pendant la diastole et son hypertrophie résultent donc de l'augmentation de pression existant dans les vaisseaux pulmonaires et l'oreillette gauche. Cependant, l'afflux sanguin dans le ventricule gauche n'en devient pas plus laborieux pour cela.

Les lésions valvulaires du cœur droit se comportent

Lésions valvulaires du cœur droit.

vis-à-vis de l'organe cardiaque et des poumons exactement comme celles du cœur gauche. Cependant, il ne faut jamais oublier que les fibres du ventricule droit sont, en elles-mêmes, beaucoup plus faibles que celles du ventricule gauche et que, par ce fait, elles sont moins aptes aux grandes résistances. Il faut retenir, en outre, qu'il n'existe au delà de la valvule tricuspide aucune portion cardiaque susceptible de travail et de modifications, mais qu'il s'y trouve uniquement l'oreillette droite, extrêmement faible elle-même.

On comprendra donc facilement que la sténose de l'orifice tricuspide et celle de l'orifice mitral sont des phénomènes d'importance très inégale.

Il est une circonstance qui embarrasse l'observation des lésions valvulaires droites. C'est le fréquent développement de ces lésions pendant la période fœtale et leur combinaison avec des anomalies de croissance du cœur lui-même. Il est de toute évidence que les anomalies congénitales de la cloison inter-ventriculaire doivent influer radicalement sur les phénomènes consécutifs à une sténose de l'orifice pulmonaire.

Il est donc acquis par ce que nous venons de dire que ce que nous avons représenté comme conséquence physique forcée de chaque lésion valvulaire ne se confirmera que si le cœur reste affranchi de toute autre influence.

Association de lésions valvulaires.

Nous avons déjà dit que l'association des lésions valvulaires d'un ou de deux orifices est une suite naturelle du processus anatomique.

En effet, on rencontre plus souvent cette association que des lésions isolées.

Il suffit de se rappeler les insuffisances mitrales compliquées de sténose, la sténose doublée d'iasuffisance des valvules aortiques, lésions doubles de la mitrale avec insuffisance de l'aorte. Dans un cœur ainsi conditionné, chaque lésion fera sentir son influence propre. Mais ces influences peuvent aussi bien se compenser que se doubler l'une de l'autre. C'est ainsi que lorsque le ventricule gauche doit fonctionner en présence d'une valvule mitrale rétrécie et des valvules aortiques insuffisantes, son développement dépendra des deux lésions et s'orientera suivant le coefficient d'intensité des deux lésions. Nous n'avons pas ici à insister sur de plus longs détails.

Les phénomènes qu'entraînent les lésions de chaque valvule sont influencés, en outre, autant par ces complications déjà mentionnées, que par l'apparition de causes de nature extra-cardiaque exerçant une action sur une partie quelconque du cœur. On voit par là, que les affections typiques courent maintes chances de se trouver obscurcies. *Causes extra-cardiaques.*

Le fonctionnement du ventricule droit est complètement subordonné à l'état des poumons, comme nous l'avons déjà vu.

Nous avons dit également que les lésions du ventricule gauche, augmentant la pression sanguine du poumon, provoquent l'hypertrophie du ventricule droit. Or, il faut ranger encore parmi ces lésions la faiblesse du ventricule gauche, car cet état est un obstacle à l'évacuation intégrale et oppose, par ce fait, des résistances normales à l'arrivée du sang pulmonaire.

Les troubles primitifs de la circulation pulmonaire

doivent exercer une influence identique. Chez l'homme
sain, la résistance dans les vaisseaux pulmonaires est,
comme on le sait, insignifiante et varie suivant les
phases de la respiration[1]. Si, à la suite d'un processus
pathologique quelconque, le diamètre des voies pulmonaires venait à être diminué, les masses sanguines, qui
parcourent l'organe, n'en seront pas pour cela réduites
au-dessous de la normale, comme Lichtheim l'a démontré, à condition que le diamètre total ne soit pas réduit
de plus de trois quarts. Mais cela n'est possible que si
le ventricule droit expulse le sang à travers les vaisseaux restés sains avec une vitesse sensiblement plus
grande

Ici, encore, nous avons un excès de travail, en un
mot, de l'hypertrophie.

C'est ainsi que le ventricule droit s'épaissit dans les
rares cas de sclérose de l'artère pulmonaire et dans les
cas d'atrophie pulmonaire très fréquents consécutifs à
la pneumonie chronique, ou à l'emphysème pulmonaire
et déformation du thorax qui en diminue fatalement le
diamètre.

On a souvent prétendu que la tuberculose fait exception à cette règle et l'on a cherché toutes sortes de
motifs à cela. Tout d'abord, le fait n'est absolument pas établi. Il ne pourrait l'être que par de nombreuses comparaisons de poids des ventricules droit et
gauche selon la méthode de W. Muller. Mais tant que
l'on ne sera pas certain du fait, il nous semblera inutile
d'en rechercher les causes.

---

[1] Nous employons à dessein ce terme circonspect, parce que l'on n'est
pas encore fixé sur le point de savoir si les résistances intra-pulmonaires
sont plus fortes dans l'inspiration ou dans l'expiration.

Il est possible qu'un épanchement pleurétique ou qu'une perte de l'élasticité des poumons soit une source de difficultés pour le ventricule droit.

Peu importe la façon dont nous puissions envisager la nature de la sclérose artérielle ; il lui suffit d'exister pour exiger du ventricule gauche un supplément de travail.

Si le phénomène initial est une élévation de pression artérielle, l'hypertrophie du ventricule gauche s'ensuivra fatalement pour les raisons indiquées plus haut.

Au contraire, si nous attribuons la priorité à la raideur des parois artérielles, nous aboutirons au même phénomène qui est l'augmentation d'obstacle pour le ventricule gauche.

Enfin, nous connaissons encore toute une série d'influences qui élèvent le travail des deux ventricules. Parmi elles, on distingue à cause de leur importance, l'adhèrence des deux feuillets péricardiques entre eux et avec la paroi thoracique.

Lorsqu'il se développe dans le péricarde et le médiastin des inflammations chroniques dégénérant en adhèrences, les deux ventricules sont amenés à lutter à chaque systole contre ces néo-formations et contre les parois thoraciques. Il en résulte, évidemment, en l'occurrence, un supplément de travail considérable et, par suite, une hypertrophie.

Les deux ventricules sont encore soumis à un supplément spécial de travail, en ce sens que ce qui se trouve augmenté ce n'est pas la force intrinsèque de chaque systole, mais le nombre des battements. C'est ce que nous trouvons chez certains individus dont les mouvements cardiaques sont saccadés à l'état permanent, c'est-à-dire chez ceux atteints du mal de Basedow, chez les névropathes, et les onanistes. Suivant l'intermittence de ces battements saccadés, dans les maladies sus-indiquées, l'hypertrophie deviendra évidente ou elle nous échappera.

Mais d'autres éléments peuvent renforcer cet état de choses.

Qu'il y ait ou non accélération rythmique, on a l'impression que ces battements sont renforcés. Ce serait assez plausible, car les recherches des physiologistes nous apprennent, qu'à la suite d'excitation nerveuse, les contractions ventriculaires augmentent de puissance et que la systole peut être diminuée de durée. Mais un raccourcissement semblable entraînerait souvent, pour des motifs fréquemment invoqués, un supplément de travail et le développement d'une hypertrophie. Cette circonstance paraît être d'importance capitale dans la modification cardiaque que l'on rencontre parfois chez les fumeurs habituels de bons cigares, qui subissent au premier chef l'intoxication de la nicotine.

Influences néphrétiques sur le cœur.

Ce qui obscurcit la nosologie cardiaque, c'est l'intervention des affections rénales.

Nous savons qu'il y a augmentation de pression artérielle dans la plupart des néphrites aiguës. Dans la majorité des néphrites chroniques, la tension artérielle augmente également. Il en résulte une hypertrophie du cœur que nous voyons apparaître dès que la néphrite dure plus d'un mois.

Il est donc parfaitement compréhensible que dans la plupart des néphrites aiguës rapidement passagères, la modification du cœur fasse défaut ou ne soit que simplement indiquée, alors qu'elle est au contraire beaucoup plus prononcée dans les néphrites chroniques.

On peut facilement constater l'augmentation de pression dans les artères du corps, tandis que la tension des artères pulmonaires est extrêmement difficile à reconnaître chez les vivants ; lorsque la pression des artères du corps est anormale il devient alors presque impossible de se rendre compte de la force du deuxième battement pulmonaire .laquelle peut seule nous renseigner sur l'état de l'artère pulmonaire elle-même. Néanmoins, l'examen des nombreuses maladies du rein nous apprend que le deuxième bruit de l'artère pulmonaire est souvent extrêmement élevé; on serait autorisé à en conclure à une augmentation de pression dans ce vaisseau.

D'après les examens en question, l'hypertrophie intéresse souvent et plus fortement le ventricule gauche, Pourtant, il convient de retenir que le ventricule droit s'hypertrophie aussi le plus fréquemment.

Les chiffres comparatifs nous en sont données avec des différences sensibles. Mais la cause réside dans les méthodes défectueuses d'examen anatomiques appliquées. Ici, encore, de nouvelles recherches appuyées sur la méthode de Muller sont indispensables.

On est amené à se demander quel est le rapport entre la nature des affections rénales et la présence ou l'absence d'augmentation de pression artérielle.

Cette augmentation fait fréquemment défaut dans les néphrites aiguës, celles surtout où le trouble épithélial est causé par une intoxication quelconque (arsenicisme, phosphorisme, et certaines maladies infectieuses). On rencontre ces troubles épithéliaux dans la plupart des infections aiguës. Parmi les infections chroniques, la néphrite interstitielle est celle où l'hypertrophie du cœur est de règle et où elle atteint aussi son maximum. On observe aussi cette hypertrophie dans la plupart des néphrites parenchymateuses dites chroniques, mais elle peut manquer dans ces cas. On ne l'a jamais observée dans la néphrite amyloïde.

Il est très important de savoir que toute pression exercée sur les deux uretères entraînant une hydro-néphrose chronique, provoque fréquemment l'hypertrophie du cœur.

Les conditions dans lesquelles elle se produit ont été étudiées en détail, parce que l'on pouvait espérer en tirer des conclusions sur la nature de sa genèse. Il n'en est malheureusement rien.

On a émis de nombreuses opinions sur les véritables motifs de connexité entre les néphrites et l'augmentation de pression artérielle. La pathologie en avait fait un de ses thèmes favoris, depuis les brillantes recherches de Traube-Cohnheim. Malgré cela, il nous manque sur ce sujet, comme sur tant d'autres points, les rudiments même de toute hypothèse justifiée. Nous ne pouvons pas, en dépit de la démonstration de Cohnheim, tabler sur la corrélation existant entre le trouble circulatoire du rein et l'inflammation. Car il n'est pas compréhensible que l'obstruction d'un réseau tel que le rein entraîne jamais une élévation de pression de l'aorte. En d'autres termes, il est inconcevable qu'une pareille obstruction des vaisseaux rénaux ne soit pas compensée quant au cœur, par le relâchement d'autres réseaux vasculaires.

Suivant une autre théorie, l'affection du rein entraîne

un supplément de résistance dans les autres artères,
mais il est plus simple, en l'occurrence, d'admettre la
présence d'inflammations parallèles à l'affection rénale
ou dépendant de celle-ci. Ces inflammations pourraient
tout aussi bien résider sur les vaisseaux pulmonaires.
Elles expliqueraient alors aisément l'augmentation de
pression aussi bien que la modification du cœur selon la
nature de l'artério-sclérose.

Aussi séduisante que soit cette hypothèse, elle n'en
est pas moins dépourvue de toute base expérimentale.

En effet, l'augmentation de pression pourrait dériver
d'une augmentation des résistances artérielles. Mais,
celles-ci, à leur tour, ne sont pas forcément imputables
à des lésions anatomiques. Elles peuvent aussi bien être
attribuées à des contractions anormales des artères du
corps ou des poumons, ou à des modifications partielles
de leur élasticité. Ces résistances peuvent être aussi
d'origine chimique.

En l'état, on sera autorisé à supputer la présence de
toxines originaires du processus pathologique du rein,
ou tout simplement motivées par la modification de
sécrétion urinaire qui retiendrait dans le corps les produits toxiques de l'organisme même.

Les deux hypothèses sont admissibles. En effet, dans
les néphrites accompagnées de polyurie, les éléments
figurés sont inégalement éliminés et il se produit des
rétentions.

Mais ce qui est étonnant, c'est qu'on rencontre la
plus grande hypertrophie du cœur précisément dans la
néphrite interstitielle, accompagnée de polyurie.

Nous sommes donc forcés d'en conclure que toute
preuve positive nous échappe.

La notion du sujet est entravée en outre par la nécessité où l'on est d'admettre une sténose des vaisseaux
pulmonaires.

Il faut se rappeler aussi que les excitations toniques,
durant jusqu'à des mois et des années, sans fatiguer le
cœur, sont sans analogies.

Au surplus, pour peu que l'on penche vers la théorie
des influences chimiques, il est bien plus concluant
d'admettre qu'elles s'exercent directement sur le cœur,
provoquant ainsi des contractions plus puissantes des
ventricules.

La caractéristique de ce groupe d'hypertrophie est
d'appartenir en apparence à la catégorie de celles où le
cœur est soumis à une pression élevée maxima. Mais cette
apparence est trompeuse. Les cas où le cœur est soumis
à une pression plus élevée et par suite à un travail supplémentaire sont une exception. L'erreur provient de ce
que l'hypertrophie d'origine toxique se manifeste exté-
rieurement comme les autres, ce qui déroute le diagnostic.

*Efforts physiques
violents.*

Dans les efforts physiques violents, de fortes masses
sanguines se trouvent chassées dans le ventricule droit,
car les muscles volontaires ont une circulation sanguine
très riche et véhiculent le sang veineux vers le thorax
par les appareils aspirateurs.

Il est probable que la cavité splanchnique se vide
aussi en même temps. En tout cas, les ventricules se
remplissent d'une façon démesurée. Le nombre des
palpitations augmente, la pression sanguine s'élève souvent, et le cœur tout entier fournit, au moins au début
de chaque effort corporel, une somme de travail beaucoup plus forte qu'à l'état de repos.

Il faut reconnaître toutefois qu'il existe chez l'homme sain une sorte de régulateur sensible et d'une action étendue qui, en partant du cœur, facilite ses efforts dans les travaux physiques (vaso-dilatation par dépression) et le protège contre toute fatigue excessive.

D'après les communications d'Œrtel, on serait en droit de supposer que la faculté du cœur de se plier à tous les mouvements du corps atténue la fatigue que ces mouvements comportent.

Malheureusement, les expériences détaillées sur l'homme sain font encore défaut à cet égard.

On a observé, sans doute, de l'hypertrophie bilatérale des fibres ventriculaires, compliquée de dilatation diastolique des cavités chez certaines gens soumis à des travaux excessifs. Mais on n'a pas pu en fixer les causes déterminantes.

Cette hypertrophie n'est pas la conséquence forcée des modifications circulatoires inhérentes aux mouvements du corps, car alors tous ceux accomplissant de lourds travaux devraient être fatalement frappés d'hypertrophie. Nous sommes obligés d'admettre de préférence que chez ceux-ci les augmentations de pression et le remplissage du cœur ont été causés par les mouvements musculaires. L'état pathologique n'est pas exprimé par le développement de l'hypertrophie toute seule mais par la cause même de cette hypertrophie.

Le point capital en la matière est l'absence de fonctionnement du régulateur. Où en est la cause? Nous l'ignorons.

On ne saurait affirmer avec certitude que les hypertrophies issues du travail se rencontrent toujours chez

Alcoolisme.

2

les alcooliques et notamment les buveurs de vin et de bière. Il est certain toutefois qu'ils en fournissent le plus gros contingent.

Mais, d'autre part, il résulte des observations détaillées de Bollinger que l'on trouve chez ces buveurs les mêmes modifications cardiaques que chez les gens soumis à de violents travaux. L'état des deux catégories de maladies est identique.

Parmi les nombreux et forts buveurs de bière et de vin qui s'alimentent bien, la plus grande partie des organes circulatoires reste saine incontestablement. Chez ceux-ci, la manière de vivre n'impose au cœur aucune augmentation particulière de travail. C'est parmi la minorité seule que l'on rencontre l'hypertrophie des deux ventricules.

Les mouvements physiques puissants y contribuent souvent comme chez les malades précités. Il faut ajouter à cette influence le facteur des quantités d'alcool et de liquides ainsi que la nourriture abondante absorbés. Mais aucune de ces causes ne saurait, isolément, produire l'hypertrophie.

D'autre part, suivant les recherches de Recklinghausen et Bollinger, il se produit chez les individus adonnés à cet abus, une plus grande quantité de sang, une véritable pléthore. Et la question est de savoir si la pléthore est de nature à accentuer l'hypertrophie.

Pléthore sanguine.   Nous savons par les expériences du laboratoire de Ludwig que l'augmentation du liquide sanguin n'entraîne pas celle de la pression artérielle. Mais cela ne nous renseigne aucunement sur le travail du cœur.

D'après les communications de Tigerstedt, le cœur reçoit d'autant plus de sang que la pléthore est plus

accentuée. Par suite son travail augmente puisque la
pression sanguine reste désormais invariable.

L'explication de l'hypertrophie est ainsi toute trouvée
pour ceux qui admettent la pléthore comme cause,
mais elle le sera moins si l'on considère que l'existence
de la pléthore n'est elle-même aucunement démontrée
(voir ch. ii, *le Sang*). Mais pour peu que nous la con-
testions nous voilà retombés plus que jamais dans l'ignorance de ces modifications cardiaques.

Dans les hypertrophies déjà étudiées, lesquelles
représentent des compensations de lésions, les cavités
cardiaques nous apparaissent sous des aspects différents selon que le travail anormal est produit par des
augmentations de résistances ou un excès de remplissage.

Dans le premier cas, la cavité cardiaque reste inaltérée. La paroi s'épaissit simplement et nous sommes
en présence d'une hypertrophie simple. Dans le second
cas, l'épaississement de la paroi est compliqué d'une
dilatation diastolique de la cavité (hypertrophie
excentrique).

Il n'est pas démontré que dans ce cas la systole de
la cavité soit réduite au minimum physiologique; mais
cette hypothèse est probable tant que les contractions
restent vigoureuses.

Dès lors, il importe peu que la cavité soit conformée
d'une manière ou de l'autre. Tant que les fonctions et
les fibres restent inaltérées, le cœur poursuit sa mission
comme devant.

Cela n'est pas encore un motif pour croire à la régularité de la circulation. Car il ressort, avant tout, des
explications qui précèdent, que certaines fractions du

système vasculaire subiront désormais une pression plus forte que de coutume.

D'autre part tous les cas compliqués de tension exagérée des vaisseaux pulmonaires, sont suivis, d'après Basch, d'un œdème et d'une congestion pulmonaires. Le poumon se meut difficilement, les mouvements respiratoires en sont gênés.

Par cela même, il existe de la dyspnée d'autant plus accusée que les lobes sont plus congestionnés. Elle augmentera fortement, à tout propos, surtout sous l'influence d'efforts physiques.

Tous les malades atteints d'excès de pression artérielle dilatant les vaisseaux sont exposés à la rupture d'une artère, à tout bout de champ, surtout si la propriété de résistance des parois vasculaire est amoindrie (sclérose). Par l'augmentation de son volume le cœur comprime les poumons, trouble ainsi la respiration. Aussi la question principale est-elle de savoir si le cœur hypertrophié peut accomplir une aussi grande somme de travail que le cœur normal. A *priori*, on peut l'admettre mais on ne saurait résoudre cette question d'une façon absolue. En effet, ces états pathologiques sont extrêmement compliqués chez l'homme. De plus, les expériences négatives sont on ne peut moins concluantes, car on ne peut en dégager le facteur responsable qui, parmi une foule d'autres également plausibles aura déterminé l'insuffisance cardiaque.

Et cependant, nous pourrions donner une réponse catégorique avec une assurance approximative. L'expérience démontre, en effet, que les malades atteints d'insuffisance aortique se ressentent, dès que le cœur est soumis à une augmentation de travail, beaucoup mieux que ceux atteints de lésions mitrales, à parité d'état général, bien entendu.

Si l'on songe à ce que nous avons dit sur la circulation pulmonaire, on pourra ajouter cette constatation à l'appui de notre opinion.

Outre cela il existe des cas d'hypertrophie cardiaque idiopathique consécutive à des lésions valvulaires et où l'accommodation s'établit fort bien.

Nous sommes donc en présence de deux phénomènes.

Dans les cas précités, l'hypertrophie du muscle est consécutive à une réaction spéciale provoquée par une augmentation du travail.

D'autre part, le muscle cardiaque acquiert une plus grande puissance contractile. Cet effort naguère exceptionnel devient normal.

On en vient à se demander quelles sont les conditions qui déterminent la promptitude de l'accommodation et conséquemment la production de l'hypertrophie : Il se présente trois facteurs d'importance inégale :

1° La *durée de la période d'augmentation*, car si ces augmentations s'accroissent graduellement, ce qui est la règle, le muscle aura tout loisir d'équilibrer sa position par des accommodations successives.

2° L'*intensité absolue de cette augmentation*. Là il se présente une étroite connexité avec la durée même de l'augmentation. En effet, la somme totale de travail à accomplir pourra, sans inconvénient, être d'autant plus grande qu'elle s'imposera d'autant plus lentement. Toutefois, comme on le devine, il existe des limites de résistance et de remplissage au delà desquelles toute accommodation est impossible. Le cœur de l'homme sain peut même s'accommoder à de très grands et brusques efforts comme l'ont démontré des expériences sur des animaux et sur l'homme lui-même. On ne saurait indiquer des chiffres pour l'homme. Un gros chien arrive par exemple à refouler jusqu'au sextuple du quantum normal de sang et peut supporter une pression triple de l'ordinaire.

3° L'état du muscle cardiaque. Ce facteur est le plus important.

Nous savons pertinemment déjà que c'est à ses propriétés que nous devons tout. Il faut que ces propriétés soient intactes pour que l'accommodation à une augmentation de travail ne soit que simplement possible. C'est d'elles et non de l'état nutritif général de l'organisme que tout dépend.

Tangl a montré que, même chez les animaux les plus misérables, l'insuffisance aortique provoquée artificiellement entraîne une hypertrophie du ventricule gauche. Donc, s'il ne se développe pas d'hypertrophie cardiaque chez l'homme mal nourri, nous n'avons qu'à en inférer l'absence de tout appel supplémentaire au travail du cœur. Car ce supplément provoquerait indubitablement ou une hypertrophie ou bien un affaiblissement du cœur.

La conservation des propriétés intégrales du muscle cardiaque n'est pas seulement nécessaire pour acquérir cette accommodation, mais aussi pour la conserver. On pourrait supposer que le muscle une fois hypertrophié n'est pas apte à persévérer par lui-même dans ses capacités de travail; mais cette hypothèse est erronée, parce que dans la série des causes déterminantes de l'hypertrophie il s'en trouve qui provoquent une lésion du muscle lui-même et qui logiquement compromettent ses propriétés fonctionnelles. Lorsque ce cas se présente,

il s'élève une disproportion entre la capacité fonctionnelle du cœur et la somme de travail qu'il a à accomplir.

Le même phénomène peut évidemment se produire
si dans les augmentations moyennes de travail c'est
l'énergie cardiaque qui fléchit la première. *Affaiblissement primitif de l'énergie cardiaque.*

Cette éventualité nous amène à étudier du même
coup les conséquences des deux cas.

Préalablement à cela, nous avons à examiner quelles
sont les lésions du muscle cardiaque qui altèrent sa
capacité fonctionnelle.

En premier lieu nous remarquons, parmi ces lésions,
celles qui gênent l'afflux sanguin, telles que les thromboses, embolies et scléroses des veines coronaires, dont
l'importance est capitale. L'obturation soudaine d'une
de ces grandes branches entraîne l'arrêt du cœur et la
mort.

Si la circulation s'interrompt dans les petites branches, il se produit des nécroses du muscle, car les anastomoses ne paraissent que médiocrement compensatrices. L'importance de ces nécroses dépendra toutefois
de leur siège et de leur étendue. En tout cas, la sclérose coronaire diminue souvent dans de fortes proportions la capacité fonctionnelle du cœur. Cela se comprend
très bien car cette merveilleuse faculté d'accommodation
de cet organe est là pour parer à tout apport abondant
de sang.

Nous savons également avec une certitude parfaite
que les inflammations cardiaques de date récente telles
que péricardite, myocardite et endocardite produisent ces
lésions, mais nous ignorons encore quel en est le facteur direct.

Il s'agit sans doute ici d'influences spéciales, peut-être toxiques, issues d'inflammations infectieuses. La propagation du procesus sur le muscle et son développement consécutif sur ce nouveau terrain de même que la destruction inflammatoire des fibres y apportent évidemment leur contingent.

Or, on a pu constater des processus néo-inflammatoires dans les hypertrophies consécutives à des lésions valvulaires, à des fatigues physiques, néphrites, artério-sclérose ainsi que dans l'affaiblissement primitif du cœur qui se manifeste en apparence, soit spontanément soit à la suite de maladies infectieuses aiguës ou chroniques.

On est beaucoup moins renseigné sur le point de savoir quelle influence exercent les dégénérescences parenchymateuses et dans quelle mesure les troubles fonctionnels y contribuent.

Il semblerait évident *a priori* que si le parenchyme a subi en grande partie des modifications chimiques ou morphologiques ses propriétés fonctionnelles doivent en être diminuées.

Mais en ce qui touche la nature des dégénérescences graisseuses ou granuleuses à un degré moindre, on n'est aucunement renseigné. Les modifications anatomiques tirent toujours leur importance non seulement de leur nature et de leur étendue mais aussi de leur siège.

Il est à supposer par exemple que l'activité cardiaque sera toujours influencée par la lésion d'un point dont l'excitation engendre habituellement des contractions. Il en sera de même si cette lésion porte sur un organe transmetteur de cette excitation et placé lui-même entre l'oreillette et le ventricule.

Malheureusement nous ne savons rien de précis là-dessus.

Et que dire alors des troubles fonctionnels ! On ne saurait sérieusement les faire entrer en ligne de compte que si un examen minutieux a démontré l'absence de lésions anatomiques palpables. Mais ce genre d'observation fait encore défaut dans la majorité des cas. Aussi, ne peut-on actuellement qu'indiquer en passant les circonstances où il y a probabilité de troubles fonctionnels.

En première ligne les poisons peuvent altérer les fonctions cardiaques au plus haut degré. Il nous suffit de rappeler l'atropine et la muscarine. Les substances toxiques d'action nocive, qui se forment sous l'influence de bactéries ou d'anomalies des échanges organiques, comme par exemple dans les maladies infectieuses l'urémie, le diabète, ces substances-là produisent un effet tout aussi intense.

Dans tous ces cas, on remarque des troubles fonctionnels du cœur, alors que l'examen anatomique le plus minutieux ne décèlerait presque jamais de modifications.

On peut fort bien s'imaginer d'autre part que les obstacles à l'activité cardiaque peuvent s'accentuer au fur et à mesure jusqu'à ne plus pouvoir être surmontés. Dans ces conditions, la partie du cœur intéressée ne pourra plus assurer la circulation sans subir de modification anatomique. Sur ce point, l'expérimentation est démontrable. Si l'on oppose des résistances à une partie du cœur et qu'on les y maintienne, la puissance motrice restera paralysée tant que les résistances anormales dureront.

Il est certain qu'un effort cardiaque anormal et fortuit, ou tout au moins de courte durée, entraîne une altéra-

tion fonctionnelle et passagère (fatigue) de l'organe.
Mais on n'a pu prouver d'une façon certaine que les
altérations survivent aux efforts malgré les quelques
cas cités dans la littérature médicale.

En tout état de cause, on doit réclamer pour le
cœur l'application du principe qui régit tous les autres
organes, c'est-à-dire de n'y admettre la présence de
troubles musculaires que lorsque tout trouble anatomique en est radicalement absent.

Il serait particulièrement intéressant d'avoir quelque
connaissance des causes qui motivent l'affaiblissement
passager du cœur hypertrophié (troubles compensateurs).
Malheureusement, il faut encore de nouvelles recherches
pour savoir dans quelle mesure agissent les causes déjà
énumérées et celles qu'il reste encore à découvrir.

La question se pose ainsi : Quelle conséquence a pour
la circulation la disproportion entre l'effort exigé et le
travail produit?

La partie la plus faible du cœur subit une dilatation.
Elle le fera nécessairement puisqu'elle ne se vide pas
entièrement à sa systole tandis que sa diastole lui amène
du sang.

Donc, cette dilatation pathologique est caractérisée
par un évidement systolique incomplet et par une hypertrophie.

Dans l'affaiblissement du ventricule gauche, l'aorte
est beaucoup moins remplie. Le ventricule droit reçoit
au début les vieilles masses sanguines et les rejette.
Mais il ne rejettera bientôt naturellement que ce que
le ventricule gauche aura expulsé.

Les poumons, de leur côté, fournissent peu de sang
à cause de l'activité défectueuse du ventricule gauche,

et par suite, se remplissent excessivement. Les résistances augmentent pour le ventricule droit. Il les vain-
cra selon leur degré et sa force propre. En tout cas, il
se produit un œdème pulmonaire et de la rigidité.

Dans le simple affaiblissement du ventricule droit, les
poumons, le cœur gauche et les artères se remplissent
moins. Les artères se contractent en raison de cette
diminution. Comme, d'autre part, le ventricule gauche
est vigoureux, la pression sanguine reste toujours favorable. Mais le ventricule droit ne véhiculant qu'une
quantité réduite de sang et l'aspirant mal, il se produira
une tension artérielle excessive.

Ce qui est commun aux deux états, c'est le ralentissement de la circulation et la répartition anormale du
sang. Leur différence, par contre, réside en ce que
dans un cas les poumons deviennent hyperhémiques, et
dans le second cas, anémiques, et que dans celui-ci
l'engorgement vasculaire intéresse les veines du corps,
et dans celui-là les vaisseaux pulmonaires.

Il est anatomiquement possible qu'il se produise des
troubles dans le fonctionnement d'un seul ventricule.
Les observations cliniques en accusent parfois la présence; néanmoins, le cas le plus fréquent est la faiblesse
des deux ventricules, dont l'un peut être plus attaqué
que l'autre.

On peut, de ce qui précède, inférer ce qui se produit
en détail. Il interviendra à coup sûr une diminution
de pression artérielle, une augmentation de pression
veineuse, une diminution de la différence de tension et
un ralentissement de la circulation.

Il en résulte des troubles très caractéristiques dans
les différents organes intéressés.

Le rythme
cardiaque.

Le rythme du cœur est modifié par de nombreuses influences pathologiques. Ces influences peuvent atteindre le cœur lui-même ou n'importe quel autre organe.

Nous savons déjà, par les physiologistes, que la modification de l'action cardiaque peut être provoquée par de nombreuses parties du corps à l'aide du système nerveux. Ce n'est point notre tâche d'énumérer ici tous les états qui exercent cette influence. Car, bien que les expériences pratiques soient riches en statistiques, on ne peut encore que très rarement ramener les anomalies à leurs causes physiologiques.

Accélération
des battements
cardiaques.

Tout d'abord, on rencontre, dans la plupart des élévations de température, une accélération des battements cardiaques. Ce facteur irrite directement l'accélérateur et le muscle cardiaque.

Dans quelques cas (par exemple typhus et scarlatine), la fièvre influe parallèlement à la température dans une mesure particulière. Mais on ne sait encore si cette action s'exerce sur le cerveau ou sur le cœur.

D'autre part, on observe souvent une accélération de l'action cardiaque lorsque la pression artérielle baisse pour quelque motif que ce soit. La diminution de la tension artérielle du cerveau irrite également les terminaisons cérébrales de l'accélérateur. Mais c'est dans les paralysies vasculaires que ce phénomène se manifeste le plus ouvertement. Dans les affaiblissements primitifs du cœur, nous le rencontrons très fréquemment. Mais là l'indication n'est pas claire, car on est obligé d'y tenir compte des influences de la lésion du cœur sur l'action cardiaque. Or, il n'est pas certain que ces deux facteurs soient à séparer. Les expériences acquises sur les animaux nous indiquent que le cœur affaibli se contracte plus rarement que le cœur sain. Chez l'homme, on a également constaté des maladies accompagnées de ce phénomène.

Dans la plupart des accélérations pathologiques du cœur, la nature même de l'affection nous est malheureusement totalement inconnue. Il en est de même de ces tachycardies qui apparaissent sous forme d'accès chez les gens sains ou malades du cœur, ou ceux atteints de troubles nutritifs (par exemple le mal de Basedow).

Ce n'est que dans certains cas de tachycardie paroxymale que l'on peut distinguer approximativement les irritations de l'accélérateur des paralysies du nerf vague.

L'accélération des battements cardiaques peut aussi être accentuée par des troubles musculaires aussi bien que par les affections du système nerveux. Nous rappellerons que c'est dans le muscle que l'irritation productrice des contractions prend son origine. Les toxiques, les augmentations de température et de pression accélèrent les battements cardiaques. Aussi serons-nous autorisés à expliquer l'accélération des battements dans les maladies infectieuses et celles du cœur par une influence directe des facteurs sur des régions déterminés du myocarde.

Le ralentissement des battements cardiaques intervient chaque fois que le nerf vague est irrité directement ou par action réflexe.

Ralentissement des battements cardiaques.

Les augmentations de pression du liquide céphalorachidien provoquent une irritation de la naissance du nerf vague dans les tumeurs cérébrales, hémorragies et méningites

Lorsque la pression artérielle augmente, comme par exemple dans la néphrite aiguë, il se produit également des irritations cérébrales du nerf vague suivant les expériences physiologiques bien connues.

Il est à remarquer néanmoins, que dans les tensions artérielles persistantes et graduelles (néphrite chronique, artério-sclérose), le ralentissement manque le plus souvent. Il intervient encore ici des éléments que nous ne pouvons évaluer. Le nerf vague est excitable par action réflexe des organes abdominaux, tels que l'estomac et le péritoine.

Evidemment, ces observations exigent une grande prudence, car dans les maladies du canal intestinal accompagnées de ralentissement du pouls, il pourrait s'agir de résorption de toxines. On sait que ces résorptions peuvent irriter le nerf vague.

Dans cet ordre d'idées, les sels biliaires sont d'une importance pathologique capitale. Ils agissent sur la terminaison cérébrale des nerfs aussi bien que directement sur le cœur. Le poison hypothétique d'origine urémique ralentit aussi le rythme cardiaque.

Toutes les autres causes de ralentissement du cœur restent obscures, notamment les cas remarquables d'affections cardiaques accompagnées du maximum de ralentissement que l'on ait jamais observé. Ces phénomènes intenses se rencontrent surtout dans la sclérose des artères coronaires, suivie de lésions musculaires connues sous le nom d'indurations et de foyers de ramollissement. L'origine exacte de la bradycardie est encore inconnue en l'occurrence.

On trouve très fréquemment chez le malade des
troubles de rythme et de régularité de chacune des contractions cardiaques.

Mais leur pathogénie est encore moins connue que
celles de l'accélération et du ralentissement. Nous savons
par les expériences physiologiques, et nous en trouvons
la confirmation chez le malade, que la régularité de
l'action cardiaque est troublée par des irritations du
nerf vague.

De toutes façons, nous ne saurions procéder plus
avant tant que l'on n'aura pas colligé des connaissances plus étendues sur la physiologie du rythme normal.

On peut dire que l'état du cœur lui-même est
déjà de la plus grande importance. Conformément à ce
principe, nous trouvons le plus souvent des troubles
rythmiques lorsqu'il se développe quelque processus
pathologique ou des inflammations soit sur le cœur,
les muscles ou les tissus endothéliaux. Mais on ignore
la nature que ces troubles doivent avoir et comment ils
doivent être localisés pour engendrer des arythmies de
toutes sortes (pouls bigéminé, trigéminé et alternant).

Les variations du volume pulsateur sont liées aux   *Variations*
troubles rythmiques, car dans les diastoles de longue   *du*
durée, il y a augmentation de remplissage des ventri-   *volume pulsateur.*
cules d'où augmentation implicite de la quantité de sang
expulsée.

On observe aussi une variation dans l'étendue du
volume pulsateur (pouls inégal), variation consécutive
à celles de l'énergie contractile comme il s'en développe
dans la plupart des altérations du muscle cardiaque.

On sait généralement qu'il se produit dans le myocarde, et sous n'importe quelle influence, des irritations irrégulières ou arythmiques au lieu d'irritations normales.

Cela n'a pas seulement lieu dans les affaiblissements effectifs du cœur, mais même lorsque la capacité fonctionnelle est bonne et normale. Ainsi l'irrégularité et l'inégalité de l'activité cardiaque ressortissent des signes classiques des affections aiguës et chroniques du muscle cardiaque.

Toutefois, cette subordination n'est pas d'un ordre absolu en l'occurrence. De ce qu'un muscle cardiaque est affecté, il ne s'ensuit pas que ses battements doivent être troublés. Au contraire, on en est encore à rechercher précisément le générateur spécial de l'affection cardiaque qui détermine les anomalies de rythme.

Enfin, les processus inflammatoires chroniques dans le médiastin peuvent être une cause d'inégalité du pouls. Cela a lieu notamment lorsque dans certaines phases de la respiration ces processus exercent une tension sur des cordons cicatriciels ou bien sur des adhérences lorsque rétrécissant, ou relâchant ainsi l'orifice des veines caves ou de l'aorte.

Les oscillations du remplissage du cœur, dépendant de la respiration, sont d'ordinaire extrêmement modérées. Elles ne sont distinctement prononcées que dans les sténoses des grandes voies respiratoires à cause des violents mouvements de respiration.

Dans les formes des troubles moteurs mentionnés jusqu'ici, les rapports rythmiques des parties du cœur étaient invariables entre eux. Il est certain désormais que ces rapports peuvent être également troublés à leur tour. Nous sommes fondés à admettre qu'il peut s'intercaler une pause entre la contraction de l'oreillette et celle du ventricule (rythme de galop). Il n'est pas rare que les deux ventricules se contractent inégalement, c'est-à-dire que les contractions ne soient plus synchroniques (hémisystolie).

On remarque souvent ces deux phénomènes dans les influences exercées sur le cœur par l'état pathologique ou par l'expérimentation, sans que l'on ait pu, d'ailleurs, jusqu'ici, déterminer leur cause réelle. Aussi serait-il peu efficace d'étudier ici en détail l'apparition de ces remarquables symptômes.

Tous ces troubles de l'activité cardiaque sont du plus grand intérêt pour le médecin, parce qu'ils autorisent une longue série de conclusions diagnostiques d'un haut intérêt.

Il est très important de savoir que la vitesse de la circulation et la pression artérielle baissent profondément lorsque le ralentissement des battements s'accentue.

Dans l'accélération, l'essentiel est de savoir si le remplissage diastolique des ventricules pâtit au point que, malgré les contractions plus fréquentes, l'aorte reçoit moins de sang dans l'unité de temps. Lorsqu'il en est ainsi, les conséquences, que nous avons énumérées pour le ralentissement, se produiront forcément.

Nous n'avons malheureusement que peu de chose à dire des troubles cardiaques sensibles. Le cœur est un organe dont l'activité normale ne nous révèle rien. L'homme sain n'éprouve la sensation de pulsations artérielles ou cardiaques que lorsqu'elles sont d'une

Troubles cardiaques sensibles.

3

force anormale. Il est permis d'admettre que des nerfs sensibles du cœur ou de sa région ne produisant en général aucune sensation, soient irrités à ce moment parce qu'ils sont accoutumés aux mouvements cardiaques moyens.

Dans les états pathologiques, les sensations de battement ne sont pas toujours subordonnées à une activité cardiaque excessive.

Elles ne le sont surtout pas lorsque cette activité se développe lentement de façon à laisser s'établir un nouvel équilibre. Si l'activité cardiaque augmente en peu de temps, la sensation de battement pourra devenir la règle. Mais, à rebours de l'axiome précédent, la sensation de battement n'implique pas toujours une augmentation d'activité cardiaque. Force nous est donc d'admettre que c'est parfois dans la sensibilité exagérée du système sensoriel que réside l'affection pathologique. Cette hypothèse s'appuie sur le fait que les battements cardiaques sans augmentation d'activité se rencontrent le plus souvent chez les constitutions dites névropathiques. On ne sait rien de plus.

Outre les sensations de palpitations, le cœur est le point de départ de certains malaises qui se graduent jusqu'aux affres de la mort accompagnées d'indicibles douleurs. Dans les accès, ces deux phénomènes ne sont heureusement que de courte durée (angine pectorale). La sensation d'oppression se trouve le plus fréquemment dans les dilatations accompagnées de faiblesse cardiaque. On rencontre des accès de sténocardie dans les circonstances les plus diverses; aussi bien dans les maladies organiques du cœur (sclérose des artères coronaires) que dans les intoxications (tabac), ainsi que dans les affections nerveuses. Quant à la question de savoir quels sont les nerfs qui déterminent ces états épouvantables et quel genre de lésion ils ont dû subir pour cela, cette question n'est point élucidée.

L'angine coronaire est souvent compliquée d'affaiblissement cardiaque. Ces deux phénomènes sont les conséquences parallèles d'une altération commune parfaitement obscure pour le moment.

II

LES VAISSEAUX SANGUINS

Tout état anormal des artères déterminera, suivant son siège et son extension, une modification du courant sanguin vers les organes respectifs. Cet état peut même altérer la circulation générale.

Cela se comprend fort bien, car l'intégrité de la circulation est le plus étroitement possible subordonnée à certaines qualités d'élasticité et de contractilité des artères.

Nous avons déjà étudié l'influence qu'exerce l'augmentation des résistances artérielles. Il nous reste à examiner celle de la diminution de pression.

Lorsque, à la suite de tensions excessives et fréquentes (par exemple insuffisance aortique grave), ou bien de diminution des facultés de résistance (suites secondaires d'artério-sclérose), il se produit une dilatation de toutes les grandes artères, le flot sanguin, diminué, entraîne un remplissage défectueux des artères, par suite une diminution de pression artérielle, dont la conséquence directe est un ralentissement de la circulation.

L'intensité de ce phénomène dépendra du degré de la dilatation vasculaire. Aussi les dilatations localisées à une seule région, telles que les anévrismes de l'aorte, qui sont toujours petites par rapport à la masse totale du sang, restent sans influence aucune sur la circulation. L'abaissement du *tonus* musculaire des petites artères a la même conséquence que la diminution des résistances élastiques.

Comme nous le savons, le grand réservoir splanchnique compense les remplissages intermittents des autres réseaux vasculaires par les oscillations de son diamètre, en ce qui touche les résistances générales. Lorsque les vaisseaux abdominaux (artères et veines) sont privés de leur *tonus*, ces vaisseaux regorgent de sang. Par contre, les autres artères, surtout celles de la peau et des muscles se vident. Le malade pâlit, les pressions veineuse et artérielle baissent notablement, le cœur travaille avec des remplissages minimes, mais très précipités à cause de l'anémie cérébrale. Suivant l'importance de la paralysie vasculaire, la conservation de la vie ne sera possible que pendant quelques heures ou tout au plus pendant quelques jours. Tous les phénomènes consécutifs peuvent s'aggraver si des parésies d'autres régions vasculaires viennent s'ajouter à celle du domaine splanchnique. Mais l'importance des vaisseaux abdominaux reste souveraine.

Dans la parésie vasculaire des régions centrales ou des terminaisons périphériques des vaisseaux, les symptômes sus-indiqués se manifestent chez l'homme, par exemple comme après des intoxications de toutes sortes (chloral, alcool) ou des lésions cérébrales, et surtout dans les maladies infectieuses.

Le collapsus tant redouté, qui en résulte, ressemble souvent à s'y méprendre, dans son tableau clinique, à celui de la paralysie vasculaire, et est souvent, d'ailleurs, déterminé par celle-ci. C'est également aux troubles de la circulation veineuse que nous distinguerons si l'influence est exercée sur la circulation générale ou sur l'alimentation sanguine des organes.

L'arrêt du flot sanguin venant d'un tissu agit immédiatement et tout particulièrement sur la circulation lymphatique (voir le *Mouvement lymphatique*). Au demeurant, les conséquences pour la circulation seront exactement pareilles, dans cet organe, à celles que produit l'obstruction des artères nutritives. Car les veines obstruées barrent évidemment tout afflux sanguin.

Les altérations de la circulation générale ne se produisent que si les grandes veines voisines du cœur sont lésées, c'est-à-dire dans la seule région dépourvue de veines collatérales. Elles céderont à toute influence extérieure à cause de la mollesse de leurs parois. Et le grand danger des épanchements péricarditiques et pleurétiques étendus consiste précisément en ce qu'ils compriment les veines caves avec une facilité extrême, les obstruent ou les plient, vidant ainsi complètement le cœur.

Nous avons déjà dit que l'affaiblissement du cœur droit augmente la pression dans les grandes veines. Tous les états qui augmentent la pression intra-thoracique, par exemple l'emphysème pulmonaire, le pneumothorax, les exsudats, ont un effet identique. L'afflux du sang veineux étant déterminée en majeure partie par l'aspiration thoracique, les veines aisément élastiques se rempliront à l'excès dès que cette aspiration est troublée, et leur pression intérieure augmentera. Or comme la tension artérielle n'est pas altérée, le quantum et la vitesse de la circulation baisseront.

Il surgit ici des modifications de la circulation lymphatique comme dans les troubles locaux de la circulation veineuse.

La dilatation des veines voisines du cœur entraîne une insuffisance de leurs valvules. On aperçoit alors distinctement le flot sanguin paralysé périodiquement jusque-là par l'effet de la respiration et des contractions cardiaques. On ne le voit pas seulement comme chez l'homme sain, dans les veines dépourvues de valvules, mais aussi dans les vaisseaux périphériques. Il y a mieux encore : lorsqu'il existe parallèlement une insuffisance de la valvule tricuspide, le sang arrive même à refluer du ventricule droit synchroniquement à sa systole et jusqu'aux veines périphériques.

Nous n'étudierons pas ici les troubles circulatoires locaux. Il convient de consulter à ce sujet le précis de pathologie générale de Birch-Hirschfeld.

III

LES VAISSEAUX LYMPHATIQUES

Dans la pathologie de système lymphatique, nous n'avons intérêt à connaître que le cas où il se produit une accumulation de lymphe dans les vaisseaux et les cavités du corps, car nous ne possédons aucune donnée sur les cas où le courant lymphatique est descendu au-dessous de la normale.

Le premier de ces états, désigné sous le nom d'œdème, doit être la conséquence naturelle d'une disproportion entre l'afflux et le reflux de la lymphe. L'obstruction unilatérale des vaisseaux lymphatiques n'est d'aucune importance dans la genèse de l'œdème, à cause des anastomoses extraordinairement nombreuses. Seule la compression du conduit thoracique fait une exception. La conséquence en est toujours l'ascite, et le plus souvent l'œdème des extrémités inférieures.

Cette disproportion se manifeste clairement dans l'afflux et le reflux, lorsque la pression veineuse est augmentée, soit localement (par pression sur les vaisseaux, thromboses), soit en général lorsque l'afflux du sang veineux rencontre des obstacles dans le thorax ou le ventricule droit. Il est démontré qu'alors il se produit dans les interstices lymphatiques des régions intéressées une quantité abondante de sérosité plus pauvre en albumine et en leucocytes que la lymphe normale et plus riche en hématies.

L'augmentation de pression capillaire et le ralentissement du courant sanguin jouent un rôle considérable dans la production de cette transsudation.

Ainsi que l'ont démontré les résultats négatifs des recherches consistant dans l'augmentation exclusive de la pression ou dans la diminution de la vitesse, l'une des causes ne peut à elle seule provoquer l'œdème, mais il faut la réunion des deux facteurs. Nous voyons par là, qu'il s'agit parfaitement d'une diapédèse plus abondante à travers des parois vasculaires modifiées et selon le cas de sécrétions anormales.

Tandis que par ce processus une plus grande quantité de liquide se trouve véhiculée dans les interstices

lymphatiques l'accumulation dans les tissus sera favorisée parce que le mouvement de la lymphe sera troublé
par l'engorgement veineux. Cela se comprend de suite
dans le cas où la pression de la veine sous-clavière se
trouve augmentée à l'embouchure du conduit thoracique.

Mais il en est de même dans les autres cas. La
pression capillaire augmentée par l'engorgement veineux est supportée non seulement par la paroi vasculaire, mais aussi par les tissus ambiants. Mais à son tour
ce tissu, comme Landerer l'a démontré, perd son élasticité par suite de la pression augmentative continue.
La tension histologique s'abaisse. La différence de pression entre les vaisseaux capillaires et les vaisseaux lymphatiques augmente et la transsudation se trouve faci-
litée. Or en même temps le quantum des espaces
lymphatiques baisse, ce qui provoque une gêne pour la
circulation de la lymphe. L'élasticité des différents
organes étant très variable, l'œdème se produira plus
ou moins facilement selon les tissus, à l'engorgement
d'un même degré.

Nous voyons donc qu'en présence de la pression intra-
veineuse l'œdème est favorisé par une série de
circonstances.

Nous ne pouvons entrer ici dans l'étude de l'accumulation de lymphe inflammatoire.

La nature des autres formes de l'hydropisie sont
malheureusement encore trop obscures. Il s'agit ici des
œdèmes dans les maladies nerveuses, les cachexies, l'ana-
sarque essentiel, ainsi que les fréquentes hydropisies qui
se rencontrent à la suite de néphrites chroniques ou
aiguës tant que ces affections ne représentent pas des
œdèmes d'engorgement déterminés par la faiblesse du

cœur. Les troubles de la circulation ne sont guère les agents responsables en l'occurrence. Comme nous le démontrerons plus loin, les modifications de la nature du sang telles que l'hypalbuminose et l'hydrémie, auxquelles on en attribuait les causes antérieurement, peuvent à peine être indiquées comme cause unique. On pourrait songer à d'autres modifications de la composition du sang, troubles de l'endothélium vasculaire et de la tension des tissus ou à d'autres hypothèses quelconques. Mais ce serait moins que jamais le moment d'énumérer ces hypothèses que les travaux de Heidenhain et Landerer nous donnent la possibilité d'entreprendre des expériences efficaces à la suite desquelles on pourra alors émettre des opinions.

IV

LA CIRCULATION SANGUINE ET LYMPHATIQUE

Les troubles de la circulation pulmonaire se présentent en partie tout autrement que ceux de la circulation générale. Les nombreuses différences anatomiques et fonctionnelles existant entre ces deux parties motivent et expliquent cette distinction. Nous n'aurons qu'à rappeler les résistances artérielles minimes, le diamètre des capillaires, la tendreté des parois vasculaires ainsi que l'influence insignifiante d'ailleurs des vaso-moteurs.

Nous avons déjà dit que les augmentations de résistance dans les poumons ont la même influence sur le ventricule droit que celles des artères du corps en ont sur le ventricule gauche.

Mais il existe une différence capitale entre ces deux ventricules, c'est que, dans ce dernier, la simple gêne partielle du courant artériel augmente à elle seule les efforts du cœur tout entier. Tandis que lorsque c'est l'artère crurale qui est liée, la pression artérielle n'en est pas augmentée pour cela, car les influences vaso-motrices des autres réseaux vasculaires compensent immédiatement l'obstruction du courant.

Il n'en est pas ainsi dans le poumon. Supposons que l'on gêne le courant des vaisseaux d'un lobe supérieur, la pression augmentera alors dans les artères conduc-trices et provoquera une dilatation de tous les vaisseaux facilement extensibles des autres régions. Par suite la compensation par dilatation vasculaire et par augmen-tation d'activité cardiaque se mesurera en degré de force d'étendue de l'obstacle. Suivant les cas, les influences seront plus ou moins grandes sur le ventri-cule droit.

Les célèbres recherches de Lichtheim nous démon-trent que l'on peut comprimer les trois quarts du dia-mètre de la voie pulmonaire sans que la pression de la grande circulation ne baisse. Bien que nous ne puissions en inférer que le dernier quart du diamètre resté libre donne passage au courant intégral antérieur, nous voyons en tout cas qu'une grande partie le franchit encore.

Les plus grandes influences qui agissent sur le cœur sont celles résultant du rétrécissement total de la voie pulmonaire, que ce soit au début à l'oreillette gauche ou à l'orifice mitral. Nous en avons déja parlé et nous avons vu combien là encore, la propriété d'accommoda-tion du ventricule droit protège la circulation. Mais il ne faut pas s'imaginer pour cela qu'avec le maintien du courant pulmonaire que nous avons décrit, la respiration s'effectue comme chez l'homme sain.

Lorsque les augmentations de résistance sont partielles, le sang parcourt certainement les parties libres avec une augmentation de vitesse et perd son action par suite du rapetissement de la surface respiratoire. Mais ces deux phénomènes altèrent forcément les échanges de gaz.

Si l'obstacle se trouve à l'oreillette gauche, les vaisseaux pulmonaires seront gorgés de sang. Leur pression interne sera augmentée.

Comme Basch l'a démontré, le poumon sera dilaté par le remplissage excessif de ses vaisseaux sanguins et sera relativement rigide, d'une mobilité laborieuse et impropre au mouvement respiratoire.

Cela explique que les malades atteints de lésions mitrales souffrent souvent de difficultés respiratoires, même si le trouble circulatoire est compensé par la propriété d'accommodation du ventricule droit. L'intensité du trouble dépend naturellement à son tour du degré de remplissage et des appels faits aux échanges de gaz. Ces troubles atteignent leur maximum lorsqu'il survient une disproportion notable entre l'activité des deux ventricules.

Dans certaines maladies du cœur le ventricule gauche a des accès de grande faiblesse. Les causes en sont malheureusement obscures. Il s'agit parfois probablement d'efforts anormaux du cœur gauche partant d'irritations vaso-motrices, sous l'influence desquelles alors, le ventricule est temporairement paralysé. Ce qui appuierait cette théorie, c'est que l'on observe quelque-

fois ces accès de dyspnée cardiaque dans les augmentations de pression sanguine.

Mais nous voyons aussi des œdèmes survenir dans
les poumons sous les conditions identiques à celles
dont nous avons parlé pour les vaisseaux du corps.

Les transsudations locales que l'on rencontre surtout
dans le voisinage des foyers inflammatoires sont, elles-
mêmes de nature inflammatoire.

La réglementation particulière des vaisseaux pulmonaires implique l'absence de toute transsudation locale
issue d'engorgement. Mais l'œdème se rencontre parfois
aussi chez les néphritiques.

Au reste, ce que nous avons dit pour les vaisseaux
du corps est encore applicable ici. Nous ne savons rien
sur les causes de son apparition.

Deux hypothèses se disputent la cause de l'œdème
pulmonaire général aigu qui se manifeste dans les
maladies du cœur les maladies infectieuses et parfois
spontanément.

A la suite de nombreuses expériences *in anima vili*
engagées par Cohnheim-Welch et continuées par d'autres savants, on incline à croire à un œdème d'engorgement. Les animaux dont on a paralysé le ventricule
gauche, tandis que le droit fonctionnait à loisir, étaient
souvent atteints d'œdème pulmonaire. Dans ces expériences on a rempli toutes les conditions déterminantes
d'un engorgement. On ne peut donc pas rejeter entièrement pour l'homme l'hypothèse d'un œdème d'engorgement survenant dans des conditions identiques. Mais
assurément ce cas est extrêmement rare. Car comme
Sahli l'explique, la condition essentielle pour cela est

le battement du cœur droit parallèlement à une paralysie complète du gauche. La faiblesse relative de ce dernier ne suffit pas pour cela. Mais n'oublions pas que cette paralysie n'est compatible avec la vie elle-même que pendant de courtes minutes seulement.

Les malades atteints d'œdème pulmonaire ont fréquemment pendant sa durée qui est de quelques heures une bonne pression sanguine, et n'éprouvent que rarement des phénomènes d'anémie cérébrale.

On sera donc forcé de se ranger à l'hypothèse de Sahli, que dans la plupart des cas l'œdème pulmonaire ne s'explique pas par l'engorgement mais par la modification vasculaire. La répartition inégale de l'œdème général, dans les lobes respectifs est encore un argument en faveur de cette interprétation.

Il n'existe pas, que je sache, des recherches du liquide de l'œdème. Elles seraient faciles à entreprendre et donneraient des explications certaines.

CHAPITRE II

LE SANG

I

LES ANÉMIES

La pathologie du sang est inséparable de la pathologie des organes respectifs. Le sang représente la combinaison de tous les tissus, qui échangent avec lui plus ou moins d'éléments. Par suite, la constitution du sang dépendra supérieurement de l'activité de l'état de chacun des tissus.

Il faut en conclure que la nature, le nombre des éléments qui participent à la constitution du sang sont très divers.

La proportion quantitative des éléments essentiels du sang n'a besoin d'être que très minime, étant donné la vitesse proportionnellement grande du courant sanguin, la faible quantité des nombreuses substances qui figurent dans les échanges organiques et l'alternance ininterrompue de l'assimilation et de l'élimination. Il ne saurait être question d'une source unique de production des éléments sanguins, après ce que nous avons dit. Chaque organe apporte son contingent à la consti-

tution du liquide qui les irrigue tous. Et lorsqu'on veut
à toute force parler d'un lieu d'origine déterminé du
sang, on veut dire simplement les centres originaires
des formations les plus visibles, en un mot la source
des éléments figurés.

Il résulte de ce que nous venons d'énoncer qu'il doit
toujours se produire des modifications pathologiques
du sang, chaque fois que les organes, dont les échanges
influencent le sang, sont troublés. Or, comme évidemment tous, ou presque tous les organes appartiennent
à cette catégorie, on rencontrera des maladies du sang
dans de nombreuses modifications organiques.

En suivant cette théorie on aurait à enregistrer une
très grande variété de maladies du sang. Le diabète et
les maladies du rein et du foie entreraient dans cette
catégorie. Habituellement, la clinique désigne sous le
nom de maladies du sang tous les états pathologiques
où les modifications d'origine sanguine passent au premier plan, ou bien lorsque ces modifications sont le
symptôme d'une affection inconnue.

La question de savoir si dans le second cas le sang
est la partie primitivement lésée, c'est-à-dire, s'il y a
des maladies intrinsèques du sang que l'observation
théorique et pathologique pourrait désigner comme telles,
cette question ne saurait être résolue en l'état actuel
des documents.

Parmi les éléments figurés du sang, dont l'état se
trouve pathologiquement modifié, nous mentionnerons
d'abord l'hémoglobine et les hématies. C'est sur ces
éléments que l'on est le mieux renseigné parce qu'ils
ont été les mieux étudiés, étant les plus accessibles à nos
yeux.

En premier lieu le contingent d'hémoglcbine du système vasculaire entier peut se trouver diminué. Cet état s'appelle l'anémie. Il se manifeste de la façon la plus diverse, il a les causes les plus disparates. Aussi connaissons-nous plusieurs formes de l'anémie.

La plus simple se produit par exemple lorsque dans une lésion, ou lors de la naissance, une grande quantité de sang s'échappe à la suite d'une déchirure du système vasculaire. Dans l'étude de la respiration nous verrons que lorsque la quantité de sang qui s'écoule dépasse une certaine limite, il s'ensuit la mort par asphyxie, parce que la circulation s'arrête ; la mort intervient alors par les phénomènes de la suffocation aiguë (voir *les Poumons*). Si l'écoulement du liquide se maintient en deçà de cette limite il en résultera une anémie considérable. La quantité de sang perdue est remplacée en peu de temps par de l'eau provenant des tissus et de l'alimentation. Les éléments figurés et les albuminoïdes se trouvent reconstitués en nombre, par suite d'une augmentation de travail de leurs centres de formation. La formation des corpuscules s'opère, en l'occurrence, plus rapidement que celle de l'hémoglobine.

Dans la période qui succède immédiatement à la perte de sang, la quantité de liquide est évidemment diminuée dans son ensemble.

Postérieurement à ce fait, il se produit un appauvrissement du sang. Les hématies et l'hémoglobine voient leurs proportions diminuées à un degré identique. Mais ensuite il intervient une néoformation des hématies, proportionnellement rapide. Celles-ci sont plus petites et chacune d'elles contient moins d'hémoglobine qu'à l'état normal. Enfin, cette anomalie aussi arrive à être compensée.

Dans les anémies chroniques, les altérations du sang ne se compensent que lentement ou pas du tout.

Plusieurs causes peuvent contribuer à maintenir des conditions défavorables où se trouve le sang pendant un certain temps et même en permanence. Les tissus qui élaborent certains éléments du sang sont tellement altérés qu'une reformation suffisante des matières nécessaires n'est plus possible. Nous sommes obligés de rappeler ici que la constitution de ces matières réclame le concours de nombreux organes, et que l'altération d'un seul petit appareil auxiliaire peut compromettre tout le concert.

Il se présente aussi des influences pathologiques agissant d'une manière ininterrompue sur le sang normalement constitué. Il en résultera alors, comme pour l'anémie traumatique, des tentatives de régénération de la part de l'organisme. Mais l'altération peut être intense au point que la régénération ne sera pas en mesure de reconstituer un sang à l'état sain.

Là, aussi, il est nécessaire de rappeler que l'altération peut être provoquée par de nombreux organes, car dans un liquide d'une composition compliquée comme le sang, les plus faibles modifications chimiques d'un corps pouvant entraîner pour d'autres les conséquences les plus importantes. C'est précisément ce que les recherches les plus récentes sur l'immunisation ont démontré. C'est ainsi que certains éléments plasmatiques nécessaires à la conservation des érythrocites peuvent avoir subi des influences funestes.

Il se peut aussi que le sérum contienne dans certaines maladies des substances qui détruisent les globules rouges autochtones d'après le même processus que suit le sang normal pour détruire les globules étrangers.

Cette supposition est devenue une réalité d'après les communications de Maragliano. En effet, dans de nombreuses maladies le sérum détruit les corpuscules rouges.

Enfin, la dégénérescence qualitative normale du sang peut atteindre un degré prononcé au point de rendre la régénération du sang impossible.

Les documents disponibles ne permettent pas d'établir quelle conjecture se sera précisément réalisée dans chaque cas isolé. En premier lieu, les anémies représentent un symptôme attribuable à des lésions organiques plus ou moins profondes, sans que nos connaissances nous permettent pour cela de désigner l'organe primitivement lésé.

La chlorose.   Nous allons le démontrer. Il faut avant tout séparer la chlorose du groupe important des anémies, car c'est une maladie très bien caractérisée. Elle atteint de préférence les jeunes gens dans leur période de développement, les jeunes filles plus fréquemment que les mâles, et elle apparaît sans cause connue.

L'altération sanguine est caractérisée par la diminution des masses d'hémoglobine autant comme proportion du sang que des hématies. Chacun de ces globules rouges est souvent plus petit et revêt des formes anormales. Leur proportion numérique dans le sang est évidemment différente. Il y a sûrement des cas où elle est normale, mais dans certains autres, nous la voyons diminuée. *Mais toujours — et là est le point caractéristique — le quantum d'hémoglobine de chaque corpuscule rouge est réduit.*

C'est ce qui distingue ces états du groupe nombreux des anémies qui nous restent à étudier, et dans lesquelles la proportion est parfois même renversée. Autant que nous sachions, les leucocytes et la composition du plasma sont presque toujours normaux.

On prétend qu'il circule des quantités anormales de fibrinogène histologique dans le sang, mais cela n'est rien moins que démontré. Il est certain, toutefois, que les chlorotiques ont des tendances aux thromboses. Les dégénérescences graisseuses du muscle cardiaque et des glandes que l'on trouve si souvent dans les autres anémies graves manquent ici totalement.

La caractéristique de la chlorose est, en tout cas, la pauvreté en hémoglobine. Les chlorotiques se trouvent en permanence dans l'état que présente l'homme consécutivement à une grande perte de sang. Dans la régénération rapide, la néoformation d'hémoglobine n'accompagne pas celle du stroma sanguin. Les conditions d'origine de la chlorose suivent le même principe. Des preuves bien établies en font foi.

La chlorose est très rapidement combattue par l'absorption de fortes doses de fer. Or, notre nourriture ordinaire contient déjà de grandes quantités de fer. Nous prenons même le fer en combinaisons organiques où sans doute c'est son seul état assimilable. En tout cas, l'ingestion du fer par la nourriture ordinaire est très abondante relativement à ce que nous assimilons.

Si l'on y réfléchit, on ne pourra plus se refuser, comme Bunge l'a déjà exposé, à admettre une défectuosité d'assimilation des combinaisons ferrugino-organiques comme cause prépondérante de la chlorose, ni se refuser à lui attribuer les succès de la ferrothérapie qui, suivant l'opinion générale, facilite à l'intestin l'assimilation du fer.

La théorie de Bunge mérite nettement les suffrages. Mais il est absolument impossible, faute de recherches suffisantes, d'expliquer la nature du processus qui empêche l'assimilation des combinaisons ferrugino-organiques et entraîne la pauvreté du sang en hémoglobine.

Il n'est sans doute pas rare que les chlorotiques aient des troubles intestinaux. Mais si l'on considère que, même des dyspepsies longues et violentes n'entraînent pas la chlorose, on conviendra aisément de notre ignorance parfaite des conditions inhérentes à cette maladie, et l'on renoncera volontiers à dire autrement que, dans le processus chlorotique, il se peut tout au plus que l'assimilation du fer soit troublée.

Les différentes variétés d'anémie montrent, de la façon la plus évidente, que l'anémie n'est pas une affection par elle-même, mais qu'elle ne représente exclusivement qu'un symptôme clinique.

Cela ressort avec certitude du fait que nous trouvons les mêmes altérations du sang dans les maladies organiques les plus diverses, démontrant d'une façon certaine que l'anémie dépend des lésions organiques en question. Dans d'autres catégories de cas, la cause de l'altération sanguine nous est totalement inconnue.

On désigne ces anémies sous le nom de primitives par opposition à celles déjà mentionnées, appelées secondaires. Pour le moment, cette distinction est suffisante à l'usage thérapeutique. Mais il n'en faut pas conclure pour cela que les anémies primitives soient en principe à séparer des secondaires, comme maladies autonomes. Les primitives, comme les secondaires, peuvent, légères ou graves, se développer avec toutes leurs transitions. Le cours de celles que nous connaissons déjà comme secondaires dépend naturellement, en tout, de l'affection fondamentale.

Les anémies secondaires légères sont provoquées par les affections les plus disparates, telles que le saturnisme chronique, infections aiguës ou chroniques, tuberculose, fièvres endémiques intermittentes, affections gastriques et intestinales, troubles rénaux et hépatiques chroniques, maladies du cœur, chlorose, nourriture insuffisante, insomnie, atmosphère viciée.

On ne sait absolument pas la façon exacte dont ces maladies altèrent le sang. Il faut bien qu'un autre élément quelconque soit le facteur direct puisque tous ceux atteints des maladies précitées n'en deviennent pas anémiques pour cela. Ils le deviennent sans doute en majorité dans la tuberculose et la néphrite chronique, mais dans les autres maladies ce n'est qu'une minorité.

Pour les anémies consécutives à une alimentation défectueuse, Hoffmann attire notre attention sur la différence très intéressante existant entre celle-ci et la faim absolue.

Le jeûne rigoureux n'entraîne jamais l'anémie, la proportion d'hémoglobine reste invariable. Par contre, la nourriture misérable la produit presque toujours. Les anémies légères que l'on peut caractériser à première vue paraissent, dans certains cas, être tout à fait primitives au début, et cela malgré des dehors absolument favorables. Arrivés là, nous ne savons plus rien.

Le sang se comporte de façons très variables dans

ces formes de l'anémie. On trouve parfois sa constitution très équilibrée. Aussi faudra-t-il à ce moment, en présence de la pâleur du malade, conclure à une diminution de la somme totale du sang. En général, le millimètre cube de ce sang contiendra moins d'hématies et proportionnellement moins d'hémoglobine que dans la normale. Les hématies sont souvent modifiées dans leur forme et leur composition. La preuve qu'une partie des hématies est anormale, c'est que l'on peut les colorer par des colorants autres que ceux usités. Ensuite leurs proportions varient : on a observé des variations de diamètre de 2,9 à 12,9 π, contre 7,7 à 8 μ. Les leucocytes sont souvent augmentés (voir plus loin), le plasma et le sérum se comportent différemment. Les altérations des corpuscules sanguins atteignent, suivant la gravité du cas, des proportions variables, mais jamais aussi grandes que dans les anémies dites pernicieuses.

L'anémie pernicieuse.

Dans celles-ci, la diminution des hématies est considérable. On en a trouvé 300,000 dans 1 millimètre. L'hémoglobine est considérablement diminuée aussi ; mais comme on l'a le plus souvent indiqué, cette diminution n'est pas proportionnée à celle du nombre des corpuscules. De sorte qu'il existe des corpuscules contenant plus d'hémoglobine qu'à l'état normal [1].

Les hématies elles-mêmes revêtent des formes exces-

---

[1] On ne peut émettre cette théorie avec autant de certitude que dans les altérations sanguines de la chlorose ; car, que je sache, l'appareil de Vierordt ne donne pas d'indication précise quant à l'hémoglobine dans l'anémie pernicieuse. Par contre, les autres méthodes ne donnent que des chiffres incertains, surtout dans les fortes diminutions de la matière colorante.

sivement anormales ; on trouve des hématies très grosses ou contenant des noyaux, aussi bien de celles qui ont le volume ordinaire des corpuscules rouges (normoblastes) que de celles d'une grosseur extraordinaire (mégaloblastes). Dans les cas légers, les leucocytes sont en nombre normal ou augmenté. Dans les cas graves, ils sont fortement diminués.

Nous parlerons plus loin du plasma, du sérum et de la masse totale du sang.

Il existe une tendance très prononcée aux extravasations : le rein est perméable à l'albumine, l'urine accuse souvent de l'albuminose. Les conséquences de l'anémie apparaissent alors sous forme de légères fatigues cérébrales et musculaires, syncopes, asthme, diminution de sécrétion gastrique qui sont souvent très caractérisés dans les deux premiers groupes et qui atteignent ici leur intensité maxima. Dans beaucoup de cas de cette forme, la mort intervient si la cause de l'anémie n'a pu être écartée.

L'anémie pernicieuse se rencontre d'abord sans altération organique que l'on pourrait rendre responsable.

Les cas considérés comme essentiels paraissent être plus fréquents chez les femmes que chez les hommes et surtout dans certaines contrées (la Suisse).

Mais, d'autre part, nous remarquons la même forme de l'anémie à la suite de maladies organiques, telles que les atrophies gastriques et intestinales, syphilis, cancer de l'estomac, cancers purulents de l'utérus, affection du foie et en présence de deux parasites déterminés de l'intestin, le bothriocéphale large et l'ankylostome duodénal. Il est sûrement établi que ces deux vers déterminent l'anémie pernicieuse. Ces parasites éliminés, l'altération sanguine disparaît si elle n'est pas arrivée à un degré irréparable. On ignore encore parfaitement la façon dont ces causes agissent sur le sang. Il faut considérer qu'elles ne produisent pas toujours l'anémie pernicieuse, et qu'en dehors de l'ankylostome, peut-être la perte de sang, ne la produit pas davantage. Il y a donc là un facteur tout à fait particulier. Il est très intéressant de remarquer que les bothriocéphales russe et finlandais provoquent plus souvent l'anémie grave que le suisse. Dehio a fait la communication curieuse que dans le bothriocéphale la mort du ver survenant dans l'organisme a son importance, car les toxines résorbées provoqueraient l'anémie.

Les phénomènes chez le malade sont identiques dans les formes primitives et secondaires. On peut donc admettre que le sang est influencé de la même manière.

On est d'autant plus autorisé à le faire que, même dans l'anémie pernicieuse secondaire, on trouve des mégaloblastes, éléments figurés que le pathologiste considérait auparavant comme primaires.

Cette altération prononcée du sang peut donner lieu à de nombreuses conjectures, telles que la diminution des propriétés constitutives du sang ou l'accentuation de son dépérissement, ou bien deux causes réunies. Nous pourrions avancer plus rapidement dans la discussion si nous étions mieux renseignés sur les éléments sanguins, car au lieu de *sang* nous ne pouvons jamais dire que *hématies*.

On peut presque dire avec certitude que ces corpuscules se développent dans l'anémie, non pas dans de petites, mais dans de grandes proportions. Nous posons en principe que les hématies n'ont pas une longue existence mais qu'elles sont détruites peu de temps après leur naissance pour être remplacées par de nouvelles. Il faut donc aussi que chez l'adulte il se forme de nouvelles hématies.

Où et comment cela se produit, nous ne le savons pas, malheureusement. Mais ce que l'on sait avec certitude, c'est qu'il se crée des hématies dans la moelle rouge de l'os et que cette production persiste chez l'homme sain dans la moelle de l'os plat aussi bien que dans le tissu spongieux. Or, les sections exactement opérées dans les cas observés par nous ont démontré l'extension de la moelle rouge de la tête du fémur par-dessus toute la diaphyse et ensuite sur d'autres surfaces nombreuses des os longs. On trouve dans cette moelle de nombreuses hématies nucléaires.

Aussi sceptique que l'on soit, on sera bien tenu de considérer cette modification de la moelle des os comme une expression de régénération. En tout cas, on ne saurait prétendre que la formation des hématies dans la moelle de l'os est particulièrement réduite. J'avoue que l'on peut opposer quelque objection à cette conclusion. On pourrait dire qu'il y a d'autres lieux de production d'hématies et que cette formation y est réduite. Mais cette assertion est dépourvue encore de tout point de départ, on ne saurait tabler dessus.

D'autre part, il est vrai, la moelle rouge de l'os ne représente rien de caractéristique dans l'anémie pernicieuse ; Neumann et Birch-Hirschfeld ainsi que Litten et Orth nous enseignent qu'elle est altérée dans les nombreuses anémies et cachexies, exactement de la même façon que dans l'anémie pernicieuse. Ce fait présente péremptoirement l'affection de la moelle de l'os comme l'expression d'une régénération. Chez les chiens, on peut provoquer l'apparition de moelle rouge de l'os par la simple saignée. Mais il faut convenir de ceci, c'est que même si l'on considère la modification de la moelle de l'os comme réparatrice, elle n'en pourrait pas moins rester pathologique si la régénération ne se poursuit pas par les voies normales.

Rindfleisch et Ehrlich sont d'avis, en effet, que les mégaloblastes de la moelle de l'os portent en eux le tableau de l'affection, donc que la néoformation morbide d'hématies est une cause de l'anémie pernicieuse. Cette hypothèse nous semble trop spécieuse pour que nous l'épousions, car, suivant l'avis de la moitié des anatomo-pathologistes, nous ne sommes même pas en mesure de distinguer les diverses formes de moelle rouge. Les grandes hématies nucléaires s'y trouvent constamment en un grand nombre qui varie simplement suivant les régions.

Où en est maintenant la seconde conjecture suivant laquelle c'est le sang qui est directement altéré et que les hématies périssent en si grandes masses que malgré leur régénération active le sang contracte le caractère anémique pernicieux?

On peut invoquer d'abord en faveur de la destruction des corpuscules dans les anémies graves, l'augmentation du fer dans le foie, donc dans un organe où le sang est détruit à l'état sain. Ensuite, il y a la présence du fer dans le rein par où les combinés ferrugineux sont certainement éliminés.

Sans doute, les recherches sur la contenance ferrugineuse des organes pourraient être sujettes à caution, car elles n'ont pas été effectuées en assez grand nombre ni sur un nombre suffisant d'organes (foie, rein, rate, tractus intestinal) ni ensuite en ayant égard à l'administration médicamenteuse du fer. Étant donné le degré minimum d'assimilation du fer, cet inconvénient est encore le moindre. Mais ces recherches ne tiennent jusqu'ici aucun compte de l'élimination du fer par le rein et l'intestin.

Du moins, quant à moi, je ne connais aucun travail où l'on ait comparé les proportions d'élimination du fer chez les anémiques et chez les gens sains. Ce travail serait d'une grande importance.

Il est plausible que le fer des hématies détruites transmigre dans des combinaisons solubles (albuminates de fer) et qu'alors il soit expulsé de l'organisme ou qu'il soit utilisé dans les organes appropriés pour de nouvelles formations de sang.

Le quantum extrêmement minime de fer dans le foie sain semble prouver que le fer s'échappe de cet organe à l'aide des vaisseaux sanguins ou biliaires. Lorsque la sortie du foie est obstruée, il emmagasine du fer. Ce qui diminue notablement la valeur des expériences c'est que l'on a omis de doser le fer dans le sang sorti du foie.

On peut aussi très bien invoquer la présence fréquente de pigmentations et d'ictère en faveur de la théorie d'une destruction étendue des hématies. En tout cas, ces phénomènes sont plutôt un argument pour, que contre la destruction plus grande du sang.

On pourrait objecter qu'il doit se trouver alors de graves symptômes d'intoxication avec des fibrinogènes histologiques.

A cela il est facile de répondre que l'absence de coagulation n'est aucunement démontrée et qu'ensuite, ici il n'arrive jamais à la fois que de faibles quantités de fibrinogène dans la circulation, qu'elles peuvent être détruites sans inconvénient et qu'elles ont un effet immunisant.

Ensuite les fibrinogènes n'ont aucunement besoin d'arriver dans la circulation lorsque les hématies meurent dans l'intérieur d'autres cellules, par exemple des leucocytes. Donc les affections trouvées effectivement (pigmentations et ictère) sont un argument plus en faveur d'une destruction accentuée du sang que d'une diminution de formation. Le rapport d'Ehrlich démontre qu'il se présente en même temps des cas d'anémie grave, là où la formation du sang est diminuée. Il a vu dans une anémie grave toutes les hématies nucléaires (normoblastes et mégaloblastes) faire défaut. Il en conclut à une activité défectueuse de la moelle de l'os et la trouva en effet à l'autopsie.

Ce qui est parfaitement inconnu, ce sont les altérations qui, dans les anémies, détruisent le sang. Nous avons développé quelques conjectures au début. Mais on ne sait pas encore quel est le rapport entre la lésion des hématies et la nature de la maladie. Il faut bien que nous pensions toujours à la possibilité qu'elle n'en soit que le symptôme le plus marquant.

II

LES LEUCOCYTES

Pour s'occuper de la pathologie des leucocytes, il faut posséder la connaissance de leurs diverses formes. Il n'est plus utile désormais d'en faire le tableau depuis l'apparition des bonnes monographies de Limbeck et Rieder. On peut s'y reporter.

Le nombre proportionnel des leucocytes dépend tout d'abord de l'état général de la nutrition ; les hommes bien nourris ont environ 8,000 leucocytes par millimètre[1], les enfants environ 9,000.

Chez l'homme sain le nombre proportionnel des leucocytes présents est déjà variable. Il augmente sensiblement après l'absorption de certains aliments (leucocytose physiologique) baisse dans la faim. Il augmente dans la grossesse et est très élevé chez les nouveau-nés.

Dans ces leucocytoses physiologiques on ne trouve pas dans le sang d'autres formes de leucocytes que celles qui y étaient déjà ; l'augmentation est environ de 30 p. 100 pendant la digestion, chez les enfants elle s'élève jusqu'à 100 p. 100.

Le coefficient entre les leucocytes uninucléaires et polynucléaires reste invariable ; on ne sait pas exactement par quel processus les leucocytes parviennent dans le courant sanguin ; on ne sait même pas s'il s'agit d'une augmentation réelle ou bien d'une répartition anormale des leucocytes accompagnée d'une augmentation de remplissage du domaine périphérique. A mon avis, cela n'est pas probable bien qu'on ne puisse pas trouver dans les organes formateurs du sang une augmentation de leucocytes. Il est tout aussi difficile de dire par quel

---

[1] Malheureusement on a la fâcheuse habitude de comparer la proportion des leucocytes à celle des hématies. Comme nous devons admettre que ces deux catégories de formes n'ont entre elles aucun rapport quantitatif, il résulte de cette habitude de nombreuses erreurs.

procédé ils disparaissent à nouveau, attendu que l'existence normale des leucocytes est encore tout à fait inconnue. Tout ce que l'on sait c'est qu'ils émigrent des organes en question et que mélangés au sang au moyen de la lymphe, ils servent à plusieurs missions importantes. Nous avons appris récemment que les leucocytes sont attirés par certains corps chimiques. Par suite on pourrait attribuer le plus probablement la leucocytose de la digestion au fait que les matières étrangères résorbées par la digestion dans le canal duodénal attirent les leucocytes tant qu'ils restent dans l'organisme d'une manière déterminée.

Comme Pohl l'a démontré, il s'agit principalement en l'occurrence des produits de digestion des corps albumineux. Et il ne se produit de leucocytose évidente de la digestion, que lorsque ces corps sont abondamment représentés dans la nourriture. L'augmentation des leucocytes chez les nouveau-nés est probablement liée à leur polyémie. Mais on ne saurait supputer quelle est la déterminante pendant la grossesse.

Leucocytose pathologique.

On sait que les éléments pathologiques étrangers pénétrant dans le corps attirent les leucocytes locaux. Par suite, il se produit dans certaines maladies infectieuses une inondation générale du sang par les leucocytes (leucocytose pathologique). Cette inondation dure aussi longtemps que le processus pathologique lui-même.

Il s'agit ici principalement des infections accompagnées d'exsudations : pneumonie, pleurésie, suppurations dans le cours desquelles la leucocytose cesse avec la fièvre. Il s'agit aussi des anémies et des tumeurs malignes.

Même dans ces leucocytoses pathologiques, il n'y a jamais d'autres éléments dans le sang que ceux rencontrés d'habitude. Suivant Ehrlich et la majorité des savants modernes, la proportion des lymphocytes est diminuée, celle des polynucléaires est tellement élevée que leur nombre représente en moyenne 88 à 95 p. 100 de la somme totale. Par suite, nous voyons aussi dans les leucocytoses que presque tous les leucocytes sont animés d'une mobilité extraordinaire. Les cellules éosinophiles peuvent à ce moment être augmentées considérablement. On a observé une progression atteignant jusqu'à 21 p. 100.

La leucocytose inflammatoire précède l'exsudation locale suivant Limbeck. Elle paraît se trouver principalement dans les infections en compagnie de certains microorganismes parmi lesquels se distinguent principalement le streptocoque, le staphylocoque, ainsi que le pneumocoque. Il n'est pas démontré jusqu'à présent que la leucocytose inflammatoire soit absente de certaines autres infections, notamment du typhus et surtout des suppurations typhiques. Elle manque presque toujours ; cela est établi. Mais nous en ignorons la cause.

C'est aux phénomènes hémostatiques des microorganismes qu'il faudrait attribuer la production de cette leucocytose. Il est probable que les facteurs les plus actifs sont en l'occurrence les protéines bactériennes. La nature de la leucocytose, qui apparaît dans les tumeurs malignes et les cachexies, est encore totalement inconnue dans son essence. Elle ne dépend, que l'on sache, ni de la nature, ni du siège de la tumeur. Les anémies se comportent d'une façon remarquable. Celles de gravité moyenne accusent presque toujours une aug-

mentation des leucocytes. Par contre, cette augmentation fait défaut dans les formes pernicieuses. On n'en
connaît pas l'explication, bien entendu [1].

Dans certains cas, on a trouvé une diminution notable
dans la proportion des leucocytes. D'après les rapports
dont nous disposons, cette diminution se rencontre
dans les circonstances les plus dissemblables.

Les intoxications et les cachexies, certaines maladies
infectieuses (typhus abdominal) paraissent jouer un
rôle important dans l'étiologie. Il est impossible pour le
moment de fournir une explication sur ce point. Quant
aux hypothèses que l'on peut émettre, voir Rieder.

Nous ferons bien d'exclure tout d'abord deux maladies [2] dans lesquelles le groupe de certains organes, qui
reconstituent les éléments figurés du sang, est attaqué.

Ces organes sont, comme nous l'avons souvent mentionné, la moelle de l'os, les ganglions lymphatiques,
la rate, qui entraînent dans leurs maladies de fréquentes
modifications du sang.

---

[1] La leucocytose est évidemment un phénomène très important dont la
nature a été trop peu étudiée. On ne sait pas quels sont les degrés d'augmentation des leucocytes qui peuvent se produire. En général, on admet
que les augmentations de plus de 80,000 sont rares. Mais cela ne me semble
aucunement démontré. On s'est tellement habitué à diagnostiquer la
leucémie en présence d'augmentations que dans beaucoup de cas on
range parmi les leucémies les maladies accompagnées d'abondants leucocytes.

[2] Dans la littérature sur la leucémie, il est difficile de s'orienter parce
que la leucémie est souvent diagnostiquée d'après l'augmentation des
leucocytes. Mais les leucocytes ne sont souvent indiqués que dans leur
rapport avec les hématies. De plus, on ne dit pas, dans la plupart des cas,
quelles sont les formes des corpuscules blancs qui sont augmentés. Or cela
est d'une importance capitale, car nous verrons plus loin que c'est surtout
la nature et non le nombre des leucocytes qui décide de la leucémie. Il en
résulte que le tableau de cette maladie devient de plus en plus obscur
puisque tous les cas accompagnés d'augmentation de leucocytes sont rangés
dans la leucémie.

Dans ces états, on trouve des hyperplasies de la rate, de la moelle de l'os, des ganglions lymphatiques, toutes trois étant réunies. Ou bien, on trouve la réunion de deux organes, la rate et la moelle de l'os, sous la forme liénale commune, ou bien les ganglions et la moelle de l'os dans une même combinaison de forme lymphatique. L'affection de la rate et des ganglions lymphatiques n'a rien d'anatomiquement spécifique. Il s'agit d'hyperplasie du tissu lymphatique, dans les organes en question, fréquemment aussi dans le thymus, muqueuse intestinale, pharynx. Les adénomes lymphatiques peuvent souvent se développer dans des régions normalement dépourvues de tissus lymphatiques. Nous avons alors de vraies métastases. Les hyperplasies atteignent les degrés les plus divers selon les cas.

La moelle des os longs ne se compose pas en majeure partie de cellules graisseuses comme chez les adultes sains. Au contraire, elle reprend le caractère lymphoïde comme on l'observe chez les enfants et chez les anémiques. Sa couleur varie du brun foncé au gris jaunâtre.

Cette modification des trois groupes d'organes, dont nous avons parlé, se représente sous une forme parfaitement identique dans deux maladies qu'il est d'usage de distinguer : la leucémie et la pseudo-leucémie. Ces deux affections se différencient en ce que dans la première le sang accuse une augmentation de leucocytes, tandis que dans la seconde cette augmentation fait défaut.

L'augmentation des leucocytes dans la leucémie se distingue de celle des leucocytoses. On voit notamment apparaître dans le sang des cellules qui ne s'y trouvent

pas à l'état normal et qui sont : neutrophiles uninucléaires, acidophiles à gros noyaux, éléments qui se
concentrent en grand nombre dans la moelle de l'os,
et qui sont d'une mobilité très active. La proportion
des leucocytes uninucléaires ou polynucléaire paraît
être renversée dans la plupart des cas, contrairement à
la règle. Dans certains cas, ce sont les petites cellules,
dans d'autres, les grosses cellules uninucléaires qui
dominent. La proportion des leucocytes peut atteindre
celle des hématies.

Parallèlement à cela, il existe une véritable anémie
dans la plupart des cas. Le nombre des hématies est
diminué, la quantité d'hémoglobine ne l'est pas dans
une proportion égale ; on trouve des poïkilocytes et des
hématies granuleuses. Quant à la composition des éléments figurés du plasma, tout ce que nous savons,
c'est qu'il se produit des albuminoïdes anormaux dans
le sérum et qui sont éliminés par les urines.

Dans la seconde complication de symptômes connue
sous le nom de pseudo-leucémie, on rencontre la même
modification anatomique des organes, mais ce sont les
ganglions lymphatiques qui sont le plus affectés, le plus
souvent dans une combinaison œdémateuse de la rate.
Les cas où la rate seule est affectée n'ont été que rarement observés. On ne sait rien de précis sur les conditions du sang. Il existe souvent une variété d'anémie
comme dans la leucémie, et les leucocytes ne sont pas,
de toutes façons, augmentés dans de trop grandes proportions. Dans beaucoup de cas, on en a observé plus
que dans la normale, mais nous ne savons rien de
plus précis sur leur nature.

Comme on le voit, les deux maladies se distinguent

essentiellement entre elles par l'attitude du sang, bien qu'il n'en soit pas encore toujours ainsi. Dans la littérature, on retrouve quelques cas où l'augmentation des leucocytes atteint le chiffre de 80,000 au millimètre, mais on n'indique pas souvent la nature des leucocytes augmentés. C'est donc une affaire de goût absolue si l'on veut ranger ces cas parmi la leucémie ou la pseudo-leucémie. On connaît, en outre, des malades chez qui la pseudo-leucémie s'est transformée en leucémie et inversement.

Quelle que soit l'opinion que l'on puisse avoir sur le rapport des deux états, il n'est pas douteux qu'ils ont des affinités très étroites. D'après les documents disponibles, on aura le moins de chances de se tromper en s'en tenant à la vieille opinion, qui suppose l'éruption d'une maladie des groupes d'organes déjà nommés, motivée par n'importe quelle cause (infectieuse). Mais je me déclare impuissant à déterminer quel est l'organe qui, dans une occurence ou dans l'autre, sera le plus affecté. L'invasion du sang par les leucocytes dépendra de la maladie de l'organe. En l'état, la moelle de l'os joue peut-être un rôle particulier, car le sang contient des cellules que l'on trouve principalement dans cette moelle. Mais on ne sait encore pas quelle est la dominante dont l'augmentation ou la non-augmentation des leucocytes dépend en dernier lieu.

Peut-être Marchand nous donne-t-il, dans une observation extrêmement intéressante, le moyen de nous en faire une idée. Dans un cas, notamment, on a constaté l'intrusion de tissus lymphatiques dans la zone sanguine et l'inondation du sang par les leucocytes.

Cette opinion sur la leucémie se rapproche de celle

de Virchow et compte encore maintenant des partisans.
Les affinités entre la leucémie et la pseudo-leucémie en
sont un argument au même titre que la variation extraordinaire dans le nombre des leucocytes, et l'on a fréquemment observé l'augmentation considérable et la
diminution rapide qui s'ensuivent souvent et ensuite la
transformation fréquemment observée d'une maladie en
l'autre.

La constatation récemment formulée de plusieurs
côtés et indiquant que l'on a trouvé dans le groupe
d'organes en question de nombreuses mitoses de cellules qui n'existent pas dans le sang normal, mais qui
existent dans le sang leucémique, cette constatation est
un argument puissant en faveur de la théorie, suivant
laquelle le processus fondamental hyperplastique de ces
organes exporte des cellules dans le sang.

L'observation de ces mitoses dans le sang n'atténue
aucunement cette hypothèse.

Dans certains cas on a remarqué, contrairement à la
majorité des cas chroniques, un développement très
aigu de phénomènes leucémiques. Mais ce développement rapide n'a fourni aucun document important à
l'étude du sujet. Il faut bien se rappeler qu'il existe de
nombreux cas présentés sous le nom de leucémie aiguë
qui appartiennent à peine à cette affection et qui repré-
senteraient plutôt n'importe quelle maladie infectieuse
compliquée de leucocytose.

III

L'HÉMOGLOBINE

L'hémoglobine ne pourra exercer sa fonction respiratoire qu'autant qu'elle restera dans les hématies, car si elle les abandonne, c'est-à-dire si elle est dissoute dans le plasma, elle en sera éliminée par un fonctionnement spécial de l'organisme. Tout d'abord, le foie retiendra la matière colorante sanguine; la rate, la moelle de l'os et d'autres organes probablement agiront de même. S'ils ne peuvent, à eux tous, arriver à purifier le sang, l'hémoglobine passera dans les urines.

Lorsque l'élimination de l'hémoglobine en suspension dans le sérum ne se produit pas rapidement, il s'en transforme une partie en méthémoglobine, modification qui contient autant d'oxygène que l'oxyhémoglobine, mais non pas à l'état dissociable. On n'est pas encore suffisamment renseigné sur la répartition quantitative. Les expériences au moyen d'injections se heurtent à de grandes difficultés et ont donné des résultats différents suivant que l'on a employé de la matière colorante pure ou une matière encore accompagnée de celle du stroma. Dans ce dernier cas, on supportera beaucoup moins d'hémoglobine.

La dissolution de l'hémoglobine dans le plasma intervient lorsque le stroma perd la propriété d'empêcher la diffusion de son hémoglobine.

Dissolution de l'hémoglobine dans le plasma.

Les physiologistes ont démontré que cette modification des facultés des hématies peut être provoquée par de nombreux phénomènes. Pour la pathologie, il est intéressant de retenir d'abord les brûlures étendues de la surface du corps, et ensuite certains effets toxiques, comme par exemple les sels biliaires, l'hydrogène arsénieux, ainsi que les infections dans lesquelles les toxines microbiennes, jouent un rôle prépondérant. C'est ainsi que l'on a observé de l'hémoglobinémie dans les cas graves de typhus, scarlatine, diphtérie, et même à l'occasion de toute maladie infectieuse. Enfin, il se produit une dissolution de matière colorante sanguine dans cette maladie remarquable, dont la nature est encore très obscure et que l'on désigne sous le nom d'hémoglobinurie paroxystique.

Dans cette maladie, l'hémoglobinémie se présente par accès et est le plus souvent provoquée par un apyrétisme artificiel ou naturel de la peau. Mais on est dans l'ignorance complète de la cause qui rend les hématies si sensibles chez certaines personnes.

L'importance de l'hémoglobinémie dépendra tout d'abord de la quantité d'hémoglobine soluble dans le sérum. La fraction dissoute sera perdue pour la respiration, mais c'est là le moindre inconvénient, car nous savons que la respiration peut être suffisamment maintenue, même en présence d'une réduction notable du quantum d'hémoglobine.

Le fait qu'avec la destruction des hématies, certains éléments peuvent, avec la collaboration du fibrinogène séreux (fibrinogène histologique), produire des coagulations, le fait que ces éléments deviennent libres est beaucoup plus important et plus dangereux que l'influence sur la respiration. La paroi vasculaire vivante peut détruire une certaine quantité de ces fibrinogènes histologiques. Mais s'ils sont en grande quantité dans le plasma, nous aurons des coagulations, celles-ci pouvant entraîner des nécroses dans tous les organes possibles, avec complication d'ulcération suivant le cas. Il est évident que le siège de ces thromboses leur donne une importance toute particulière. Dans le système nerveux central, elles peuvent rapidement amener la mort. Et suivant ce que nous avons dit, il devient clair que l'extension des thromboses elles-mêmes dépendra complètement de la quantité du fibrinogène circulant. Là aussi, par conséquent, tout sera déterminé par l'intensité de l'hémoglobinémie. Or le stroma des hématies, dépourvu d'hémoglobine devient un coagulant puissant et l'on se trouve ici en présence d'une énigme; car dans l'hémoglobinurie paroxystique il se dissout fréquemment de grandes quantités d'hématies et l'on ne trouve jamais de phénomènes de thromboses.

Dans les cas d'hémoglobinémie, le rein éprouve une altération toute particulière. Nous avons dit que dès qu'il y a abondance de matières colorantes dans le plasma, il s'en dégage une partie vers le rein, d'où elles sont éliminées du corps. Dans le rein, elles sont précipitées en partie sous forme granuleuse et provoquent des altérations inflammatoires parenchymateuses et interstitielles de cet organe compliquées, suivant les cas, d'une obstruction des petites voies urinaires, entraînant l'anurie et l'urémie.

Il est une catégorie d'autres poisons (chlorates, aniline, etc.) qui modifient l'hémoglobine dans l'hématie elle-même. Ces matières pénètrent donc dans les hématies et, par un procédé inconnu, y transforment l'hémoglobine en méthémoglobine indissociable. La transformation plus ou moins grande d'hémoglobine en méthémoglobine dans l'intérieur de chaque hématie dépendra de l'intensité de l'intoxication. Si les hématies ne sont affectées que médiocrement, la méthémoglobine de l'hématie pourra se retransformer à nouveau en oxy-hémoglobine. Mais si elles sont fortement attaquées, elles se dissocieront. Leur hémoglobine et leur méthémoglobine se dissoudront dans le sérum. Le stroma et les hématies détruites seront récupérées à nouveau par la rate. Les hémoglobines dissoutes passent dans le foie, dans d'autres parenchymes et dans les urines. Ces deux effets s'observent dans les brûlures étendues de la surface du corps. Il faut tenir compte d'une dispersion infinitésimale des hématies qui se produit au début. Les dangers de ces altérations du sang résident dans les mêmes causes que nous avons mentionnées lors de l'hémoglobinémie simple, indépendamment de l'action saline des poisons qui apporte son contingent dans les fortes concentrations. Ces causes sont la diminution de la surface respiratoire, développement de maladies inflammatoires graves du foie et du rein avec modification de l'élimination urinaire et l'urémie. Il faut ajouter à cela les coagulations certainement provoquées par les stromas des hématies. On a déjà démontré la présence de ces coagulations à la suite de brûlures.

IV

LA MASSE TOTALE DU SANG

On ne sait malheureusement rien de certain sur les variations pathologiques de la masse totale du sang, parce que les méthodes qui servent à les préciser, déjà incertaines pour les animaux, sont absolument inapplicables à l'homme[1].

Aussi en ce qui concerne l'homme en est-on réduit à de simples suppositions ou à des conclusions tirées de l'analogie avec les animaux. Comme Bollinger l'a démontré, la quantité de sang peut varier énormément chez les animaux domestiques, — variation de race et d'individus de même race.

D'après ces observations, il est tout au moins probable que l'on peut rencontrer des oscillations de la masse totale du sang dans des conditions pathologiques. La majorité des pathologistes a toujours partagé cette opinion. Ce n'est que tout récemment qu'elle a été combattue à l'appui d'expériences physiologiques. Dans

---

[1] La méthode de Welker-Heidenhain n'indique que la masse totale d'hémoglobine et on est obligé de la combiner avec les indications proportionnelles pour être renseigné sur la masse totale du sang. Au surplus, elle n'est applicable que pour les petits animaux. La méthode de Panum-Bollinger admet qu'après la saignée complète d'un animal il reste encore un tiers de la masse du sang dans le corps. On peut opposer à cette théorie que, suivant la force musculaire de l'animal en question, l'expulsion du sang peut dans l'asphyxie être de quantité très variable. C'est ainsi qu'il faut attribuer le peu de sang des animaux engraissés au fait qu'il reste beaucoup de sang chez ceux difficilement mobiles. En outre, l'activité du cœur et des vaso-moteurs, qui ont une influence considérable sur la masse de sang acquise, est extrêmement variable suivant les individus, ainsi que nous l'ont démontré les expériences des physiologistes.

l'animal sain, il existe notamment des appareils qui éliminent très rapidement toute solution saline, sang ou sérum, introduit par superfluité dans la circulation.

Bien que ces faits soient clairs et certains, on ne devra pas en conclure pour cela que, chez les malades, la quantité de sang reste invariable; car les troubles nutritifs, d'un cours si extraordinairement lent, exerceront des influences tout autres que les soudaines injections de liquides. Mais avant tout, et c'est là l'essentiel, toute faculté compensatrice fonctionnant soigneusement, et qui, chez l'homme sain, maintient la quantité de sang dans son intégrité, pourra être chez le malade aussi bien troublée que maint autre appareil du corps.

Diminution de la quantité du sang.

Il est à peine douteux qu'il y ait dans certaines anémies des diminutions de la quantité du sang avec ou sans modifications de proportions. Les nombreux cas où les malades avaient un aspect constant de pâleur, malgré une proportion normale de sang, ne me semble pas signifier autre chose. Je ne puis pas me ranger à l'opinion suivant laquelle il existe dans ce cas une modification durable de la répartition sanguine.

Cette diminution de la quantité du sang se produit comme l'anémie secondaire, dans des conditions et pour des causes tout aussi inconnues. Il se peut que beaucoup de formes de l'anémie grave, dans lesquelles nous trouvons des proportions quantitatives anormales, soient liées à une diminution de la somme totale du sang.

Augmentation du sang.

Nous avons de moins bonnes raisons pour supposer une augmentation du sang, une pléthore véritable, c'est-à-dire une augmentation proportionnelle d'éléments, chacun d'eux étant normalement constitué.

Cette augmentation est observée à coup sûr, mais passagèrement, chez les nouveau-nés ayant subi une omphalotomie tardive. On peut très bien supputer chez ces nouveau-nés une augmentation allant jusqu'à 60 p. 100 de la quantité moyenne du sang. Les phénomènes consécutifs sont alors probablement les mêmes que dans la pléthore expérimentale. Le sang introduit en surplus sera éloigné, en commençant par les matières plasmatiques pour finir par les globules. L'ictère, dont les enfants sont si souvent atteints, confirme bien cette théorie.

Mais tout ce qui concerne l'existence d'une vraie pléthore chronique est complètement obscur. On l'a supposée et on la suppose encore chez ceux qui accusent une nutrition trop riche une hyperhémie permanente de la surface du corps, le pouls gonflé, le cœur hypertrophié et l'aorte distendue. Nous sommes obligé de donner raison à Conheim lorsqu'il dit que ces phénomènes ne prouvent absolument rien en faveur de la pléthore et que l'on pourrait les interpréter tout autrement. Mais d'autre part, nous croyons aussi fermement que cette pléthore peut très bien exister. Aucun motif sérieux ne nous semble s'y opposer. Il est sans utilité de discuter plus longuement sur cette question, car toutes les bases font défaut. Savons-nous bien, en effet, à quoi peut se rapporter telle quantité de sang que nous aurions trouvée? Faut-il la rapporter au poids total du corps ou au poids des muscles?

Nous ne savons pas d'une façon certaine si l'augmentation quantitative du sang se rencontre avec l'altération du sérum, autrement dit avec la diminution de

Pléthore hydrémique.

son quantum d'albumine (pléthore hydrémique). Nous le savons aussi peu que l'existence d'une véritable pléthore. On pourrait y songer en présence de maladies du rein et du cœur, où l'élimination des eaux est diminuée. Mais nous verrons aussi qu'à la suite d'affections graves du rein, on a observé une dilution proportionnelle du sang. Malgré cela, il ne faudra pas conclure d'un surplus d'eau resté dans le corps, que cette eau séjourne dans l'intérieur des vaisseaux. Ce serait mal apprécier la propriété sécrétrice et assimilatrice des tissus. Cela nous amène à répéter que, théoriquement, rien ne s'oppose à une pléthore hydrémique. Mais son existence n'est pas absolument démontrée.

V

LE SÉRUM

Le sérum pourra être altéré fréquemment et de façon très variable. Tous les éléments formés dans le corps et tous ceux qui y sont introduits passent par le sérum. Ce que nous avons dit du sang s'applique aussi à lui. Les éléments dont nous avons parlé ne se trouvent qu'à l'état de traces dans le sérum parce que le rein et les autres organes les en éloignent toujours rapidement. Ils apparaissent concentrés dans l'urine et tout ce qui est important pour nous s'y trouvera.

Parmi les éléments figurés du sérum, l'albumine est prédominante. C'est ainsi que, dans une proportion de 8,7 d'éléments figurés dans 100 parties de sérum, l'albumine y figure pour 7,4. Le surplus est imputable à d'autres éléments organiques et sels, dont les oscillations pathologiques nous sont totalement inconnues. Nos notions se bornent exclusivement aux albuminoïdes. Nous connaissons de nombreux états où leur somme totale est diminuée (hypalbuminose). Comme à ce moment-là, la proportion aqueuse du sérum est augmentée, on désigne cet état sous le nom d'hydrémie. Donc, sous le nom d'hydrémie, nous entendons une diminution de l'albumine et une augmentation proportionnelle de l'eau dans le sérum.

Chez l'homme sain, ou, tout au moins, celui qui ne présente pas de troubles nutritifs, la proportion d'albumine dans le sérum varie déjà de 6,3 à 9,4 p. 100, ce qui est considérable. N'oublions pas que les variations pathologiques sont extrêmement difficiles à comprendre, On pourrait penser *a priori* que ou bien l'eau séreuse est augmentée, ou que l'albumine a diminué; mais la première conjecture n'a qu'une importance très minime chez les malades dont le cœur et le rein sont sains; et quant à la pléthore hydrémique dans les organes éliminateurs malades, nous en avons déjà parlé.

L'albumine totale du sérum comprend deux corps constitutifs : l'albumine séreuse et la globuline séreuse. On pourrait s'imaginer à première vue que les variations de l'albumine totale ne donnent pas de résultats précis, parce que chaque corps est indépendant de l'autre, et que sa masse se transforme au gré des conditions. Nous savons évidemment, à coup sûr, que les variations quantitatives de ces deux éléments ne procèdent pas parallèlement. Mais il faut dire aussi que leur processus séparé n'a pas encore donné d'explication sur les variations de l'albumine totale. Il semblerait que dans la règle, la globuline participe davantage à sa diminution que l'albumine. Mais c'est tout ce que l'on peut dire jusqu'ici.

Albumine. En ce qui touche l'albumine totale, nous savons d'abord que sa quantité baisse dans l'inanition, ce qui n'a pas lieu dans d'autres cas. Ce fait est d'une haute importance caractéristique pour les résultats de presque toutes les recherches sur l'albumine séreuse. On trouve des états qui, dans la règle, sont accompagnés d'hydrémie; mais presque partout on se heurte à des exceptions nombreuses.

Ce n'est qu'au début, à la suite de grandes pertes de sang, que l'on a pu constater de l'hydrémie. En l'occurence, il a pu affluer rapidement vers le sang de grandes quantités de liquide histologique délayant ainsi le sérum.

Dans les anémies chroniques on trouve, d'après les documents actuels, des conditions extrêmement variables: néanmoins, c'est précisément dans ces cas qu'il faut examiner les différents malades, dans la direction de l'albumine. Dans la chlorose, la constitution de l'albumine séreuse apparaît normale ou à peu près. Ce fait permet, pour une raison de plus, d'exclure radicalement cette maladie de la grande série des anémies. L'altération chlorotique n'affecte, en effet, d'après ce que nous savons, que les hématies, et, dans celles-ci, l'hémoglobine surtout. Quant à la teneur du sérum en albuminoïdes et en alcalins, elle reste normale.

Dans la chlorose, les dégénérescences adipeuses des organes font défaut, contrairement aux anémies pernicieuses graves où ces dégénérescences ont été très souvent observées. Comme nous avons des raisons pour attribuer la dégénérescence graisseuse à l'action des poisons, nous sommes autorisés à contester l'absence de ces poisons dans la chlorose.

Dans toutes les autres anémies, la composition du sérum varie extrêmement. Limbeck et Pick ont vu, dans une anémie grave, avec 960,000 hématies, 6,3 p. 100 d'albumine dans le sérum. Hammerschlag a trouvé tantôt des chiffres approchants, tantôt un peu inférieurs, mais jamais fortement au-dessous. En tout cas, il n'a pas trouvé de rapport entre le degré de l'anémie et de l'hydrémie. Là aussi l'opinion suivant laquelle le nom d'anémie comprend les choses les plus diverses, non seulement par leur origine, mais aussi par leur nature, se trouve confirmée. Nous rappellerons encore une fois l'aspect si variable de la dégénérescence adipeuse du cœur.

Nous avons déjà mentionné que la diminution de nutrition peut conduire à l'hydrémie. Les expériences effectuées sur des tuberculeux et des malades atteints de tumeurs malignes l'ont confirmé; mais là aussi les chiffres sont variables. Seuls, les cas de cachexie les plus prononcés, semblent toujours être compliqués d'hydrémie.

Maladies infectieuses.

C'est dans le diabète sucré que l'on comprend combien les phénomènes sont encore obscurs. Dans cinq cas de la forme grave, Limbeck et Pick ont trouvé de l'hydrémie et même de l'hydrémie à tous les degrés possibles accusant une réduction d'albumine allant jusqu'à la teneur de 1 1/2 p. 100. Le point dominant dans le diabète n'est pas l'intussusception d'eau, mais, comme il apparaît, la cachexie.

Dans les maladies infectieuses fébriformes on ne remarque le plus souvent qu'un degré d'hydrémie minime; par contre l'allure du sérum sanguin est d'un intérêt capital dans les maladies du cœur et du rein. On sait que les néphrétiques perdent constamment de l'albumine du sang par le rein; sans doute de petites quantités seulement, même dans les cas graves. Or, il est démontré que l'hydrémie n'est pas du tout une conséquence nécessaire de l'albuminurie. En effet elle manque chez les malades qui n'ont pas d'œdème et se portent bien. Chez ceux-ci l'ingestion de nourriture compense probablement et totalement la perte d'albumine.

D'un autre côté, dans les néphrites compliquées d'œdème, le poids spécifique du sérum peut tomber jusqu'à 1,013 contre 1,030 qui est le chiffre normal. Cette réduction accuse une hypalbuminose considérable et est d'un intérêt particulier parce qu'elle rappelle la vieille opinion suivant laquelle l'œdème est la conséquence directe de l'hydrémie. Le rapport de la modification du sérum avec l'œdème n'est certainement pas à établir en général de la même façon. Les expériences variées et certaines que l'on connaît s'opposent à cette interprétation. Nous connaissons beaucoup de gens atteints d'hydrémie sans aucune trace d'œdème. Mais on pourra se demander si ce rapport n'existe pas dans les néphrites. D'après les observations d'Hammerschlag il ne paraît pas douteux que l'œdème chez l'homme n'accompagne régulièrement l'hydrémie néphrétique. De plus, l'hydrémie des néphrétiques se distingue souvent de toutes les autres en ce qu'elle est compliquée de rétention urinaire.

On a supposé à ce sujet que l'augmentation et la dilution du sérum se compensait par transsudation dans les tissus, attendu que les reins et la peau travaillaient défectueusement. En effet Bartels a constaté une simultanéité de développement de l'œdème et de la diminution des urines. Après cela, il nous semble parfaitement possible que l'œdème et l'hydrémie néphrétique soient connexes. Mais nous avouons que les conditions de connexité ne sont aucunement éclaircies.

Les constatations de Bartels peuvent très bien être différemment interprétées, comme Cohnhein et Lichthein l'ont fait remarquer, et la difficulté de produire artificiellement l'œdème par la pléthore hydrémique est, malgré tout, un facteur très important. Il faut tenir compte, avant tout, de ce que les néphrétiques atteints de rétention d'urine ne deviennent pas forcément hydrémiques. Au contraire, Hammerschlag a observé que l'altération du sérum est le plus prononcée chez les malades atteints de néphrite chronique parenchymateuse compliquée de polyurie. Donc, les conditions et les rapports demeurent encore obscurs.

Mais ces conditions sont extrêmement variables même dans les maladies du cœur. L'albumine du sérum peut être normale ou diminuée ; on n'a pu, jusqu'à présent, établir un rapport entre cette variation et la nature de l'affection cardiaque ni les facultés fonctionnelles du cœur. Ce point est important pour le médecin.

Il faut en conclure que dans les maladies graves du cœur on ne doit présupposer ni une dilution ni, comme on l'a cru très longtemps, une condensation anormale du sang.

CHAPITRE III

LA RESPIRATION

I

On entend par respiration la partie des échanges organiques qui consiste dans la réception et l'émission de gaz. Il s'agit principalement, comme on le sait, de l'oxygène et de l'acide carbonique. Les tissus éliminent les produits gazéiformes de ces échanges dans le sang et lui empruntent de l'oxygène. De son côté le liquide, irriguant tout l'organisme, échange dans les poumons ses éléments dissociables contre l'air atmosphérique. Par opposition à ce qui s'accomplit pour l'échange des éléments figurés, ce n'est que dans un seul organe que le sang s'approvisionne et s'épure de gaz. Nous avons à considérer ici tout ce qui peut être troublé dans le processus dominant.

Par sa nature même, la respiration extérieure nous est beaucoup plus connue que l'intérieure, aussi commencerons-nous par traiter la première.

Il s'agit donc, avant tout, de l'introduction de l'air sur les surfaces respiratoires des poumons.

Le premier danger qui menace la respiration c'est la confluence des voies nutritives et respiratoires. Nous démontrerons plus loin comment, à ce carrefour, la voie respiratoire est protégée contre toute intrusion d'aliments. Cette protection est d'une nécessité capitale, parce que les corps étrangers qui pénètrent dans les poumons peuvent, par leurs propriétés inflammatoires, être souvent la cause de funestes maladies.

Introduction de l'air.

Mais l'appareil respiratoire dispose de son côté de moyens d'expulsion des corps étrangers qui ont pu, malgré, tout s'introduire par la glotte dans les voies respiratoires. C'est par ces moyens que sont également expulsés naturellement les corps étrangers qui n'ont pas pénétré du dehors mais qui n'appartiennent encore pas à ces organes.

C'est le moment de mentionner les mouvements vibratiles des épithéliums bronchiques. Par leur travail, minime mais constant, ils évincent tout corps étranger des bronchioles en le véhiculant vers la trachée et le larynx. Malheureusement, nous ne sommes pas renseignés sur les troubles de ces mouvements protoplasmiques. Il est probable que la connaissance de cette question nous donnerait les explications les plus intéressantes sur l'apparition de certaines maladies des poumons et des bronches.

Dans la trachée et le larynx, la toux apparaît au titre de gardien et épurateur des poumons en contribuant aux mouvements vibratiles.

Toux.

Le processus connu sous le nom de toux peut être provoqué par beaucoup de points du tractus respiratoire, comme par certaines autres parties du corps. Le nerf principal qui produit la toux par action réflexe est le nerf vague. La toux peut être excitée par l'orifice du larynx, toute la région intérieure laryngienne, principalement la paroi postérieure de la trachée et sa bifurcation, la plèvre pathologiquement modifiée, comme Naunyn l'a observé, l'hypertrophie de la rate et du foie et, suivant l'opinion de certains, l'estomac et l'utérus.

La toux débute par une inspiration profonde suivie d'une expiration convulsive violente qui, au début, a lieu au niveau de la glotte fermée. Dans le cours de l'accès, la glotte s'ouvre en forme de fente étroite à travers laquelle l'air est expulsé du poumon sous une haute pression. Comme la portion molle du palais obture la cavité naso-pharyngienne, le courant d'air chasse dans la bouche tout ce qui se trouve dans l'intérieur des bronches et des voies respiratoires. La région d'où part cette somme de mouvements décrits se trouve dans la moelle voisine du centre de la respiration et peut être excitée par l'irritation réflexe de cette région.

Nous ne savons pas exactement s'il entre en jeu des irritations cérébrales directes. La provocation à la toux se produit aux régions efficaces lorsqu'elles sont saines. Ce n'est que par les irritations d'une certaine violence que leur surface sera modifiée pathologiquement. C'est ainsi que l'irritabilité de ces points peut être élevée ou diminuée.

En général, les inflammations de la muqueuse augmentent l'irritabilité des nerfs réflexes, alors que certains poisons, de même que certaines maladies cérébrales et des nerfs, peuvent la réduire. En l'état, les conséquences seront tout à fait divergentes.

Dans un cas, les quintes de toux seront provoquées

par une addition continue et minime à l'air respiré d'agents chimiques ou mécaniques.

Dans d'autres cas, on n'arrivera que difficilement, ou même pas du tout, à exciter la toux.

Il est évident que l'affaiblissement de la toux ne sera pas seulement une conséquence de l'altération de l'appareil sensitif. Cet affaiblissement interviendra tout autant si les mouvements respiratoires ne peuvent plus être exécutés avec vigueur par suite de lésion des appareils moteurs. Quoi qu'il en soit, les poumons courront un grand danger. Ce qui s'accumule en lui et ce qui lui parvient du dehors ne sera plus éliminé, se décomposera et provoquera des inflammations.

D'un autre côté, l'acte d'expectoration n'est pas un processus indifférent à l'organisme. Dans les expirations par compressions violentes, la pression intra-thoracique augmente considérablement ; l'afflux du sang veineux dans la poitrine est gêné, la pression artérielle augmente partout ; le danger de ruptures vasculaires est imminent ; le cœur peut se vider complètement pendant l'accès. Les poumons eux-mêmes peuvent, pendant les pressions expiratoires, être fortement dilatés par la haute pression à laquelle ils sont soumis. Nous trouverons plus tard les accès de toux figurant comme une des causes prédominantes des altérations d'élasticité de cet organe. Cette tension exerce tout spécialement son influence dans les parties qui ne sont pas comprimées par les muscles expiratoires, c'est-à-dire dans les parties supérieures.

Les échanges de gaz sont menacés en premier lieu par ce fait que, les canaux adductifs étant rétrécis, l'in- *Sténose des voies respiratoires.*

trusion de l'air frais, l'évacuation et l'échappement de
l'air utilisé sont gênés. Ces rétrécissements varieront
d'importance suivant le point où ils se produisent. Si le
nez est complètement obstrué, cela aura d'abord, nous
le savons par expérience, une action extrêmement
gênante. On a d'abord la sensation de ne pas pouvoir
respirer, mais les adultes apprennent bientôt à respirer
par la bouche, comme naguère par le nez, sans être pour
cela gênés dans l'absorption des aliments. Il n'y a que
le nourrisson qui ne puisse pas téter convenablement
lorsque son nez est obstrué.

Il n'en est pas de même des rétrécissements de la
voie respiratoire à partir du larynx, c'est-à-dire là où
elle se continue sans carrefour. Ces rétrécissements
ont les causes les plus diverses : soit à la suite de processus qui comprime le canal du dehors, soit à la suite
de maladie de l'appareil respiratoire lui-même. Toutes
ces causes obstruent la lumière d'autant plus facilement
que la voie sera plus étroite par elle-même, ainsi par
exemple la glotte et surtout celle des enfants.

Il n'est pas possible d'entrer ici dans toutes les causes
anatomiques détaillées ; elles sont toutes compréhensibles sans autre développement, à l'exception de quelques
rétrécissements qui tous concernent la glotte, apparaissent soudainement et disparaissent au bout de quelques
minutes et tout au plus quelques heures : c'est-à-dire
le faux croup, le spasme glottique et l'accès de coque-
luche.

Il n'est pas douteux que le plus important de ces
trois facteurs ne soit un spasme des cordes vocales. Dans
le pseudo-croup, il s'y ajoute peut-être une inflamma-

tion extrêmement aiguë du larynx. Mais nous ne savons
absolument pas la cause spécifique de ce spasme dans
chaque cas.

Bien qu'il soit établi que les enfants rachitiques sont
plus sujets aux convulsions glottiques que d'autres, cela
ne diminue en rien notre ignorance.

Quelle est l'importance du rétrécissement des voies
respiratoires pour les poumons ?

Tout d'abord, ces voies laisseront passer moins d'air
que d'habitude dans chaque alvéole, et la respiration totale
en sera forcément altérée. Car à ce moment, la pression
partielle du CO_2 augmente et celle de l'O baisse dans
tout le poumon. Ensuite l'échange des gaz s'effectue beaucoup plus lentement qu'à l'état normal et par suite le
sang quittera les poumons plus chargé de CO_2 et moins
chargé en O. Donc, l'air des alvéoles et le sang seront
modifiés dans le même sens, et le malade éprouvera à
ce moment la sensation caractéristique de la dyspnée.

Or, lorsqu'un trouble pareil de l'air, des alvéoles et
des gaz du sang intervient, il se produit une modification des mouvements respiratoires ; car ceux-ci sont
dominés par les circonstances indiquées. La proportion
de CO_2 dans le sang étant élevée provoque une augmentation d'activité des centres respiratoires.

L'inspiration en deviendra plus violente, les muscles
inspiratoires ordinaires, tels que le scalène, l'inter-
costal externe, le diaphragme se contracteront plus fortement, et l'excitation s'étendra sur une série d'autres
muscles, qui sans doute sont excitables depuis cette
région indiquée de la moelle allongée, mais plus difficilement.

Certains muscles, qui peuvent prêter leur concours à la
fonction respiratoire des muscles ordinaires, tels que le
grand pectoral, le grand scalène, l'élévateur des côtes,
sont mis en mouvement. Par suite, le malade inspire
beaucoup plus fortement qu'à l'état normal. Comme l'air
extérieur ne peut pas pénétrer rapidement dans les
alvéoles par suite de rétrécissement de la trachée, l'air se
trouvera raréfié dans celles-ci, et les parties mobiles
de la cage thoracique seront comprimées par le poids
supérieur de l'atmosphère.

Il est évident que toute différence entre la pression de
l'atmosphère et des alvéoles doit augmenter foncièrement les efforts des muscles inspirateurs.

En présence de la sténose de la trachée, les aspira-
tions seront non seulement plus fortes, mais plus longues.
Car, si à ce moment les poumons ne peuvent pas se
dilater rapidement à cause de la lenteur de l'entrée de
l'air, si par suite le besoin de respiration du centre ne
peut être satisfait, l'inspiration ne saurait pas comme
d'habitude être coupée court, il lui faudra beaucoup
plus de temps qu'à l'état normal.

Si cette gêne de respiration dure des semaines et
des mois, les muscles inspirateurs s'hypertrophieront
pour les raisons connues.

Mais que dire de l'expiration ?

Nous avons vu qu'elle apparaît tardivement. L'air ne
peut que difficilement s'échapper par la voie respiratoire
désormais rétrécie ; surtout si l'on considère que les
forces expiratoires sont faibles par elles-mêmes puisqu'elles se résument dans les propriétés élastiques du
thorax et des poumons.

A ce point elles ne suffisent plus à l'évidement des

poumons. L'irritation, qui produit l'expiration, n'est pas supprimée mais subsiste. L'excitation expiratoire permanente s'étend maintenant sur des groupes de muscles qui peuvent comprimer la cage thoracique ou soulever le diaphragme par le rétrécissement de la cavité abdominale. Ce sont les muscles abdominaux transverses, les muscles rectaux et obliques.

. Mais aussi dans la sténose des grandes voies respiratoires, l'expiration se trouve gênée, renforcée, activée ou allongée. L'augmentation de la durée inspiratoire et expiratoire doit naturellement avoir pour conséquence une diminution du nombre des mouvements.

Par suite la respiration sera plus lente dans les sténoses.

Par le fait même que les sténoses ne se présentent que dans une des deux phases de la respiration, on assistera à l'intervention de nouvelles conditions.

La paralysie des muscles crico-arythénoïdes postérieurs, qui ouvrent la glotte à chaque inspiration, doit avoir pour conséquences une véritable gêne de l'inspiration. Car, dans l'inspiration, les cordes vocales sont relâchées et sont alors aspirées vers la trachée, de façon à ne plus laisser entre ces deux organes qu'une fente excessivement étroite. L'inspiration accuse toutes les propriétés de la respiration sténosée, elle est laborieuse et longue, par contre l'expiration est complètement libre.

Ces dyspnées simples unilatérales peuvent, dans des cas assez rares, être provoquées par d'autres circonstances fortuites, si je puis m'exprimer ainsi. Les membranes ou les polypes qui flottent en amont du larynx entraînent des dyspnées inspiratoires. Les obstacles mobiles situés immédiatement en aval de la glotte provoquent des dyspnées purement expiratoires.

L'accès de l'air dans les alvéoles peut être gêné par le rétrécissement de bronches plus ou moins fines. Le siège et l'étendue des lésions en détermineront toutes les conséquences.

Si, par exemple, les deux bronches principales sont rétrécies, nous remarquerons exactement le même phénomène que dans la sténose des voies respiratoires indivises. Mais, si l'accès de l'air vers certaines parties des poumons est libre, cela provient uniquement de ce que nous n'avons pas besoin, à l'état de repos, de toute notre surface respiratoire. Les malades en question évitent alors toute occasion d'augmenter les échanges de gaz et peuvent au besoin très bien vivre dans cet état là.

Jusqu'à quel point le pourront-ils ? — Cela dépendra absolument de la grandeur proportionnelle des parties libres et obstruées des poumons et des besoins en oxygène.

Les lumières des grandes bronches sont à ce moment si élargies, qu'il faut une maladie très intense pour les rétrécir d'une façon appréciable. Les modifications inflammatoires de la muqueuse n'y suffisent pas. Il faudra même que nous revenions sur ces causes qui ont déjà été énumérées à propos de la trachée.

Les conditions sont tout autres dans les bronches fines. Ici la lumière déjà étroite par elle-même est encore rétrécie de façon appréciable par l'œdème de la muqueuse, et le sera d'autant plus fortement que les bronches seront déjà plus petites par elles-mêmes, c'est-à-dire le plus souvent chez les enfants.

Dans toutes ces bronchites, les mouvements respiratoires sont plus violents, leur nombre augmente, et il n'est pas rare de constater 60 à 80 inspirations à la minute.

L'augmentation des mouvements respiratoires est certainement à son maximum chez les fiévreux. Nous savons que l'élévation de la température du sang agit dans cette direction. Mais les bronchitiques non fiévreux respirent aussi plus fréquemment et plus fortement lorsque leur maladie s'aggrave d'une façon quelconque.

La cause en est difficile à déterminer.

. On pourrait croire, d'après ce qui précède, que, dans le rétrécissement des bronches, la fréquence de la respiration s'abaisse, ou tout au moins reste identique. Mais il y a précisément de grandes différences entre la bronchite et la sténose des voies respiratoires.

Dans la sténose de la trachée, l'accès de l'air est gêné pour toutes les alvéoles tandis que dans la bronchite, il ne l'est la plupart du temps que pour un certain nombre d'entre elles. Si nous voulons étudier à fond l'influence de la sténose bronchique, nous serons obligés de rechercher les cas où toutes les bronches sont rétrécies. En existe-t-il ? Nous avons des raisons de supposer que dans les accès de l'asthme bronchique, il existe réellement une sténose générale des bronches.

Nous voulons parler de ces accès de dyspnée extrê- *Asthme bronchique.* mement violents qui se produisent ordinairement la nuit et durent des heures et des journées entières indépendamment de l'état de la circulation. Ces accès sont liés à une avidité d'air extrême. Les malades accusent des mouvements respiratoires très violents et très prolongés, aussi bien dans l'inspiration que dans l'expiration ; cependant l'effort est plus grand dans ces derniers mouvements. On constate de la cyanose, des enfoncements inspiratoires profonds de toutes les par-

ties molles du thorax. Le nombre des mouvements respiratoires peut être diminué, normal ou élevé ; cela
variera suivant les cas.

Mais, que je sache, on ne possède là-dessus que des
expériences générales et non des observations minutieuses.

Pendant l'accès, le volume des poumons s'élève
notablement en très peu de temps. Ils atteignent bientôt
la position inspiratoire déprimée. Ces accès asthmatiques
se rencontrent d'abord dans les maladies des bronches,
et surtout dans la bronchiolite exsudative décrite par
Curschmam, laquelle représente un processus caractéristique avec ses spirales dans les crachats. Mais on
retrouve aussi ce phénomène dans la bronchite chronique
compliquée d'emphysème. On la constate également
dans les maladies du nez et surtout dans l'œdème des
muqueuses des conques.

Il se peut que ces modifications du nez, qui produisent
les accès asthmatiques, soient en rapport remarquable,
mais non encore expliqués, avec la bronchiolite exsudative. On prétend toujours qu'il existe des accès asthmatiques aigus dans lesquels la muqueuse bronchique est
complètement normale, tandis que toute autre modification anatomique ferait défaut ailleurs. Mais ces cas
sont extrêmement rares.

Pour expliquer absolument la nature de ces attaques
particulières, il faut d'abord se demander si elles se produisent dans tous les cas de la même façon. Ce que
nous voulons comprendre avant tout, c'est la dyspnée
inspiratoire et surtout expiratoire, ainsi que le gonflement des poumons. Si ces deux affections se retrouvent
dans la manière décrite, on peut leur supposer une ori-

gine commune. Mais cette communauté n'est pas indispensable, car, comme dans la majorité des cas il s'agit de bronchiolites, il est probable que le plus souvent les deux dyspnées ont une même origine.

Cela est indubitable. Pendant les accès, il existe un fort obstacle à l'inspiration et encore plus à l'expiration. Il apparaît rapidement, amène un gonflement soudain du poumon qui dure généralement quelques heures et disparaît plus ou moins vite.

Où faudra-t-il placer cet obstacle ?

Deux hypothèses sont en présence : Riegel, d'accord avec Wintrich et d'autres savants, plaide pour une convulsion du diaphragme provoquée par voie réflexe. Il explique le gonflement du poumon, mais il laisse l'origine des enfoncements inspiratoires, c'est-à-dire les rhonchus sybilants dans une obscurité complète.

Mais lors même qu'une pareille convulsion du diaphragme serait provoquée par une irritation centrale du nerf vague, il n'en est pas plus établi pour cela qu'il est présent dans l'accès asthmatique.

On pourrait invoquer contre l'importance qui lui est donnée que, dans les expériences en question, les muscles striés ne peuvent pas rester pendant des heures sous des secousses sans se fatiguer et que les cas de convulsions du diaphragme observées présentaient un autre tableau. Néanmoins, on peut très bien concéder que cette importance est après tout possible.

L'autre hypothèse place l'obstacle dans les petites bronches. Elle a le plus grand nombre de partisans pour elle, et la raison qui nous la fait admettre comme la meilleure, c'est qu'elle tient compte des accès asthmatiques.

Dans les bronchioles, il pourrait s'agir ou bien

d'œdème de la muqueuse catarrhale ou vasomotrice ou bien alors de convulsions musculaires. La majorité des chercheurs s'accorde sur ce point que l'œdème de la muqueuse seul n'implique pas nécessairement l'accès asthmatique et qu'une cause spasmodique doit s'ajouter à l'œdème de la muqueuse.

Les spasmes des muscles bronchiques expliquent tous les phénomènes de l'accès surtout depuis que Einthoven a démontré, par sa méthode défiant toute critique, qu'ils peuvent entraîner un gonflement du poumon. Ils expliquent la dyspnée de même que les difficultés dominantes d'expiration. Car, comme Biermer l'a montré, il est parfaitement possible que l'expiration active augmente la sténose bronchique, parce que, dans la compression de la cage thoracique, les bronchioles sont rétrécies avec leurs parois flexibles.

Cela est possible, mais n'est aucunement démontré.

Par contre, on comprend parfaitement les difficultés de l'expiration, ne fût-ce que par la modification d'élasticité parallèle au gonflement et par les forces expiratoires qui sont en elles-mêmes d'une nature plus faible.

Nous sommes donc autorisé à dire que le spasme bronchique explique tout et que rien n'arguë contre son existence, car les muscles lisses peuvent demeurer pendant des heures en contraction tétanique.

Mais ce spasme bronchique n'est pas encore prouvé et l'on ignore encore quelle est son origine dans les diverses maladies qui entraînent l'asthme. On pense aux réflexes de la muqueuse bronchique et cette opinion s'appuie sur la probabilité. Mais on en est encore à rechercher pourquoi on s'attache aux réflexes dans cette forme de la bronchite.

Nous avons déjà dit que, dans les bronchites dont le caractère est de troubler la respiration, les mouvements respiratoires deviennent fréquents et profonds. Les motifs n'en sont pas très clairs. Nous en savons encore beaucoup trop peu sur le compte des nerfs sensoriaux du poumon.

On pourrait s'imaginer peut-être que les terminaisons du nerf vague dans les régions atteintes d'inflammation sont fortement irritées par le processus inflammatoire. En tout cas, il se produit de violentes inspirations. Le parenchyme des parties libres est fortement et rapidement distendu par le développement de l'espace intra-thoracique. Nous disons *fortement distendu* parce que le parenchyme des parties bronchitiques ne se meut que difficilement à cause de la raréfaction de l'air intra-alvéolaire.

L'extension soudaine et violente des parties aérifères produit rapidement une irritation aspiratoire vigoureuse.

C'est de cette façon que l'on pourrait se représenter peut-être l'origine de la modification respiratoire en question.

Il est une autre série de dangers qui menace l'échange des gaz, lorsque le thorax et les poumons ne se dilatent pas suffisamment ou ne coïncident pas. Le moindre inconvénient sera une rigidité anormale du thorax, car ici il peut se produire une activité supplémentaire des inspirateurs thoraciques et du diaphragme.

Dilatation insignifiante du thorax et des poumons.

Ce qui est plus grave, c'est le cas où les muscles respiratoires ou bien leurs nerfs sont affectés. Les muscles peuvent disparaître (atrophie de Duchenne-

Aran) ou bien être rendus inaptes au fonctionnement
par l'invasion de trichine. Les nerfs spécifiques deviennent inaptes au fonctionnement par suite de névrose
ou des maladies du système nerveux central (inflammations, tumeurs, hémorragies). La respiration elle-même
sera donc au premier chef subordonnée à la nature des
organes affectés et à l'étendue des processus.

Il est inutile de développer plus longuement que la
destruction de tous les inspirateurs a pour conséquence
la mort immédiate.

Parmi les affections de certaines parties isolées, la
paralysie bilatérale du diaphragme, telle qu'elle appa-
rait parfois après la névrite phrénique bilatérale, est la
plus dangereuse pour l'homme, elle est immédiatement
mortelle. D'après les observations connues, on ne saurait dire l'effet produit sur l'homme par la paralysie des
inspirateurs du thorax.

Ce n'est que lorsque quelques parties de l'appareil
inspirateur sont affaiblies d'une façon quelconque
qu'une diminution de l'accès d'air dans les alvéoles se
présentera. Cette diminution entraînera une réduction
d'oxygène, une augmentation d'acide carbonique dans
le sang et une activité accélérée des parties aptes
au fonctionnement. Il se présente alors des inspirations
plus fortes au moyen des muscles qui peuvent encore
inspirer, et l'on peut arriver ainsi aux modifications les
plus singulières de la respiration. Il peut alors survenir
suivant le cas, une respiration thoracique chez l'homme
et diaphragmatique chez la femme.

Comme nous avons eu souvent l'occasion de le dire,
il est certaines propriétés des poumons nécessaires à
l'accomplissement d'un mouvement aspiratoire normal.

Le poumon vivant ne se trouve pas dans sa position
élastique équilibrée, il est dilaté par la pression atmosphérique et est toujours enclin à passer à la position
expiratoire. Si maintenant certaines parties du poumon
sont tendues outre mesure, ou bien si les tissus sont
altérés, la tendance à la compression s'atténuera plus
ou moins. Le poumon sera dans les conditions d'un
caoutchouc distendu.

Ce premier stade de la diminution de l'élasticité pul- *Diminution*
monaire en force et perfection est produit par toute une *d'élasticité.*
série d'états pathologiques. Tout ici a son importance,
aussi bien ce qui conduit aux inspirations excessives que
ce qui amène les compressions qui causent une expiration prolongée; car dans les deux cas, le poumon entier,
ou tout au moins une partie, sera fortement tendu.

Les parties franches de lésions anatomiques seront
dilatées par les inspirations. Si une grande partie du
poumon est dilatée outre mesure, il s'ensuivra des altérations de la respiration.

Ces altérations résident dans ce fait que le poumon
gonflé se dilatera encore plus mal dans les inspirations
et qu'il se contractera avec les difficultés de beaucoup
plus grandes dans les expirations. Nous trouvons donc
une inspiration difficile et une expiration plus laborieuse encore. Le volume maximum altéré est par suite
un état pathologique. Cependant il peut se reformer
si les causes du gonflement disparaissent.

Le véritable emphysème provoque exactement les *Emphysème*
mêmes altérations respiratoires que le volume maxi- *pulmonaire.*
mum. Leur importance est plus grande parce qu'ils

7

durent toute la vie, car l'emphysème est une affection
incurable. Dans l'emphysème pulmonaire, nous trouvons
le poumon à l'état de dilatation énorme exactement
comme dans le volume maximum. Mais il s'y ajoute une
dégénérescence de la substance pulmonaire. Il s'y produit de nombreux cloisonnements alvéolaires, et il se
crée dans le poumon des cavernes remplies d'air. La surface respiratoire est notablement diminuée. De nombreux capillaires ont été détruits avec les cloisonnements alvéolaires.

A l'altération de la respiration qui est une diminution
de l'élasticité, vient s'ajouter encore une réduction de
la surface respiratoire la modification de la circulation,
c'est-à-dire un supplément de résistance dans les vaisseaux pulmonaires. Ces altérations du parenchyme ne
se répartissent pas également sur les deux poumons ;
on ne les trouve qu'à des emplacements isolés.

Ce qui, en première ligne, contribue à la production
de véritables emphysèmes, ce sont les troubles dans la
composition du tissu pulmonaire et qui en abaissent
la résistance.

Virchow conclut de la pauvreté pigmentaire des
places emphysémateuses qu'elles se sont produites avant
l'âge de cinq ans. Nous ignorons leur nature, mais leur
existence ne saurait être contestée.

On trouve bien de l'emphysème chez les gens dont
le tissu pulmonaire a été exposé à de grands efforts,
avant tout chez les asthmatiques ensuite chez les gens
atteints de bronchite chronique et toux violente, chez
les souffleurs de verre, etc.

Mais, d'autre part, tous ceux dont la manière de vivre
et dont l'état de santé exigent des mouvements respira-

toires et expiratoires violents ne deviennent pas em-
physémateux, bien que d'autre part l'emphysème se
développe aussi parmi des gens qui n'ont éprouvé que
peu ou pas de difficultés particulières de la respiration.

Il faut donc qu'il s'agisse d'un processus intra-pul-
monaire totalement inconnu dans sa nature.

Enfin la modification de l'activité du centre respiratoire provoque des variations quantitatives de l'air
arrivant aux poumons ou s'en échappant. Dans l'augmentation de la pression intra-cérébrale la respiration
est d'ordinaire ralentie et profonde, mais le plus
souvent elle devient irrégulière.

Modification du centre respiratoire.

Il en est de même dans les cas de lésions anatomiques
qui siègent dans la région du centre respiratoire et
l'influencent sans le détruire. Il faut ranger dans cet
ordre d'altérations les remarquables modifications de
la respiration connue sous le nom de phénomène de
Cheyne-Stokes.

Les respirations sont alors interrompues par des
pauses durant jusqu'à des minutes et varient profondément entre elles. Immédiatement après les pauses, il
se produit des inspirations extrêmement faibles, qui,
graduellement plus profondes, deviennent même très
laborieuses, pour ensuite redescendre comme elles
avaient monté, redevenir imperceptibles et se résoudre
en une pause.

Phénomène de Cheyne-Stokes.

On n'a pas toujours observé à côté de ces anomalies
respiratoires les phénomènes provoqués par d'autres
appareils cérébraux.

Les malades qui dans les pauses sont la plupart du

temps dans un état de torpeur, se ressaisissent pendant le mouvement respiratoire, et éprouvent une sensation d'oppression pour retomber dans ce quasi-sommeil pendant la pause. A l'état de repos, les pupilles sont étroites et sans réaction se dilatent au commencement de la respiration, et réagissent à nouveau.

Suivant l'opinion autorisée de Traube, le pouls est dans la plupart des cas, hors de la zone influencée ; dans d'autres cas, il accuse des variations distinctes de fréquence et de tension. Malheureusement, on ne sait pas à quoi attribuer le phénomène en question, parce que les états où il se produit sont extrêmement variables, tels que, les maladies du cerveau, l'urémie et les maladies du cœur de toutes sortes.

Ce phénomène, comme Traube a dû le constater, dépend en tout cas d'une modification d'excitabilité du centre respiratoire. Filehne a remarqué chez des lapins, se trouvant sous l'effet narcotique de la morphine, des phénomènes respiratoires similaires, mais pas absolument identiques.

En se basant sur une comparaison de la pression sanguine avec la courbe respiratoire de ces animaux, il attribue principalement la respiration périodique au fait que l'excitabilité du centre respiratoire est descendue au-dessous de celle du centre vaso-moteur. Cette théorie a été vivement combattue par Rosenbach.

Ce savant croit pouvoir expliquer le remarquable phénomène en question en soutenant que par suite des troubles nutritifs, l'excitabilité de certaines parties du cerveau et surtout du centre respiratoire se trouve réduite et qu'il en résulte une augmentation de l'épuisement périodique normal.

Il ne nous est pas permis d'entrer dans la discussion de cette manière de voir, car il nous semble que notre science est encore trop pauvre pour étayer des hypothèses aussi pénétrantes.

Nous rappellerons simplement que la tendance à la respiration périodique existe déjà chez l'homme sain ; elle l'est presque toujours pendant son sommeil ; celle des animaux l'est toujours.

Les modifications de la respiration que l'on a observées dans certains empoisonnements appartiennent probablement aussi à cet ordre d'idées, c'est-à-dire qu'elles sont imputables à un trouble du centre respiratoire. Il suffira de rappeler les convulsions respiratoires que l'on trouve dans l'intoxication par l'acide cyanhydrique ainsi que la respiration profonde et caractéristique dans l'urémie, le diabète et autres états pathologiques, qui, comme ces deux affections, représentent une auto-intoxication de l'organisme.

Ce qui caractérise ces modifications respiratoires, c'est qu'il se produit une respiration extrêmement profonde et fréquente sans altération connue des poumons. On en ignore absolument la cause déterminante. L'absence de toute recherche dans cette direction empêche de dire si le centre respiratoire se trouve à l'état d'irritation d'origine toxique comme dans les mouvements musculaires. Peut-être se produit-il à l'occasion de ces empoisonnements du corps des échanges extrêmement rapides dans tel ou tel organe, qu'une respiration aussi intense est devenue nécessaire pour évacuer les grandes quantités d'acide carbonique ; mais cette hypothèse n'est pas encore documentée non plus.

En supposant que l'air puisse entrer sans encombre

dans les alvéoles il s'élèvera de nouveaux obstacles à
la respiration, si la surface, où les échanges de gaz se
produisent, vient à diminuer ; or il faut qu'elle soit
très étendue pour que cet échange s'opère sans difficultés. En effet, l'acide carbonique n'est évacué des
poumons que sous une faible pression, ce gaz a donc
besoin d'une grande surface pour s'y répandre. D'autre
part, le passage de l'oxygène dans le sang n'est facilité
que par des forces modérées à cause du faible coefficient d'absorption du sang lui-même.

*Réduction
de la surface
des échanges.*

La réduction de la surface des échanges peut être provoquée par de nombreuses maladies des poumons et
des bronches qui ont pour lien commun l'évidement
partiel plus ou moins grand des poumons.

Ce phénomène peut se produire par des exsudats qui
remplissent les alvéoles. Les épanchements pleurétiques peuvent paralyser la dilatation du poumon. Cette
rétraction peut être produite aussi par une tumeur, une
contraction du diaphragme ou un pneumo-thorax. L'inflammation de la muqueuse dans les bronches, surtout
dans les petites, peut provoquer en elles un œdème
capable d'obstruer leur orifice. Les parties connexes du
poumon sont perdues pour la respiration.

Il est évident que l'œdème de la muqueuse bronchique agira d'autant plus dans ce sens que les bronches
seront plus étroites par elles-mêmes, ce qui veut dire
que chez les enfants l'œdème entraînera le plus facilement l'atelectasie.

L'atelectasie consécutive à l'obstruction bronchique
se produit lorsque les gaz des alvéoles passent dans le
sang et que le poumon lui-même se rétracte en raison

directe de l'évidement des alvéoles jusqu'à ce que l'air en soit totalement chassé. L'étendue du trouble est à son tour subordonnée à la perte de la surface respiratoire, aux besoins d'échanges de gaz et au concours compensateur de la respiration comme nous l'avons déjà vu dans la sténose bronchique.

Dans toutes les diminutions de la surface des échanges, diminutions dont le degré marque la gravité des altérations, les mouvements respiratoires deviennent plus fréquents et plus profonds. La raison n'en est pas parfaitement claire. On peut émettre les mêmes suppositions que dans la bronchite.

On ne saurait dire quelles sont les irritations qui ont lieu sur les terminaisons nerveuses des parties infiltrées. On ne connaît pas les effets de l'inflammation.

Dans les parties contenant de l'air, l'échange des gaz est élevé au-dessus de la normale. Dans ces parties, la résistance pour le courant sanguin est moindre que dans celles où l'air est raréfié. On ne saurait dire d'une façon générale comment, dans les cas spéciaux, cette résistance agit dans les parties vides. Tout dépendra du degré de raréfaction d'air.

Toute rétraction pneumonique, compression par exsudats pleurétiques ou un pneumo-thorax, indique notablement et naturellement le courant sanguin dans les parties malades, et ce d'une manière considérable. Mais il est vrai aussi que l'infiltration la plus simple est à même de produire ce résultat, car le degré de dureté des exsudats comprimera plus ou moins les vaisseaux pulmonaires tendres et en éloignera le liquide en proportion. A ce moment, les mouvements respiratoires feront défaut dans les parties infiltrées.

Or, on sait que ces mouvements ont une influence majeure sur le courant sanguin. Par suite, on peut dire avec certitude que le courant traverse plus facilement des tissus sains que des malades. Le tissu sain en deviendra hyperémique ; c'est en lui que l'augmentation des échanges se produira.

Le contenu gazeux du sang se modifiera à cause de la diminution de la surface respiratoire de la façon indiquée à plusieurs reprises. L'augmentation de son contenu en acide carbonique et la diminution en oxygène provoqueront des mouvements respiratoires excessifs. L'inspiration violente dilatera d'autant plus facilement ces cavités pulmonaires que la rigidité des cavités vides prépare un plus grand espace thoracique au remplissage. De son côté, l'état de dilatation si rapidement atteint entraînera, par contre, une interruption de l'inspiration et engagera des mouvements d'expiration. L'inspiration suivante n'interviendra pas dans le rythme ordinaire, mais succédera immédiatement et rapidement au terminus de l'expiration. Car, pour les motifs indiqués, l'air alvéolaire ainsi que le sang sont plus riches en acide carbonique, plus pauvres en oxygène qu'à l'état normal. Il se peut que, dans les parties malades, des irritations se produisent sur la terminaison du nerf vague, ce qui s'ajouterait à ce phénomène.

Il en résulte que, dans les états en question, la respiration sera plus violente et plus fréquente.

Lorsque la maladie respiratoire est compliquée de fièvre, la fréquence sera augmentée dans un grand nombre de cas.

On sait que l'élévation de la température augmente la fréquence respiratoire. La différence entre les périodes antérieures et postérieures aux crises pneumoniques en fournit l'exemple concluant.

Dans certains cas spéciaux, la respiration est plus fréquente et superficielle.

Lorsque, par exemple, il intervient des douleurs pendant l'inspiration, notamment dans la pleurésie sèche, la péritonite, les affections douloureuses des muscles thoraciques, les inspirations se trouvent toujours brusquement interrompues par les irritations douloureuses qui en dérivent. Cela pourrait aussi s'accomplir par voie réflexe. En effet, les besoins d'oxygène au centre respiratoire n'étant pas satisfaits par l'inspiration courte, il en résulte immédiatement une nouvelle inspiration. Il en résultera une respiration fréquente et superficielle.

Nous avons parlé jusqu'ici des troubles de la surface respiratoire résultant de son rapetissement. Par analogie avec d'autres glandes (et nous avons le droit, d'après les recherches de Bohr, de considérer le poumon comme une glande à acide carbonique), il faut considérer que les troubles nutritifs des membranes servant aux échanges produisent des modifications intenses dans les échanges de gaz. Il suffit pour cela de se rappeler l'exemple du rein. La dyspnée intensive dans les troubles de la circulation pulmonaire n'appartiendrait-elle pas à cet ordre d'affections? Malheureusement, nous ne pouvons pas aller au delà de cette supposition. On n'a pas étudié les lésions de la cloison pulmonaire, comme on l'a fait pour les conditions des autres glandes.

Nous avons dit à diverses reprises combien il importe au processus respiratoire que la pression partielle d'oxygène dans ces alvéoles ne descende pas outre mesure au-dessous de la pression d'acide carbonique.

Mais cela n'est possible que si l'air inspiré contient
des quantités suffisantes d'oxygène ou de rares traces
d'acide carbonique.

Les diminutions d'oxygène dans l'air respiré ne sont
pas d'une grande importance pratique en réalité. Elles
ne se produisent en effet que si l'homme atteint des
hauteurs respiratoires de 8,600 millimètres sous une
pression partielle d'oxygène d'environ 52 millimètres,
ou bien s'il est renfermé dans un petit espace mal aéré.
L'augmentation nuisible de l'acide carbonique ne se
produit que dans ce dernier cas, étant donné la constance admirable de la composition de l'atmosphère.

*Addition
de gaz à l'air.*

L'addition d'une quantité de gaz quelconque à l'air
respiré est d'une très grande importance, car ce gaz
ayant de grandes affinités pour l'hémoglobine en pren-
dra possession.

Lorsque l'air respiré contient plus de 0,8 à
1 p. 1000 d'acide carbonique, ce qui se produit le plus
souvent lorsque l'atmosphère est viciée par des gaz
d'éclairage, la pression partielle d'acide carbonique dans
l'air des alvéoles y sera absolument élevée ou tout
au moins plus grande que dans le sang où cette pression n'existe pas.

Le sang n'absorbe bien l'acide carbonique que dans
une mesure très restreinte; par contre l'hémoglobine
attire vivement ce gaz qui chasse son oxygène et forme
une combinaison avec elle. Cette combinaison est plus difficilement dissociable que celle avec l'oxygène. L'hémoglobine combinée à l'acide carbonique deviendra inapte
au transport et à la transformation de l'oxygène. Or,
comme nous savons que la réception et l'émission d'oxy-

gène par le sang ne sont pas possibles sans l'hémoglobine, le plasma sanguin n'ayant qu'un coefficient d'absorption très minime pour l'oxygène, la combinaison d'hémoglobine et d'acide carbonique se traduit par une altération considérable de la respiration.

Tout dépend naturellement, en l'occurrence, de la quantité d'acide carbonique qui passe dans le sang.

· Les petites quantités sont sans inconvénient pour la respiration, surtout si celle-ci n'est pas soumise à un grand travail. Elles provoquent des troubles du système nerveux central dont nous n'avons pas à nous occuper ici. Combinées faiblement à l'hémoglobine, elles sont graduellement éliminées, et surtout dissociées si l'atmosphère elle-même s'affranchit d'acide carbonique.

En revanche, s'il circule de grandes masses d'hémoglobine combinées à l'acide carbonique, le sang perdra rapidement la propriété d'alimenter les organes en oxygène. Les échanges de gaz pourront se faire en partie sans encombre. L'acide carbonique pourra à peu près se volatiliser comme à l'état normal, puisque sa pression partielle dans l'air des alvéoles est inaltérée. (Il se peut que l'hémoglobine n'ait pas une force expulsive aussi efficace.) Il ne se produira pas d'accumulation d'acide carbonique dans le corps, mais plutôt un appauvrissement intense en oxygène. Il en résulte que les appareils centraux en deviendront rapidement insensibles et que la respiration cessera totalement.

Le sauvetage sera possible si la combinaison d'hémoglobine et d'acide carbonique se dissocie sous l'influence d'un gaz indifférent, de préférence l'oxygène. Aussi la respiration artificielle soutenue pendant des heures donne-t-elle souvent de bons résultats.

Jusqu'ici nous avons parlé des troubles qui atteignent un seul côté de la surface respiratoire.

Pour que les échanges de gaz puissent s'effectuer d'une façon convenable, il faut que le sang puisse de l'autre côté de la surface être véhiculé avec une certaine rapidité étroitement subordonnée elle-même à l'activité cardiaque. Mais cela dépend aussi des mouvements respiratoires, car ceux-ci sont d'un effet très puissant sur la circulation pulmonaire. Il en résulte que la respiration excessive, dont nous avons souvent parlé dans le chapitre précédent, excite l'afflux du sang vers la surface respiratoire ainsi que son reflux.

Dans le chapitre sur la *Circulation* nous avons parlé des troubles respiratoires résultant d'un mouvement défectueux du sang.

Tout ce qui réduit la rapidité du courant sanguin, soit par faiblesse du cœur ou troubles vasculaires, altère la respiration du malade à un degré identique. Il est vrai qu'à ce moment le sang circule aussi plus lentement dans le poumon.

Mais cela ne sert en rien la réception d'oxygène, car l'hémoglobine s'en sature quand même. D'autre part, les capillaires éliminent davantage d'oxygène, et la tension des gaz s'y réduit. Par voie d'opposition, celle de l'acide carbonique s'y élèvera, car le sang en absorbe d'abondantes quantités pendant son séjour dans les capillaires.

N'oublions pas que le sang doit pouvoir à son tour transformer les gaz pendant son parcours. Mais l'essentiel pour lui est l'hémoglobine. C'est par l'hémoglobine que la propriété respiratoire du sang se maintient ou baisse autant dans le poumon que dans les tissus.

La respiration sera impossible s'il ne circule que trop peu d'hémoglobine ou bien si elle se trouve sous une forme inapte à la transformation de l'oxygène, par exemple dans une combinaison avec l'acide carbonique ou bien sous forme de méthémoglobine. C'est ainsi que meurent ceux qui ont perdu jusqu'à 70 p. 100 de leur total de sang. De même meurent ceux qui ont absorbé d'abondantes quantités d'acide carbonique. Mais l'hémoglobine ne disparaît pas le plus souvent d'une manière complète et n'est pas transformée brusquement du tout au tout. Car s'il reste encore de l'hémoglobine apte à fonctionner, la vie se maintiendra selon l'importance de ce reliquat. Comme Bohr nous l'a démontré, il n'en faut que de très petites quantités pour conserver la respiration, car lorsque le quantum d'hémoglobine du sang diminue celui-ci subit une métamorphose qui lui permet d'assimiler infiniment plus d'oxygène que l'hémoglobine ordinaire.

C'est dans ces conditions-là, que nous trouvons les échanges de gaz dans les anémies graves, où les résultats par kilogrammes en acide carbonique émis et en oxygène absorbé se tiennent dans les chiffres normaux.

Cette conservation de l'échange des gaz est probablement attribuable en partie aux modifications de la circulation. Le cœur se contracte plus fréquemment chez les anémiques et il est possible qu'il en résulte une réduction du temps circulatoire.

L'hémoglobine n'est pas seulement importante pour la transformation de l'oxygène, elle l'est aussi pour la combinaison et l'expulsion de l'acide carbonique. Par suite, cette importance peut être altérée par une modification même de l'hémoglobine, mais elle dépend supérieurement de l'alcalinité du sang qui peut produire des carbonates. Nous en reparlerons à propos de la respiration interne.

Dans les nombreux états, ou l'accès de l'air aux alvéoles ou bien l'échange des gaz sur la surface pulmonaire se trouvent paralysés, nous avons constaté l'intervention d'une modification des mouvements respiratoires paraissant de nature à entraver l'action des troubles.

Comment se comportera la respiration en face d'une altération de circulation et de composition du sang? En réalité cette question est résolue. En effet tous les états dont nous avons parlé agissaient principalement sur les mouvements respiratoires par l'intermédiaire du sang. Ce n'est que si le sang se dirigeant vers les centres respiratoires était modifié et contenait plus d'acide carbonique que d'oxygène que la respiration excessive se produirait sous l'influence de la moelle allongée. Par suite on comprendra parfaitement ce que nous avons dit, que le ralentissement de la circulation entraîne une respiration dyspnéique. Et celle-ci est même nécessaire, car elle accélère le courant pulmonaire.

Dans la diminution exagérée de l'hémoglobine, le défaut d'oxygène irrite fortement le centre respiratoire. Les modifications des hématies sont dans leurs effets sur la respiration influencées par l'action des poisons qui ont attaqué l'hémoglobine.

Beaucoup de circonstances sont nécessaires pour que les échanges de gaz se maintiennent pendant les modifications des mouvements respiratoires exactement comme à l'état normal.

Cela dépend d'abord du degré absolu des troubles. Il est parfaitement évident que le malade chez qui un anévrisme de l'aorte se sera rompu dans le poumon en remplissant toutes les alvéoles de sang, ne tirera aucun profit d'une augmentation de respiration quelconque.

Cela dépendra aussi de l'état fonctionnel des organes compensateurs. Un thorax mobile, des muscles fonctionnant normalement sont en l'occurrence d'un concours précieux.

On voit donc que l'âge, la constitution, les conditions anatomiques des organes sont d'une très grande influence.

Enfin, le plus important est de savoir pour quel état du corps la compensation est exigée. Elle interviendra plus facilement dans le repos que dans les états qui réclament de grandes quantités d'oxygène, par exemple l'ingestion de nourriture et les efforts musculaires. Nous voyons par suite que tous les malades atteints de troubles respiratoires doivent éviter craintivement tout mouvement corporel inutile et réduire leurs besoins au minimum.

Nous voyons aussi que le même trouble est d'un effet plus vif lorsqu'il se produit soudainement, parce qu'alors le malade n'a pas encore appris à en tenir compte. Le maintien de l'équilibre chimique du sang sera donc soumis à de nombreuses circonstances, de sorte que l'on ne peut pas émettre de jugement général.

Toute opinion décisive sera d'autant plus difficile et même impossible pour le moment, parce que les bases nécessaires, c'est-à-dire les analyses des gaz du sang, font totalement défaut. Nous ne possédons aucune analyse des gaz ni de l'homme malade ni même des animaux

d'expériences. Ce serait le cas de répéter la plainte
de Cohnheim.

Toute opinion dépendra rigoureusement des quantités
proportionnelles de l'atmosphère qui auront été transformées, ainsi que de chacun des gaz. Naturellement,
si les recherches doivent avoir la moindre valeur,
elles devront tenir compte de l'état nutritif, de la réception des aliments et des mouvements musculaires du
sujet examiné.

Dans les sténoses trachéennes artificielles, légères et
d'un degré moyen, l'organisme absorbe au moins le
même quantum d'air qu'auparavant, et l'on peut conserver les animaux dans un bon état nutritif pendant
très longtemps. Si, d'autre part, on provoque chez le
lapin des épanchements pleurétiques à un degré moyen
ou un pneumo-thorax fermé, les quantités de gaz
échangées seront ici sensiblement les mêmes qu'auparavant.

Même les hommes, dont les poumons sont à l'état
pathologique, et qui ont été examinés par de bonnes
méthodes, n'accusent pas de modifications dans la réception d'oxygène et dans l'élimination d'acide carbonique.
Quant à l'échange des gaz chez les anémiques, nous
l'avons déjà examiné.

Somme toute, même dans les troubles intenses de la
respiration, les quantités de gaz transformées peuvent
rester normales. Sans doute il faut tenir compte, en l'occurrence, de ce que les mouvements respiratoires dys-
pnéiques consomment à leur tour une fraction considérable de l'oxygène et en dégagent en acide carbonique.
Par suite, si l'on déduit ces deux fractions, on arrivera

peut-être à l'unité de poids des substances vivantes et
à la démonstration d'une transformation de gaz relativement inférieure à la normale.

Nous n'avons pas besoin d'expliquer en détail que
cela n'est pas concluant pour la composition du sang,
car la transformation de certaines quantités de gaz peut
tout aussi bien s'effectuer en présence d'une teneur
absolue et plus ou moins riche de gaz intra-sanguin.
En effet, nous pouvons admettre avec certitude que
toute réduction de la surface respiratoire implique une
élévation de son contenu d'acide carbonique. Nous
déduisons cette constatation de la nuance du sang, de
la cyanose de la peau et des muqueuses, et ensuite du
renforcement des mouvements respiratoires.

D'après nos connaissances actuelles, ces phénomènes
sont une conséquence indubitable d'un changement
dans la composition du sang. Nous sommes autorisé à
supposer que le superflu en acide carbonique est le facteur principal qui tend à protéger les tissus contre les
suites nocives du défaut d'oxygène.

II

LA RESPIRATION INTERNE

Mais comment se comportera la respiration interne
en présence de troubles de la respiration externe ?

Il n'est pas nécessaire d'entrer dans l'explication des
cas où la moelle allongée maintient la composition du
sang dans les proportions normales.

Tandis que la proportion d'oxygène du sang diminue,

l'organisme dispose encore de puissantes ressources qui sont les modifications de l'hémoglobine et l'augmentation de l'avidité d'oxygène dans les tissus. Il faut rappeler que les processus d'oxydation sont dans de très grandes proportions indépendants de l'adduction d'oxygène. En dépit de cet axiome sur la destination de la consommation en oxygène par l'activité des cellules et sur leur indépendance relative de l'adduction de ce gaz, il n'en faudra pas moins retenir que les cellules ne peuvent en consommer à satiété que si elles le reçoivent en conséquence.

Il n'est peut-être pas indifférent pour l'activité des cellules que l'oxygène leur arrive parcimonieusement ou en abondance. Cela ne l'est certainement pas pour le centre respiratoire, et moins encore probablement pour beaucoup d'autres cellules. Nous possédons déjà même des données établissant la production de remarquables anomalies d'échanges créées par le défaut d'oxygène.

On a d'abord observé une accentuation de la décomposition de l'albumine sous l'influence de la dyspnée. Parfois même, il se forme dans les urines des substances anormalement dépourvues d'azote, comme l'acide lactique et la dextrose.

On ne sait pas encore comment interpréter ces constatations. Nous ne les mentionnons que pour éclairer d'un certain jour l'importance probable de la dyspnée dans les échanges organiques.

Parmi toutes les régions du corps, il n'est pas de point plus sensible au moindre trouble de la respiration interne que le centre respiratoire. Nous sommes obligé d'y revenir constamment, car c'est là le point de concentration de toutes les maladies de l'appareil respiratoire. Ces maladies finissent par troubler la respiration interne.

Ici aussi, tout dépendra naturellement des conditions quantitatives, car les modifications dans les échanges de gaz du centre ne sont compatibles avec la vie que dans une certaine mesure. Dès que cette limite est franchie, la mort par asphyxie s'ensuit. Elle intervient sous des aspects différents, selon que l'asphyxie sera intervenue lentement, graduellement ou soudainement; dans le premier cas, elle s'établit doucement et en quelque sorte sans aucun caractère.

Asphyxie.

La composition du sang sera modifiée dans une double direction, en ce sens qu'il s'est opéré une augmentation d'acide carbonique proportionnée à une diminution d'oxygène. Mais, d'autre part, l'augmentation d'acide carbonique produit un effet narcotique qui n'est mortel qu'à très forte dose. Or, si des quantités normales d'acide carbonique irriguent les organes centraux pendant un temps assez long et d'une façon permanente, ces organes éprouveront une diminution graduelle de leur excitabilité. La respiration deviendra de plus en plus faible et la vie finira par s'éteindre.

On ne saurait donc percevoir d'une façon très nette les suites violentes du manque d'oxygène, précisément à cause de la diminution d'excitabilité des organes centraux.

Les phénomènes, que ces organes produisent, sont extrêmement caractéristiques lorsque l'accès d'oxygène vers le cerveau normalement excitable est brusquement coupé. Dans la pathologie, ce cas est relativement

rare, et les causes les plus fréquentes sont les épanchements de sang dans le poumon, la compression de la
trachée et les hémorragies graves.

Le défaut d'oxygène entraîne alors immédiatement
une respiration des plus profondes et des plus violentes
suivie elle-même d'une modification très caractéristique de la circulation. Le centre vaso-moteur est
fortement irrité, les vaisseaux splanchniques se contractent, les vaisseaux cutanés sont dilatés, la pression
artérielle s'élève et le rythme du cœur est considérablement ralenti par l'irritation du nerf vague.

Cette modification de la circulation a pour résultat
d'alimenter le cerveau d'un maximum de sang, donc
d'oxygène. Des convulsions générales tonico-cloniques
ne tardent pas à s'ensuivre pour se rapaiser par la
mort, après un court stade de paralysie.

La respiration interne, c'est-à-dire l'échange des
gaz entre le sang et les cellules, est troublée comme
nous l'avons expliqué lorsque la tension d'oxygène du
sang est à un degré chronique profondément réduite
à des lésions de la respiration externe.

Origine primitive
de l'obstacle.

Mais l'obstacle à l'échange des gaz intérieurs peut
être aussi d'origine primitive. Cela a lieu tout d'abord
dans toutes les modifications de l'hémoglobine, la ren-
dant inapte à la réception et à l'émission de l'oxygène.

Il faut mentionner ici la formation d'hémoglobine
carbonique et de méthémoglobine. La dissolution des
hématies dans le sérum s'y rattache aussi, car l'hémoglobine dissoute disparaît rapidement.

Nous avons déjà mentionné ces causes au chapitre

de la *Respiration externe*. Elles compromettent d'une manière primitive les échanges généraux dans le poumon et dans les tissus. Il s'agit, dans les deux cas, de la transformation de l'oxygène.

La respiration interne d'acide carbonique est toujours gênée, lorsque l'alcalinité du sang est détruite par une intoxication d'acide quelconque. Sans doute, l'acide carbonique sera présent dans le sang conformément à son coefficient d'absorption. Mais il n'y figurera pas, ou très peu, à l'état de carbonate. On a trouvé dans un empoisonnement violent par des acides le quantum d'acide carbonique du sang artériel réduit à 3 p. 100 de son volume.

On n'a que médiocrement étudié les modifications que subit la respiration sous l'influence des intoxications pathologiques par les acides, parce que, dans la majorité des cas, on s'est heurté à une autre variété de phénomènes graves qui en obscurcissaient le tableau clinique.

Nous ne devons pas oublier en effet que l'homme, en face des acides, a la puissance d'attitude du carnivore c'est-à-dire qu'il peut se protéger par une émission d'ammoniaque contre les conséquences funestes d'une intoxication par les acides, atteindraient-elles même un degré élevé (voir le *Diabète*). Dans ces intoxications, la respiration interne sera aussi gênée que la respiration externe.

Malgré cela, nous sommes autorisé à discuter ici l'importance de l'intoxication par les acides en ce qui touche la respiration, parce que tout d'abord le sang des tissus absorbe moins d'acide carbonique et ne peut par conséquent en transmettre que de petites parties aux poumons. Donc c'est la modification de la respiration interne qui est primitive.

Enfin, les cellules du corps peuvent, en présence d'un état normal du sang et de ses composés, avoir perdu la réceptivité d'oxygène et par conséquent la propriété de s'oxyder. La résultante fatale en sera l'asphyxie intérieure.

On remarque ce phénomène dans les empoisonnements par le phosphore et par l'acide cyanhydrique. Dans ces cas, l'échange des gaz est diminué sans que le sang trahisse des modifications anormales. Il se peut que le même phénomène s'accomplisse dans les maladies infectieuses ; mais je crains fort que l'on ne connaisse rien sur ce genre de troubles de la respiration interne.

Toutes les causes décrites jusqu'ici agissent sur tous les tissus du corps ou au moins sur la plus grande partie d'entre eux. La respiration interne peut être aussi altérée localement, autant par l'altération même des cellules et les lésions de leurs échanges que par des troubles locaux de la circulation.

Tout ce qui altère la circulation du sang, dans n'importe quel organe, doit exercer une action parallèle sur ses échanges de gaz. Nous n'avons qu'à rappeler les convulsions respiratoires qui accompagnent l'anémie cérébrale.

CHAPITRE IV

LA DIGESTION

I

LA BOUCHE ET L'ŒSOPHAGE

Sous le nom de digestion, on comprend la somme des processus qui consistent à apporter les matières liquides et solides à l'économie de l'organisme.

Les troubles que subissent ces processus commencent dans la bouche.

C'est avec les dents que l'homme sain saisit sa nourriture et la broie, celle-ci offre une plus grande surface à l'action des sucs digestifs. C'est pour cela que les troubles dentaires sont un inconvénient à la réception et à la digestion des aliments. Aussi, le médecin qui traite les troubles digestifs a-t-il souvent recours aux ressources de l'art dentaire.

Les troubles des os et des articulations maxillaires, comme des muscles qui mobilisent les aliments dans l'intérieur de la bouche et qui les en éliminent, ces troubles exercent une action égale à celle des dents malades, peu importe que l'affection réside dans le système nerveux ou dans le système musculaire.

Les troubles bilatéraux sont d'un effet plus intense que ceux unilatéraux.

Lorsque les muscles faciaux sont paralysés, les aliments cessent d'être véhiculés entre les molaires par les muqueuses buccales. Les lésions de la langue empêchent et la mastication et le trajet des aliments vers la gorge.

Mais il y a aussi des douleurs qui, se présentant ou augmentant lors des mouvements buccaux, troublent gravement la réception des aliments.

Toutes les variétés d'ulcères de la région buccale agissent de même, telles que les inflammations de la bouche et du palais, les formes si variées de la stomatite et de l'angine, les phlegmons du plancher de la cavité buccale, et les maladies de la parotide. Il est nombre de malades qui préfèrent de beaucoup la faim à ces douleurs intolérables.

Le degré du trouble dépend naturellement de l'intensité de l'affection. Mais sa durée est aussi d'une grande influence ; aussi la stomatite est-elle parfois plus dangereuse pour la digestion que l'angine phlegmoneuse.

Parmi toutes les causes mentionnées, les inflammations de la muqueuse buccale se distinguent en ce que, outre les altérations déjà citées, elles en entraînent encore d'autres pour la digestion.

La stomatite se forme tout d'abord lorsque les microorganismes issus des reliefs de l'alimentation excrètent des sucs irritants altérant la muqueuse.

C'est ainsi que le cryptogame aphteux opère des fermentations acides. C'est également pour cela qu'on trouve ces fermentations dans la carie des dents où elles accompagnent les décompositions bactériennes, comme on les rencontre dans le cortège des maladies infectieuses graves, au cours desquelles la bouche est sale et sèche, à cause d'une émission insuffisante de salive ou d'une modification dans la réception des aliments et parfois à cause de l'engourdissement du malade.

. Si, à ce moment, l'on introduit dans la bouche un acide, une solution alcaline ou des lessives, ces substances corroderont la muqueuse immédiatement.

On ne connaît les causes de la stomatite ni dans l'intoxication mercurielle, ni dans le scorbut.

Nous savons que le mercure qui circule dans le corps est éliminé par les glandes de la bouche. Mais nous ne savons pas s'il l'est sous forme de combinaisons irritantes ou bien si c'est directement qu'il nécrose les épithéliums.

On pourrait invoquer plusieurs motifs à cela.

D'abord la stomatite mercurielle se produit plus facilement sur les mauvaises gencives que sur les bonnes; ensuite nous savons que ce corps lèse aussi la muqueuse intestinale.

Quant au scorbut, les conditions des autres maladies infectieuses ne lui sont pas applicables; car dans cette affection, la stomatite s'établit avec rapidité et gravité. On n'en connaît pas la raison.

Le danger en réside dans les douleurs qui empêchent la réception des aliments.

Mais, même lorsque ces douleurs sont faibles, les malades n'ont aucune tendance à manger. Ils sont molestés par un mauvais goût, leur appétit est faible, ils manquent de toute finesse de goût en présence de la nourriture. Chaque mouvement de déglutition charrie des millions de microorganismes dans l'estomac. Cette considération n'est pas à négliger. Nous verrons que les propriétés désinfectantes de l'estomac ne sont pas sans limite. Et chez les malades en question cette limite est certainement réduite, car il est hors de doute que l'activité gastrique est souvent troublée chez eux par l'affection fondamentale.

Pendant la mastication, les aliments s'enduisent de salive. Ils ont d'abord besoin de cette sécrétion buccale pour mieux glisser. La quantité de salive émise par les excitants ordinaires est diminuée dans quelques maladies infectieuses (Mosler l'a démontré dans le typhus et la pneumonie), et dans l'empoisonnement par l'atropine, ou lorsqu'il y a dans d'autres parties du corps des éliminations aqueuses, comme elles existent dans le choléra, la néphrite interstitielle et le diabète. Cela se produit aussi dans les paralysies faciales accompagnées d'une lésion de la corde.

Les mucosités buccales se trouvent diminuées en même temps que la salive. L'altération du malade réside d'abord dans le nettoyage défectueux de la bouche, mais surtout aussi dans les difficultés de mastication, de déglutition et même de la parole. L'absence de ptyaline n'en saurait être rendue aucunement responsable, car son action est largement compensée par le suc pancréatique.

Ptyalisme. On rencontre souvent l'émission abondante de salivation (ptyalisme). Les malades excitables l'ont déjà par voie d'imagination, par exemple à la seule idée d'avoir pris du calomel. Cela a lieu chez tous les malades, lorsque la muqueuse de la bouche est particulièrement irritable ainsi que dans toutes les formes de la stomatite. Ces affections sont toutes compliquées de ptyalisme.

Il est encore une autre catégorie de sécrétion salivaire supplémentaire engendrée directement par les états anormaux du système nerveux. C'est le cas du ptyalisme mercuriel.

Nous avons déjà dit qu'il se produit de la stomatite dans l'empoisonnement mercuriel. Ce n'est pas celle-ci qui peut provoquer directement l'augmentation de sécrétion, puisque le ptyalisme arrive souvent avant elle. Force sera donc de l'attribuer avec Mering à une excitation directe des organes nerveux centraux ou périphériques.

Les fortes sécrétions salivaires, qui se produisent dans les affections chroniques de la moelle allongée, surtout dans les paralysies bulbaires, sont aussi remarquables que leur cause en est obscure. L'explication nous en paraît d'autant plus difficile qu'il faut voir dans le ptyalisme un phénomène d'irritation des régions cérébrales correspondantes ; tandis que dans la paralysie bulbaire il ne se présente simplement que des arrêts.

Tout d'abord, se produit-il davantage de salive dans la paralysie bulbaire ou plutôt n'est-ce là qu'une apparence due au fait que la déglutition est troublée et que l'on avale moins ?

Ce qui est certain c'est que le ptyalisme survient parfois avant les troubles de déglutition. Il ne peut donc pas toujours en dépendre.

On a tenté d'explorer le phénomène des soi-disant sécrétions salivaires d'origine paralytique. Les expériences ont provoqué une sécrétion des glandes vingt-quatre heures après la section de tous les nerfs salivaires. Cette sécrétion a duré trois semaines et a diminué sous l'action de la dégénérescence des cellules.

Dans les deux cas, la sécrétion peut être enrayée par l'atropine. Mais cela prouve tout bonnement que les nerfs glandulaires sont encore sensibles à l'action de l'atropine. Ce qui est de beaucoup différent dans les deux cas, c'est le courant et la quantité de la salive émise. Dans la sécrétion paralytique, il y en a très peu et dans la paralysie bulbaire il y en a beaucoup.

Après cela, on n'est aucunement autorisé à croire que le ptyalisme est, dans la paralysie bulbaire, le résultat d'une sécrétion paralytique. On sera forcé d'admettre que la destruction lente des cellules glandulaires de la moelle allongée résulte d'une certaine excitation de cette moelle.

C'est d'après le même principe que la disparition des grandes cellules ganglionnaires dans les cornes anté-rieures produit souvent dans les muscles des secousses fibrillaires, autrement dit des phénomènes d'irritation.

Enfin, l'émission abondante et anormale de salive est excitée réflectivement par certaines parties du corps autres que la cavité buccale. Nous citerons les ulcères de l'estomac, l'utérus, chez les femmes enceintes, les nerfs périphériques, surtout le nerf trijumeau dans les névralgies. On voit qu'il y a ici des irritants particu-lièrement puissants ou des modifications de l'exci-tabilité. Là, se bornent nos connaissances sur ce point.

Dans tous ces cas, la salive porte le caractère de la salive faciale ; elle est de quantité abondante, pauvre en éléments figurés, donc fluide.

Dans la production de sécrétion abondante alcaline le ptyalisme apporte ses inconvénients au malade. Le mal est insignifiant lorsque la salive est avalée. Mais l'écoulement de la salive par la bouche est très désagréable, notamment dans la paralysie bulbaire par suite du défaut de motilité des lèvres. C'est excessivement pénible.

On possède quelques connaissances sur les modifications de la composition salivaire. Nous savons que certaines matières anormales passent dans la salive. On ne saurait affirmer si les éléments du sérum déterminent ou non ce phénomène. Cela dépendra de la concentration des éléments sanguins. C'est ainsi que l'urée est presque toujours absente de la salive normale; cependant on la rencontre souvent dans les néphrites aiguës.

Modification de la salive.

A côté de la concentration, il y a encore une propriété élective particulière des cellules glandulaires. C'est ainsi que le sucre ne passe que tout à fait rarement dans la salive.

Nous pouvons laisser de côté toutes les matières éliminées par les glandes ainsi que celles qui y sont retenues car ces phénomènes n'ont aucune importance pathologique. Dans le diabète, dans la fièvre et chez les dyspeptiques, la salive buccale a une réaction fréquemment acide. Cela est probablement imputable à l'influence des bactéries et à la présence d'acide lactique. Il n'y a que chez les diabétiques très prononcés que l'on ait trouvé dans le conduit glandulaire la pure sécrétion parotique à l'état acide. On ne connaît pas la nature de cet acide.

Les aliments sont véhiculés de la bouche dans la
gorge. La langue les pousse vers le palais, au delà de la
voûte palatine antérieure en élevant sa pointe et en abais-
sant sa racine. Cet acte lui-même est gêné ou rendu impossible dans les paralysies de la langue qui sont la
plupart du temps de nature bulbaire, de sorte que
les malades ne peuvent plus absorber de nourriture
solide.

La gorge est une région dangereuse, parce que les
voies alimentaires et respiratoires y bifurquent. Les
aliments sont destinés à l'œsophage et l'air à la trachée.
Il faut donc prendre soin dans l'alimentation de tenir
la trachée fermée de façon à ce que les aliments soient
précipités dans l'œsophage et que la cavité pharyngienne soit séparée des espaces nasaux et buccaux.
La grande série des mouvements compliqués qui effectue
cette besogne est déterminée par voie réflexe au moyen
des fibres du nerf trijumeau animant la muqueuse
pharyngienne ; le centre est dans la moelle allongée.
Le processus sera troublé lorsque l'excitabilité des nerfs
sensoriaux ou du centre est diminuée; de sorte que
les irritations normales ne pourront plus produire les
réflexes.

Nous rencontrons ces faits dans l'empoisonnement
(morphine, chloroforme, chloral, dans le coma diabétique
et urémique) ainsi que dans de nombreuses affections
du système nerveux, dès que les appareils sensibles
sont intéressés. Nous trouvons encore ce phénomène
lorsque la contraction des muscles nécessaires ne peut
plus se produire dans l'ordre normal ; surtout dans les
affections de la moelle allongée qui intéressent les
noyaux du trigéminé moteur, du facial et de l'hypoglotte

(paralysie bulbaire, tumeur) ensuite dans la paralysie des muscles surtout après une diphtérie.

Les convulsions des muscles pharyngiens dans la rage, le tétanos et l'hystérie produisent le même effet que les paralysies.

Enfin, nous voyons ce phénomène lorsque les muscles et les muqueuses ne peuvent plus obturer les orifices, quand il y a là des lésions osseuses profondes. Ces lésions sont en majorité d'origine syphilitique et réunissent les cavités nasales et buccales.

Lorsque la déglutition est troublée par ce genre d'affection, les aliments gagnent en partie les poumons ou le nez. La pénétration dans le poumon est un danger très grave, car il peut s'y établir une pneumonie et très facilement de la septicémie par suite de l'intrusion d'un corps étranger chargé de quantités de bacilles.

La pénétration dans le nez est sans inconvénient. La suite en est une simple toux, de l'éternuement et une sensation désagréable. Par cela même, le malade est dégoûté de la nourriture et il s'ensuit pour lui une consomption certaine, car il lui arrive souvent de ne pouvoir manger par lui-même.

De même que la mastication, la déglutition sera gênée par des douleurs. C'est pour cette raison que toutes les inflammations du palais, de la gorge et du larynx, troublent fréquemment la réception des aliments.

D'après les connaissances que nous possédons, *L'œsophage.* l'œsophage fait descendre les aliments pendant la déglutition. La maladie de cet organe altère notablement la nutrition, en ce qu'elle oppose des résistances aux aliments qui le parcourent. Il est rare que ces résistances soient dues à des convulsions musculaires (hystérie, rage, tétanos).

Parfois, les fibres musculaires se contractent chez les hystériques sous la forme dite de boule. Ce qui est bien plus important, c'est le rétrécissement durable de l'œsophage par des cicatrices, tumeurs ou une pression extérieure. Les difficultés dépendront alors absolument du degré de la sténose. Suivant le cas, ce n'est que la déglutition des gros morceaux qui sera gênée ou bien c'est la réception de nourriture qui sera totalement impraticable. Entre ces deux limites, il y a tous les intermédiaires possibles.

Derrière le pharynx, nous ne ressentons absolument pas le volume des morceaux lorsqu'ils ne sont pas trop gros. Les malades souffrant de rétrécissement de l'œsophage sentent que le morceau est arrêté à un certain endroit. Selon le diamètre du passage, les morceaux le franchiront ou seront arrêtés.

En deçà de la partie sténosée, il se forme sous l'influence de l'engorgement que provoquent les aliments une dilatation, dont le complément est une hypertrophie musculaire. Les aliments y demeurent souvent très longtemps après la fin du repas et s'y décomposent. Il s'opère une évacuation de ces aliments juste après le repas au moyen d'une régurgitation particulière qui ne détermine pas de vomissement stomacal.

Dans certains cas, la régurgitation de la nourriture prend un assez long temps. On ne sait pas si cette régurgitation est imputable à un mouvement antipéristaltique, ou bien si le contenu de la portion dilatée s'échappe par le haut faute de pouvoir descendre.

Dans certaines maladies il existe des conditions particulières comme dans les diverticules, c'est-à-dire dans les dilatations locales de l'œsophage où les portions dilatées ne se composent que de muqueuses et sous-muqueuses. Ces diverticules sont les suites d'une déchirure des fibres musculaires du constricteur pharyngien inférieur pratiquée par un corps étranger ou un traumatisme.

A ce moment, la muqueuse de l'endroit flexible sera excavée. Les masses alimentaires pénètrent dans cette excavation et la distendent toujours davantage. Ces diverticules ont presque toujours leur siège à la partie supérieure de l'œsophage, dans la région de la paroi postérieure et pendent par conséquent sur le devant de la colonne vertébrale.

Au début, ils n'accusent aucun symptôme. Mais plus tard, lorsqu'ils s'agrandissent, ces diverticules remplis exercent une pression contre l'œsophage. Les aliments se décomposent dans ce sac et sont évacués petit à petit par les étranglements et les vomissements, et la voie redevient libre pour l'alimentation.

Par suite, il existe des symptômes intermittents de sténose œsophagienne. Leur importance pratique est minime, car ils sont excessivement rares.

On observe des difficultés particulières de déglutition (sensation d'un arrêt des aliments) dans les dilatations diffuses et fusiformes de l'œsophage, sans obstacle anatomique pouvant être démontré. Ces difficultés se rencontrent d'abord dans la sténose du cardia, et ailleurs très rarement sans cause connue et sans constatation anatomique possible.

Nous voyons les mêmes troubles chez les animaux

9

dont les nerfs vagues ont été sectionnés au cou. On ignore si cet état se rencontrerait chez l'homme.

La difficulté de déglutition pourra, dans les deux cas, être ramenée au fait que l'œsophage est rempli à l'excès, parce que le mouvement péristaltique ne peut véhiculer le dernier morceau à cause de la paralysie du muscle.

Les douleurs n'ont qu'un rôle insignifiant dans l'œsophage parce que cet organe est peu sensible et parce qu'il est rare d'y voir se former des maladies douloureuses ou des excoriations de la muqueuse.

C'est dans des cas très rares qu'il s'opère des déchirures de l'œsophage, le plus souvent c'est par le percement de tumeurs cancéreuses, plus rarement par la corrosion des acides ou des alcalins, ou bien chez les gens parfaitement sains dans des cas d'apparence spontanée.

Les déchirures cancéreuses ou corrosives ne constituent aucune difficulté scientifique. Par contre, les ruptures soi-disant spontanées et leur origine ne sont pas d'une clarté évidente. Les rares observations, que l'on en a faites, concernaient des hommes robustes et sains et pendant ou immédiatement après un repas copieux. On estime généralement que pour une raison quelconque il s'est introduit du suc gastrique acide dans l'œsophage devenu anémique et que ce suc digère sa paroi. Actuellement, après avoir appris que la robustesse des cellules vis-à-vis des sucs gastriques est attribuable à des propriétés vitales inconnues ; après avoir appris que, seules, les cellules mortes sont attaquables par la digestion, il nous serait difficile de nous ranger à l'avis qu'une région aussi voisine de l'estomac puisse

subir, pour cause unique d'anémie, une nécrose épithéliale. Ce qu'il y a de vrai, c'est que nous ne savons pas
encore comment interpréter ce phénomène.

Toute rupture de l'œsophage a naturellement une action
mortelle immédiate, car elle est suivie instanément d'une
médiastinite purulente, pleurésie et péricardite ; le plus
souvent d'un emphysème cutané au cou et de la poitrine.

II

L'ESTOMAC

Nos connaissances sur la pathologie de la digestion
gastrique sont pauvres, malgré de nombreuses recherches et des efforts incalculables.

En ce qui touche la sécrétion pure de la muqueuse
stomacale, à savoir comment elle se comporte dans les
états pathologiques, ce que nous connaissons, équivaut
à zéro. Car, pour exciter l'émission du suc gastrique, il
n'y a guère qu'une seule méthode efficace, c'est l'introduction de nourriture. Mais, ces aliments entrent immédiatement en combinaison avec l'acide chlorhydrique du
suc gastrique, de sorte que l'on ne peut jamais obtenir la
sécrétion pure de la muqueuse. Aussi, sommes-nous
obligé d'examiner à la place du suc gastrique les produits de ce qui a été introduit dans l'estomac ainsi que
le suc de la muqueuse avant qu'il n'en ait été éliminé.

On a acquis certaines notions, en constatant que le
produit de filtration de ce contenu de l'estomac, à des
moments fixes après l'ingestion d'une nourriture toujours égale, accusait une certaine proportion d'acide

chlorhydrique faiblement combiné. D'aucuns prétendent même qu'il existe dans l'estomac une organisation
qui maintient toujours au même niveau la proportion
en acide. Malgré cela, il résulte de recherches minutieuses que, suivant la nature des aliments, peut-être
aussi par le changement de sécrétion, résorption et
vidange de l'estomac, il pouvait se produire d'importantes variations de son contenu. Or, tant que les conditions de la sécrétion d'acide chlorhydrique à l'état
normal ne seront pas explorées plus exactement, il ne
sera pas possible de se faire une idée plausible de
l'activité de la muqueuse pathologique.

Nous avons là un vaste champ offert à nos recherches.
Mais ce ne sera pas tout d'imaginer sans relâche des
méthodes nouvelles, qui indiquent, à un moment donné
de la digestion, toutes les variétés d'acides. Ce qu'il
nous faut, c'est un véritable bilan, portant d'un côté
l'acide chlorhydrique et, de l'autre, la quantité et la
nature des aliments ingérés. Partant de là, on peut se
risquer plus avant. Aussi voit-on par l'absence de toute
méthode y relative, que nos connaissances sont véritablement pauvres.

Augmentation des sécrétions.

Là où nous sommes sûrement orientés, c'est dans
l'augmentation des sécrétions, notamment lorsque l'estomac à jeun contient des quantités plus ou moins
grandes de suc digestif.

A ce moment, les résultats des recherches sont pour
la plupart à l'abri de toute critique. Nous savons que
l'estomac à jeun est vide. Or, si l'on trouve dans cet
organe vidé, sans lui avoir introduit de nourriture, un
suc acide jusqu'à 0,3 p. 100, cela nous autorise à en

conclure qu'un suc acide a été sécrété en quantité et d'une manière anormales [1].

Si, dans un estomac semblable, on introduit des aliments, cela équivaudra à une nouvelle excitation, et dans une série de cas il s'ensuivra une sécrétion supplémentaire. Nous entendons par là qu'il pourra se produire des acidités chlorhydriques s'élevant au double de la normale. Mais l'afflux continuel du suc gastrique lié à une suracidité pendant la digestion n'est pas une règle absolue.

Les constatations varient beaucoup. Dans certains cas, l'acidité totale se tient à la limite maxima de la normale ; dans d'autres, elle est modérément élevée (0,4 p. 100 d'acide chlorhydrique).

Cette sécrétion chronique de suc gastrique se présente d'abord comme une maladie chronique autonome, que nous ne connaissons que grâce à la clinique de Riegel et à Reichmann. Cette maladie se retrouve périodiquement dans les affections nerveuses, par exemple dans le tabes, et chez les individus nerveux et hystériques.

Nous ne savons pas comment cette augmentation de sécrétion s'opère en réalité. On est amené à songer, dans les cas périodiques, aux états d'excitabilité des nerfs glandulaires, comme on les rencontre, par exemple, dans la paralysie bulbaire, pour les nerfs salivaires. A vrai dire, cela n'explique encore rien.

Mais là où il est nécessaire d'être tout à fait circonspect, c'est dans les cas pathologiques où l'estomac à jeun est vide, comme à l'état sain, mais où il émet une

---

[1] Jaworski (Congrès de médecine interne, 1888), a observé la présence dans ces cas de corps albuminoïdes probablement engendrés par du sang, des leucocytes et des épithéliums expulsés, combinés avec de l'acide chlorhydrique. La quantité d'acide libre peut varier par suite considérablement.

sécrétion abondante et anormale de suc gastrique ou tout au moins d'acide chlorhydrique par la simple excitation des aliments. Nous sommes obligé d'avouer ici, comme nous l'avons dit au début, que nos connaissances médiocres sur le principe d'émission d'acide chlorhydrique, sur les rapports entre cette émission et la nature des aliments, ainsi que sur les variations normales de cette émission, que ces connaissances, disonsnous, nous imposent la plus grande réserve.

Outre cela, il faut se rappeler que la plupart des cas décrits ne le sont que sous le titre d'hyperchlorhydrie, sans que l'on ait jamais effectué des dosages quantitatifs de la nature de l'acide. Cependant, on peut dire avec certitude qu'il y a des cas de suracidité chlorhydrique, car une acidité de 0,5 p. 100 du produit de filtration sans addition d'acide organique quelconque, dosée quantitativement, ne permet pas d'autre interprétation.

Il serait sans doute, plus juste de ne point émettre d'opinion quantitative et de ne se prononcer qu'avec une extrême prudence.

Cette hyperchlorhydrie se rencontre d'abord la plupart du temps comme corollaire d'une sécrétion excessive; mais elle se présente aussi toute seule, on ne sait pour quelle cause, et en tout cas le plus souvent dans l'ulcère de l'estomac.

Ulcère de l'estomac.   En l'occurrence, la suracidité offre un intérêt spécial parce que l'on établit un rapport entre elle et la formation de l'ulcère stomacal. Les ulcérations de la muqueuse de l'estomac surviennent dans ce cas très facilement à la suite des lésions dont elle serait atteinte.

Mais toutes ces ulcérations que l'on peut provoquer artificiellement ou que l'on trouve toutes formées chez l'homme, guérissent extrêmement vite, par opposition à l'ulcère spécifique chronique de l'estomac. La guérison ne sera retardée que s'il existe une lutte entre la réaction acide du contenu de l'estomac et le courant sanguin de la muqueuse. Cet antagonisme peut provenir de ce que le point intéressé de la muqueuse reçoit moins de sang (dégénérescence vasculaire), ou bien de ce que le contenu de l'estomac est d'une acidité anormale.

La constatation d'un contenu suracide de l'estomac dans l'ulcère stomacal confirme parfaitement cette théorie. Malgré cela, nous restons encore éloignés de la connaissance du phénomène.

On a eu beau insister itérativement sur la présence constante de la suracidité dans l'ulcère ; mais jamais cette doctrine n'a joui de la majorité des suffrages, car il y a toute une série d'expériences qui contestent la certitude de cette coïncidence.

Cette divergence des opinions prouve à coup sûr, combien nos conclusions tirées des expériences sur le contenu de l'estomac pendant la digestion et sur la nature de la sécrétion, doivent être entourées de précautions ; la vérité est que nous ne possédons encore que trop peu de notions sur ce processus.

Il faut ajouter à cela que les cas les plus graves de suracidité peuvent parfaitement se développer sans ulcérations, et que la diminution de l'alcalinité du sang, que l'on a invoquée pour les anémies compliquées d'ulcères, n'est absolument pas établie encore.

Naturellement, on serait forcé de se représenter la

chose comme suit : à la suite d'accidents fortuits, la muqueuse se trouverait lésée et ne pourrait guérir à cause de la suracidité du suc gastrique et l'abaissement du degré d'alcalinité du sang. Mais lors même que la suracidité du suc gastrique accompagnerait toujours l'ulcération, on ne saurait pas encore pour cela si cette suracidité est bien la cause ou si elle n'est pas, par hasard, la conséquence de l'ulcération.

Si l'on devait envisager les conséquences du suc gastrique fortement acide, on pourrait comprendre dans le même examen la suracidité et l'hypersécrétion.

Dans ce dernier phénomène, tout se rencontrera à un degré plus élevé que dans le premier. Les douleurs se feront sentir même à l'état de jeûne. D'abord les conséquences de la suracidité consistent dans l'abolition de la digestion de l'amidon dans l'estomac, pendant que la transformation des albuminoïdes s'accomplit.

Sans doute, cette transformation ne s'effectue pas aussi bien en présence d'une teneur d'acide plus élevée que la normale.

A côté de cela, il existe de fortes douleurs et des vomissements, conséquences directes de la forte réaction acide et qui, dans les cas d'hypersécrétion réelle, sont tout particulièrement pénibles.

Nous parlerons plus tard de leur effet sur les mouvements de l'estomac. On ne peut, malheureusement, faute de recherches, dire avec certitude de quelle façon la teneur acide de l'estomac influence l'intestin. On est autorisé à croire que la cachexie grave que certains malades atteints d'hyperacidité présentent, est directement attribuable à l'utilisation défectueuse des aliments dans l'intestin, à cause de l'effet des acides qui ne peuvent être neutralisés.

La diminution de la teneur en acide chlorhydrique dans l'estomac est infiniment plus difficile à juger que l'augmentation. En effet, l'estomac en travail contient toujours des corps possédant une action basique, lesquels y ont été introduits par la nourriture ou sont formés par la digestion même.

Diminution de l'acide chlorhydrique.

Il en résulte qu'on ne sait pas, au premier abord, en l'absence d'acide chlorhydrique non combiné, s'il n'en a pas été émis ou bien s'il s'en est combiné une quantité anormale. On pourrait exprimer des jugements plus précis s'il existait des travaux détaillés sur la quantité exacte et totale d'acide chlorhydrique que l'estomac aurait sécrétée.

Chez l'homme sain, il est rare de trouver de l'acide chlorhydrique libre ou faiblement combiné. Il est plus fréquent de constater la diminution d'acide chlorhydrique libre ou son absence dans les nombreuses affections de la muqueuse, dans l'inflammation chronique et aiguë et la dégénérescence de l'estomac, dans l'atrophie, la dégénérescence amyloïde, et tout spécialement dans le cancer, les maladies infectieuses chroniques, la cachexie du corps, dans l'anémie et dans un certain nombre de fièvres.

Les nombreuses conclusions diagnostiques, que l'on déduit des réactions négatives de l'acide chlorhydrique libre ne sont pas à discuter ici. Ce qui nous importe d'établir avant tout, c'est si l'absence d'acide chlorhydrique libre est imputable à une diminution de sécrétion ou bien à une combinaison plus parfaite.

Les recherches de Cahnet de Mering, ainsi que les

observations nombreuses successives, ne permettent plus aucun doute sur ce point.

En effet, dans une série de cas des maladies en question, qui n'avaient pas accusé d'acide chlorhydrique libre, il a été démontré qu'une sécrétion avait eu lieu, mais qu'elle s'était rapidement combinée.

A mon avis, l'absence postérieure d'acide chlorhydrique dans l'estomac est généralement imputable à une sécrétion insuffisante.

Nous manquons de recherches exactes, mais autant que l'on en peut dire, il n'y a pas, dans les cas de diminution d'acide chlorhydrique libre, une quantité si abondante de base pour que l'on soit forcé de conclure à des combinaisons toujours nouvelles.

Sans doute les cas en question sont fréquemment accompagnés d'une diminution de la force résorbante et motrice de l'estomac. Seulement, l'absence de l'acide chlorhydrique libre peut coexister d'abord dans des conditions de motilité parfaitement normales ; ensuite on peut trouver fréquemment une diminution anormale des forces motrices avec une teneur normale en acide chlorhydrique.

La sécrétion réduite d'acide chlorhydrique est attribuable, dans la plupart des cas, à une lésion épithéliale bien que cette lésion se présente à nous comme fonctionnelle, comme c'est le cas évident dans de nombreuses dyspepsies aiguës et même chroniques.

Ces lésions épithéliales se présentent également à nous sous une forme anatomo-pathologique, comme dans le catarrhe chronique de l'estomac, le cancer de l'estomac, la dégénérescence amyloïde et la dégénérescence de la muqueuse.

Le cancer lui-même n'agit pas par des influences spécifiques, mais bien par la gastrite qui l'accompagne. La preuve en est d'abord dans les cas de cancer en présence d'acide chlorhydrique libre, et ensuite dans les recherches anatomiques. Néanmoins nous ferons remarquer encore que seules des recherches minutieuses peuvent décider sûrement s'il y a réduction de sécrétion d'acide ou combinaison excessive. Ajoutons que ces recherches donneraient facilement la solution.

Les conséquences de la diminution de la teneur en acide chlorhydrique intéressent d'abord la ptyaline. Celle-ci pourra agir longtemps si elle n'est pas troublée par l'intervention d'acides organiques.

La transformation des albuminoïdes est gênée jusqu'à en être totalement abolie, selon le degré de diminution de l'acide chlorhydrique. Avec une alimentation appropriée, la transformation de l'albumine n'a pas besoin d'en être troublée.

D'après les résultats sur le suc gastrique de Ludwig-Ogata et les expériences de Noorden, on pouvait très bien utiliser des aliments spécialement préparés dans le cas où la digestion de l'estomac fait défaut, comme dans les conditions normales.

Dans l'étude sur la diminution des acides, l'essentiel est de savoir si les sujets, chez qui la réaction d'acide chlorhydrique est abolie, peuvent digérer par l'intestin le quantum nécessaire pour demeurer en équilibre azoté. C'est ce qui a eu lieu.

Noorden a maintenu l'équilibre azoté chez les gens qui n'avaient pas d'acide chlorhydrique libre ; il a même établi chez eux un supplément d'azote.

Il en est de même chez ceux atteints d'hypersécrétion.

Mais il faut toujours retenir qu'il n'a été administré dans ces cas que des aliments *ad hoc*.

Nul n'en conclura pour cela que l'on peut se passer des fonctions de l'estomac.

Indépendamment de l'influence désinfectante du suc gastrique de l'estomac, qui s'impose à première vue, on ne saurait considérer comme sain que l'homme en état de satisfaire aux besoins de tous ses organes. Or, pour cela, il faut d'abord une réceptivité d'aliments, comme les hommes sains en ingèrent. Et pour ceux-ci l'estomac normal est indispensable.

Le suc gastrique normal.

Il est indubitable que le suc gastrique a un effet antiseptique. Mais les conditions ne sont pas aussi claires qu'on le croit d'habitude. On sait certainement que 0,2 p. 100 d'acide chlorhydrique détruisent de nombreux vibrions pathogènes et non pathogènes, par exemple les microorganismes du choléra, du typhus et de nombreux vibrions septiques ou de la fermentation. Néanmoins, il y a des spores et des microbes développés qui demeurent pendant des heures insensibles à l'action de 0,2 p. 100 d'acide chlorhydrique.

N'oublions pas, d'autre part, que maintes fractions de la nourriture n'entrent pas en contact intime avec l'acide chlorhydrique. D'autres fractions n'y sont exposées que pendant un laps très court, notamment celles qui, dès le début de la digestion, sont véhiculées dans l'intestin.

Les expériences pathologiques confirment cette opinion.

Nous connaissons, tous, des malades qui, sans aucune trace d'acide chlorhydrique libre dans le suc de l'esto-

mac, n'accusent pas, dans cet organe, des décompositions
anormales. D'autre part, on sait que les plus fortes fermentations dans l'estomac s'établissent en présence de
grandes quantités d'acide chlorhydrique. Il faudra tenir
compte tout d'abord du processus de transformation
microbienne.

Non seulement la teneur normale en acide chlorhydrique empêche la destruction putride de l'albumine
dans l'estomac, mais l'infection intestinale est très fréquemment enrayée par l'acide chlorhydrique de l'estomac. Seulement, cette limitation n'est pas constituée
uniquement par l'acide chlorhydrique, elle l'est encore
par des acides organiques.

Même, si dans les transformations dont nous allons
parler il se forme dans l'estomac d'abondantes quantités d'acide lactique ou butyrique, l'infection intestinale en sera également diminuée. Il s'agit donc principalement, en l'occurrence, d'une action acide.

En tablant sur cette donnée, il est permis d'affirmer
avec certitude que si l'on donnait à un malade dépourvu
d'acide chlorhydrique libre de la viande en décomposition, ou si on l'exposait à l'infection des microbes
pathogènes susnommés, son existence serait beaucoup
plus compromise que celle d'un homme sain.

Il n'est pas dit pour cela que toutes les transformations bactériennes soient neutralisées par l'acide chlorhydrique de l'estomac.

Les transformations élaborées par un grand nombre
de microorganismes, surtout par le cryptogame lévurien,
dépendent évidemment autant de la stagnation du contenu de l'estomac, que de la teneur du suc en acide
chlorhydrique.

L'expérience journalière nous enseigne que ces fermentations se développent de préférence dans le contenu stagnant de l'estomac avec ou sans acide chlorhydrique libre. On les a bien rencontrées souvent en présence d'une acidité chlorhydrique abondante, mais cela doit provenir de ce que la suracidité entraîne normalement l'atonie. Il s'agit ici de la transformation de la dextrose en acide lactique de ce dernier en acide butyrique, acide carbonique, hydrogène, et de la fermentation alcoolique ainsi que de l'inversion de l'alcool en acide acétique.

Chacune de ces transformations est opérée évidemment par plusieurs microorganismes. Une partie d'entre eux est moins sensible aux acides que l'autre et se trouve dans l'estomac à l'état permanent, ou bien y accède avec facilité. Leur prolifération dans cet organe sera, en tout cas, favorisée par une présence d'acide chlorhydrique de teneur moyenne, mais ce développement dépendra supérieurement des mouvements de l'estomac, c'est-à-dire dans un estomac d'une motilité défectueuse.

À ce point, la cause essentielle est la même que dans l'intestin, la vessie et la bouche, c'est-à-dire que la stagnation est propice aux cultures microbiennes, alors que le mouvement s'y oppose. Ce remède-là est plus efficace que tous les agents chimiques.

Dans une série de cas, il n'est pas possible d'imputer les fermentations de l'estomac à un trouble du suc gastrique ou à un trouble de motilité. Il s'agit alors peut-être de l'intrusion de fortes quantités de substances fermentescibles ou fermentifères dans l'estomac.

La présence de ces produits de fermentation n'est point

du tout indifférente pour qui les renferme. Les acides organiques irritent fortement la muqueuse, provoquent des douleurs, l'inappétence, des mouvements anormaux et peut-être aussi des troubles de l'évacuation ; il se produit des gaz qui ballonnent l'estomac.

L'albumine du suc gastrique, la pepsine et la dextrose manquent presque toujours là où il y a présence d'acide chlorhydrique libre. Ces produits ne manquent que très rarement dans l'atrophie complète de la muqueuse.

Alors que l'on connaît assez bien la nature des mouvements de l'estomac, on ne sait sur leurs vraies causes que deux choses : la première est que l'estomac, comme tous les organes à muscles lisses, a des périodes de mouvement et de repos indépendantes de toutes raisons connues. Après l'expérience de Brucke, on supposait les mouvements de l'estomac, foncièrement subordonnés à la teneur acide de son contenu. Cette dernière hypothèse est encore très incertaine. On ne peut se dissimuler que toute une série d'expériences la combattent, comme par exemple l'évacuation ralentie dans les cas de suracidité, alors que des estomacs à teneur d'acide extrêmement faible n'accusent aucune trace de troubles moteurs.

Les mouvements de l'estomac.

Le trajet des aliments hors de l'estomac est exclusivement effectué par les muscles du pylore. Lorsque dans la suite nous parlerons des troubles musculaires, il s'agira toujours de cet organe. S'il est paralysé, tous les mouvements du *fundus* aussi puissants qu'ils soient ne serviront à rien comme on le voit dans les estomacs dilatés compliqués de sténose du pylore.

On remarque parfois une évacuation particulièrement

rapide à la suite de sécrétions abondantes d'acide chlorhydrique, lorsque l'aliment ingéré était exclusivement de la viande. Mais ce fait n'a pas d'importance pratique en raison de sa rareté.

Les troubles de motilité les plus fréquents se manifestent en ce que l'estomac ne se vide que dans un temps plus long que la période normale ou qu'il ne se vide pas complètement. Sa cavité se comporte différemment en cas de diminution d'activité du muscle. Elle peut rester normale ; le plus souvent elle se dilate et peut alors atteindre le volume de plusieurs litres.

C'est le degré du trouble de motilité qui, avec les circonstances les plus disparates, déterminera l'intervention de tel ou tel phénomène. S'il ne reste dans l'estomac après chaque repas que de très petites portions d'aliments il n'y a pas lieu à dilatation.

En ce qui concerne l'appétit, on peut dire que s'il vient s'ajouter de grandes quantités de nourriture à un reliquat abondant, l'estomac devra se dilater ; il sera soumis à une augmentation d'efforts et le travail du muscle sera doublement insuffisant.

Enfin, l'action de la muqueuse et la nature des aliments ingérés jouent un rôle important. Lorsqu'il n'a été sécrété que peu d'acide chlorhydrique, que les aliments contiennent d'abondants microorganismes et des matières fermentescibles, il se produira une grande quantité de gaz, qui, à leur tour, dilateront la cavité stomacale. Les masses liquides, que la paroi stomacale sécrète très souvent, ne seront pas en reste pour agir dans le même sens.

On voit que l'atonie du muscle est même, la plupart du temps, compliquée d'une dilatation de l'estomac. Et par analogie de ces conditions avec le cœur, nous désignons sous le nom d'estomac dilaté celui qui ne vide pas complètement sa cavité hypertrophiée.

Les cas où l'estomac dilaté n'accuserait pas de troubles de ses fonctions musculaires en présence d'une alimentation trop abondante n'appartiennent pas à cette catégorie. En première ligne, on rencontre des dilatations atoniques de l'estomac dans la sténose du pylore, que celle-ci soit déterminée par des cicatrices, tumeurs, ou, ce qui est plus rare, par une pression d'ordre externe, peu importe.

Il est évident, sans autre examen, que tout rétrécissement du pylore doit être un obstacle pour les muscles de l'antre pylorique.

La contraction et l'hypertrophie accentuées de ces muscles peuvent leur permettre de vaincre l'obstacle. Cela se produit suivant la gravité de la sténose et la vigueur des éléments contractiles. En effet, les rétrécissements d'un degré moyen peuvent être compensés; mais s'ils s'accentuent, l'estomac ne pourra plus se vider complètement ; il se dilatera et souvent les muscles sont insuffisants surtout, comme Kussmaul l'a démontré, quand ils sont dégénérés.

On rencontre souvent de l'atonie sans sténose pylorique, dans les cas de suracidité et d'hypersécrétion. Les raisons en sont encore obscures et manquent peut-être d'unité. Nous voyons d'abord que la suracidité est souvent compliquée d'ulcères; mais cette affection est généralement elle-même aggravée d'une maladie de la paroi stomacale. De plus, il arrive que dans l'ulcère une partie de la paroi est toujours excoriée, ce qui altère certainement les mouvements. Il ne faut pas oublier ensuite

10

que les cas de suracidité sans ulcères représentent un processus absolument obscur. Les examens anatomiques manquent actuellement et nous ne savons rien sur la constitution de la paroi stomacale. En général, on croit que l'acidité exagérée du contenu doit entraîner des convulsions musculaires du pylore ou de l'antre. Cela n'est pas prouvé, mais n'est pas non plus impossible.

Il se peut que les conditions soient tout à fait différentes dans les fermentations anormales. Naunyn nous a démontré que ces fermentations ne peuvent être que la seule cause de l'atonie, qui disparaîtrait en même temps qu'elles.

Ces fermentations primitives sont fréquemment déterminées, à ce qu'il paraît, par l'intrusion de quantités excessives de microorganismes.

Il est certain que les gaz favorisent la production de l'insuffisance musculaire. Peut-être, comme l'acide chlorhydrique ailleurs, les acides organiques provoquent-ils ici des convulsions du muscle gastrique. Des expériences seules pourraient en décider.

Ces rapports de subordination ne régissent pas toujours nécessairement les coïncidences de fermentation et d'atonie que l'on constate. Dans presque toutes les dilatations de l'estomac, on rencontre des fermentations profondes et l'on sait que la plupart du temps elles sont provoquées par l'atonie. Et il y a souvent de l'hypochlorhydrie accompagnant ces deux troubles.

Ces trois phénomènes se présentent très fréquemment réunis, s'influencent et s'aggravent les uns les autres.

Nous avons déjà vu les rapports entre l'atonie et les fermentations ; nous avons vu, de plus, que l'hypochlorhydrie favorise le développement de plusieurs formes microbiennes pouvant entraîner l'atonie. Nous ne saurions nous dissimuler que la présence prolongée de produits de fermentation dans l'estomac doit finir par altérer la muqueuse et sa faculté sécrétrice, bien que nous manquions d'observations exactes sur ce point.

Si ce célèbre cercle vicieux mis en vue par Cohnheim est caractéristique pour la pathologie de l'estomac, il est un fait avéré, c'est que les trois phénomènes dont nous parlons se rencontrent dans toutes les maladies possibles de l'estomac tout à fait différentes entre elles au point de vue anatomique et étiologique. Cela frappe au premier abord, mais devient compréhensible après les explications que nous avons essayé d'en donner. En effet, ces trois phénomènes peuvent être produits parallèlement par une maladie fondamentale; il se peut aussi que l'un ait engendré l'autre.

Dans la plupart des cas, on ignore comment la coordination s'établit dans chaque affection particulière. Nous tenions simplement à mentionner que les atonies provoquant un tableau pathologique grave sont provoquées principalement et sûrement par des maladies infectieuses, des troubles de l'alimentation et des affections nerveuses qui lui donnent un caractère d'originalité.

Les conséquences, que l'atonie exerce sur la digestion, sont les plus graves que l'on puisse imaginer.

D'abord, dans les cas d'occlusion absolue du pylore, les malades meurent d'inanition. Nous avons déjà dit ce qui se produit en partie dans l'estomac atonisé. Nous ajouterons à cela les troubles de résorption d'une haute gravité qui, à leur tour, altèrent les transformations dans l'estomac, car les corps albuminoïdes n'en sont pas éliminés. Vient ensuite l'encombrement de l'intestin par les masses en fermentation et assez souvent encore des intoxications compliquées même d'accès tétaniques.

D'après des communications récentes, ce dernier phénomène serait dû à des réflexes muqueux ou à la perte de la sécrétion.

Quant aux autres symptômes, ils seraient imputables à la résorption de poisons organiques formés par les sécrétions microbiennes intra-stomacales. Leur nature nous est actuellement encore inconnue.

En dehors des mouvements de l'estomac, qui se produisent normalement, on en a observé qui vident ou tendent à vider l'estomac par le cardia.

Cahn a observé souvent des mouvements antipéristaltiques dans des dilatations de l'estomac.

L'ouverture véritable du cardia est provoquée par deux processus : l'éructation et le vomissement.

Éructation. Par éructation, on entend l'évacuation de corps gazéiformes par la bouche.

Le gaz peut être de l'air atmosphérique et provenir de l'œsophage. En effet on peut, par une inspiration profonde en fermant la glotte, absorber de l'air dans l'œsophage et le rendre par contraction stomacale. D'autre part, les gaz peuvent provenir de l'estomac et être de composition très variée, suivant les formations en état d'élaboration dans cet organe. Ces gaz seront l'oxygène, l'acide carbonique, l'hydrogène, du carbure d'hydrogène ou autres gaz combustibles.

Il arrive souvent que les gaz entraînent avec eux de

petites portions du contenu de l'estomac, et comme
l'éructation a lieu dans les cas où il se forme dans
l'estomac des acides gras, ceux-ci gagnent en même
temps l'œsophage et la bouche et y provoquent la pyrosis.
L'expulsion des gaz s'accomplit par le fait que le cardia
étant ouvert, l'estomac est comprimé par les muscles
abdominaux et le diaphragme. Peut-être dans certains
cas, les contractions de l'estomac sont-elles suffisantes.
Mais, le plus souvent, la cause est due sans doute aux
mouvements inspiratoires du diaphragme.

On ne sait pas quelle est la cause dominante de tous
ces mouvements. Il est probable que le plus souvent ils
sont dus à une action réflexe de l'estomac et du péritoine.

Le vomissement se compose d'une série de mouve-   *Vomissement.*
ments compliqués des muscles respiratoires et gastriques,
qui se développent dans un ordre déterminé et évacuent
le contenu de l'estomac par la bouche.

Le début est une sensation de malaise suivie d'une
inspiration profonde ; après cela il s'opère une contraction convulsive des muscles de l'épigastre agissant
d'une façon expiratoire pendant que la glotte est fermée
et que le diaphragme se rétracte. Le pylore est fortement contracté, le cardia totalement relâché, l'estomac
également flasque exécute peut-être des mouvements
antipéristaltiques. Dans l'inspiration profonde précitée,
le contenu de l'estomac est aspiré vers l'œsophage dont
les muscles circulaires sont relâchés pendant que les
couches longitudinales sont contractées. Par conséquent,
l'œsophage est fortement dilaté et n'oppose que de très
faibles résistances au contenu de l'estomac. Ce contenu
est évacué par la puissante contraction du diaphragme,

des muscles de l'épigastre, de l'œsophage et de l'estomac qui est en communication ouverte avec ce dernier.

Cette série de mouvements compliqués, qui, pour aboutir à ce résultat, doivent se succéder dans un ordre de faits soigneusement étagés, sont déterminés par la moelle allongée, notamment par une région voisine du centre respiratoire. Cette région est tout d'abord régie par des processus intra-cérébraux et des intoxications. Il est souvent irrité réflectivement, et le plus souvent, par les branches gastriques du nerf vague, par les terminaisons de ces branches au voisinage du cardia, ou sur leur parcours. Cette irritation dérivera aussi principalement des augmentations de pression dans la boîte cranienne, ensuite réflectivement de toutes les parties du corps et notamment de l'abdomen.

Ces mouvements vomitoires ne provoquent pas seulement des modifications dans l'estomac, mais sont, comme nous l'avons dit, d'une influence puissante sur la pression intra-thoracique et sanguine. Comme Traube l'a démontré, la pression sanguine baisse au début sous l'influence excitatrice du nerf vague pour remonter ensuite à la fin de l'acte vomitoire; il y a naturellement une accélération concomitante du pouls. Les augmentations d'émissions salivaires et sudatoires, que l'on rencontre au début du vomissement, démontrent à quel point l'irritation vomitoire provoque des bouleversements dans l'organisme.

Les sensations anormales de l'estomac ne se produisent chez les gens sains que lorsque la cavité stomacale est encombrée et que les parois en sont dilatées. Toutefois aussi, les malades atteints d'atonie ou de dilatation sont fréquemment obsédés par cette sensation singulière de plénitude et de pression. Mais, chez ceux-ci, ce malaise s'établit beaucoup plus tôt, c'est-à-dire avant que la dilatation de la paroi stomacale n'ait atteint un degré excessif. Cette sensation fait défaut lorsque l'organe n'est dilaté que graduellement.

Les ulcérations de la paroi ont pour première conséquence des douleurs que l'on rencontre très fréquemment dans l'ulcère et le cancer et qui se produisent probablement ici par l'irritation acide sur la région ulcérée (par des acides chlorhydrique et organiques). Tout au moins, cette hypothèse présuppose leur siège au niveau de la digestion. Sans doute les tiraillements exercent aussi leur influence par des mouvements violents de l'estomac. Dans l'hypersécrétion chlorhydrique, l'irritation de l'acide abondant paraît entraîner de violentes douleurs de la muqueuse saine. Tout au moins, c'est ce que nous avons observé sans pouvoir diagnostiquer la présence de tumeur. Ces douleurs disparaissent après l'administration d'alcalins.

La genèse de nombreuses douleurs d'estomac issues de lésions anatomiques de la paroi, ou sans elles, nous est totalement inconnue. Il n'est pas rare qu'il s'agisse de véritables névralgies, peut-être aussi quelquefois de lésions anatomiques des nerfs (crises gastriques dans le tabes). En tout cas, il faut retenir que toutes les douleurs localisées dans l'épigastre ne sont pas imputables à l'estomac et qu'il existe autour de lui beaucoup d'autres organes encore qui en peuvent être l'origine.

III

LA BILE

Nous ne savons rien de certain sur les modifications
de l'émission de bile dans les maladies de l'homme. Car
les observations, dont nous disposons, sont sujettes à
caution.

En se basant sur les lois physiologiques, on peut
admettre que, dans toutes les maladies compliquées
d'une réception défectueuse des aliments, les masses
biliaires sécrétées baissent particulièrement. Les cholestérates et l'eau sont surtout diminués. En ce qui concerne les matières colorantes, il faut réserver toute
opinion parce qu'il se présente aussi chez l'homme sain
des variations considérables.

On est beaucoup mieux renseigné sur les variations
de la composition. Les corps facilement solubles qui
circulent anormalement dans le sang passent dans la
bile, comme par exemple le sucre lorsque le sang en
contient plus de 0,3 p. 100.

Mais d'autres éléments aussi sont sécrétés en même
temps que la bile. Point n'est besoin de les mentionner
ici, parce que leur présence est sans importance pour la
digestion ou toute autre fonction. Il paraît que chez les
néphrétiques la bile contient de l'albumine.

*Modification
de la bile.*

Les modifications de la bile, qui s'opèrent sous l'action que certains poisons exercent sur le sang et le foie,
sont d'une grande importance. Lorsque l'hémoglobine se

dissout dans le sérum, ou que de grandes quantités d'hématies se décomposent rapidement, certains organes
interviennent pour s'emparer de l'hémoglobine. Les
cellules hépatiques en font partie. Elles forment à ce
moment une bile qui contient relativement beaucoup
de matières colorantes et moins de cholestérates.

La quantité de matière colorante sécrétée dans une
période de vingt-quatre heures peut être de beaucoup
supérieure à la quantité normale. Mais il ne faut pas
oublier qu'elle est par elle-même très faible. La bile
sera par suite plus foncée et plus dense, sa masse totale
différera suivant les cas.

Les poisons tels que la toluylendiamine, l'hydrogène
arsénieux, l'hémoglobine qui entraînent la formation de
cette bile multicolore, provoquent peut-être aussi les
cellules hépatiques à une sécrétion particulièrement
abondante, indépendamment de leur influence sur les
hématies. Le phosphore exerce une action identique,
mais on ne croit plus qu'il détruit les hématies, tandis
que l'on croyait cela précédemment; il a été prouvé tout
récemment que le sang restait intact chez l'homme
comme chez les vertébrés. Mais il pourrait, par contre,
influencer les cellules hépatiques ; en tout cas il a pour
effet d'élever la teneur relative des matières colorantes
et d'abaisser celle des acides. La quantité de bile sera
diminuée de même que la proportion absolue des acides
tandis que les matières colorantes augmentent au début
pour diminuer après.

Dans le cours qui suit, la quantité absolue de tous
les éléments biliaires diminue graduellement, la bile
devient blafarde, trouble et contient d'abondantes masses
de nucléo-albumine muqueuse, exactement comme au

terminus de l'intoxication par les poisons sus-indiqués.

Nous sommes très peu renseignés sur l'attitude de la bile dans les maladies du foie autres que les dégénérescences provoquées par les poisons en question (toluylendiamine, phosphore). Mais il se produit néanmoins des modifications caractéristiques dans sa composition lorsqu'elle est engorgée dans certaines conditions. L'orifice de la vésicule biliaire peut être obstrué par des atrophies ou la présence de calculs, de telle façon que le liquide ne peut ni entrer ni sortir du canal cystique; c'est alors que son contenu échange ses éléments avec ceux des vaisseaux lymphatiques. Tout d'abord, les cholestérates disparaissent, suivis de tous les autres éléments biliaires, de sorte que la bile finit par ne plus contenir qu'une solution claire de sel, cholestérine, nucléo-albumine et quelques albuminoïdes particuliers.

Les concrétions. Il se peut ensuite que les concrétions se séparent de la bile, le plus facilement, dans la vésicule elle-même. Mais cela se présente aussi fréquemment dans les voies biliaires moyennes et grandes à l'extérieur et à l'intérieur du foie; elle consiste principalement en cholestérine et en calculs bilirubiques, le plus souvent les deux réunis. Toutefois, on trouve aussi des calculs purs. A côté de ces éléments principaux, on trouve encore par intermittence du carbonate de chaux, des métaux lourds, des matières colorantes pures ainsi que leurs dérivés.

Ces matières ne sont pas éliminées parce qu'elles sont formées en quantité excessive par l'organisme et sont sécrétées dans la bile. Grâce aux excellentes recherches de Naunyn, nous savons aujourd'hui que la cholestérine ainsi que les quantités de calcaires sont éliminés avec la bile, indépendamment des échanges organiques et de la nutrition. Ces deux corps dérivent probablement et principalement des épithéliums des voies biliaires.

Or pourquoi la cholestérine et les calculs bilirubiques sont-ils éliminés? Pour la cholestérine, la bile trouve des dissolvants abondants dans les cholestérates les savons et les graisses. Ces matières pourraient en tenir en suspension des quantités très supérieures à celles qui parviennent normalement dans la bile. La bile, qu'elle soit décomposée ou obstruée, n'en éliminera jamais.

La cholestérine non dissoute ne peut se présenter que dans deux cas dans la bile. Ou elle y pénètre avec des cellules rejetées, ou bien elle se cristallise s'il y a des points de cristallisation propices.

Les calculs billirubiques sont éliminés par la bile calcaire et cholestérique dans des réactions déterminées et en présence de corps albuminoïdes exclusivement.

Ce n'est là qu'une probabilité.

Les conditions en sont établies lorsque la bile est stagnante ou infectée. Dans la vieillesse, la musculature des voies biliaires est atrophiée, le mouvement de la bile en est donc gêné. Chez les femmes, le serrage et la grossesse entraînent un tiraillement et une obstruction des grandes voies biliaires et de la vésicule, par suite aussi la stagnation. Dans la vieillesse avancée et chez les femmes multipares, les calculs biliaires existent en grandes quantités. La stagnation est la seule cause connue pour favoriser la production de calculs biliaires.

Nous savons, par de nombreuses expériences, que la bile est un excellent terrain de culture pour les microbes ; ceux-ci peuvent facilement, émigrant de l'intestin, venir s'y fixer. Or, c'est là un phénomène des plus importants, car dans beaucoup d'infections générales, les microorganismes pénètrent dans la bile, mais si elle est d'un mouvement normal ils ne pourront pas s'y développer, ils seront entraînés au loin. Même des microbes introduits artificiellement dans les voies biliaires d'animaux n'ont pu y proliférer. C'est une preuve de plus que le mouvement est encore le meilleur aseptique.

On sait pertinemment que le bacterium coli commune émigre de l'intestin dans le foie, et qu'arrivé là il décompose la bile stagnante. On ne sait pas si d'autres microbes en font autant.

Les produits de décomposition de la bile irritent la muqueuse des voies biliaires. Leur épithélium sera attaqué, il y a dès lors présence de cholésterine non dissoute, il y a aussi des centres de cristallisation ; la partie calcaire des épithéliums sera éliminé désormais par certaines réactions, et la bilirubine le sera également en présence de l'albumine. Les commencements des concrétions s'opèrent désormais, partie au moyen de la cholestérine amorphe, partie à l'aide du sable bilirurique. Leur développement s'effectue par accumulations, apports et cristallisations de substances, comme Naunyn l'a démontré d'une façon convaincante.

La présence de calculs biliaires peut entraîner de nombreux inconvénients pour l'organisme, tels que douleurs violentes, inflammations, adhérences au péritoine, perforations, infections des voies biliaires. La digestion sera troublée en ce que les concrétions pénétreront dans

le canal cholédoque, l'obstrueront et barreront à la bile
la route de l'intestin.

D'autres états produisent également cet effet : les
tumeurs au hile du foie peuvent comprimer les voies
biliaires. Les tumeurs intestinales obstruent la papille,
il en est de même des inflammations catarrhales de la
muqueuse intestinale qui s'étendent jusque sur l'orifice
du cholédoque. L'œdème inflammatoire obstrue l'orifice étroit, ce qui est un obstacle véritable pour la bile
disposant d'une pression médiocre. Le catarrhe étendu
des voies biliaires grandes et petites exerce la même
influence, comme on l'observe fréquemment à la suite
de calculs biliaires et d'empoisonnements.

Pour l'intestin, les conséquences varient suivant que
l'obstruction de la voie biliaire est située en haut ou
sur la marge de l'orifice. Dans le premier cas, c'est la
bile qui fera défaut; dans le second cas, ce sera le suc
pancréatique.

Rétention biliaire.

On sait par des expériences sur les animaux que dans
la seule rétention biliaire, l'albumine et les hydrates
de carbone sont absorbés et utilisés d'une façon normale, tandis qu'il n'est résorbé que 8 à 10 p. 100 de
graisse, contre 60 à 80 p. 100 de la normale. Chez
l'homme, on a observé les mêmes conditions.

Aussi sûr que l'on soit de ces constatations, on n'en est
pas moins très divisé sur les causes de ces troubles. On
ne sait notamment pas exactement sous quelle forme
les graisses sont absorbées. De l'avis général, elles le
sont en émulsion sous forme de triglycérine. Si l'on
admet cette opinion comme juste, on est forcé de conclure à une influence mystérieuse de la bile sur les épi-

théliums intestinaux, influence qui élève leurs propriétés
assimilatrices. Pour les savants, suivant lesquels la graisse
est absorbée en solution, par exemple sous forme d'a-
cide gras, la bile est de la plus haute importance, parce
que les acides taurocholiques contiennent des acides gras
en suspension même dans des liquides fortement acides.

Il en résulte que l'organisme des vertébrés peut, en
l'absence de bile dans l'intestin, rester parfaitement
intact au moyen d'une diète appropriée (albumine,
hydrate de carbone). Dans cette diète, les troubles
digestifs peuvent même faire totalement défaut. Par
contre, si l'on ingère des graisses, elles seront prompte-
ment décomposées par le suc pancréatique et par les
bactéries. Les produits de la décomposition léseront la
muqueuse intestinale et entraîneront des troubles dans
l'intestin. Donc, les graisses sont nuisibles à l'obstruction de la bile, bien loin de lui servir.

On n'est pas renseigné d'une façon certaine sur la
nature et l'intensité du processus bactérien dans l'intestin en l'absence de bile. On a parfois trouvé une
augmentation de putridité albumineuse ; parfois elle a
été trouvée normale.

On ne saurait affirmer, d'après les recherches actuellement connues, si l'intestin dépourvu de bile possède
la même puissance antibactérienne que l'intestin sain.

Il est donc évident qu'il faudra envisager la nature et
la contenance bactérienne proportionnellement à la nourriture administrée. Sans doute l'acide taurocholique
paraît posséder des propriétés antiseptiques équivalant
à peu près à l'acide salicylique. Mais il n'est pas
démontré qu'il ait véritablement un effet dans l'intestin ;
il faut se rappeler encore que l'exclusion de bile de

l'intestin est accompagnée de constipation parce que l'effet péristaltique des cholestérates fait défaut. Or nous savons que dans les suites de la constipation l'intensité du processus bactérien est en augmentation.

L'obstacle à l'afflux biliaire dans l'intestin a pour l'organisme encore d'autres inconvénients, qui ne sont pas étroitement connexes à la digestion, mais qu'il nous appartient d'examiner ici. Cet obstacle entraîne l'ictère, c'est-à-dire l'invasion du corps par les matières colorantes de la bile.

L'ictère.

Lorsque l'afflux de la bile dans l'intestin est paralysé, pendant que les cellules hépatiques continuent à sécréter, la bile encombre d'abord la vésicule et les grandes voies ; sa tension augmente et elle se trouve résorbée par les vaisseaux lymphatiques du foie qui se trouvent entre les cellules de cet organe.

Elle pénètre par la voie du conduit thoracique dans le sang, à l'aide duquel elle imprège tous les organes.

Il n'existe jamais de résorption directe dans la circulation.

Lorsque le canal thoracique est fermé, l'ictère fait défaut dans la plupart des cas. Or, le foie attire rapidement du sang une partie des matières colorantes et des cholestérates et les élimine ensuite avec la bile. Mais, comme ces matières retournent dans le sang avec la bile, cette action éliminatoire du foie ne sert en rien à l'organisme.

Dans les organes, le pigment est précipité sous forme granuleuse et provoque les colorations que l'on connaît. La peau accuse dans certains cas les nuances les plus variées allant du jaune clair jusqu'au vert

et brun foncé. On ne saurait dire si la variation du
teint est déterminée par les différentes quantités de
pigments biliaires combinées avec un changement de
la couleur naturelle de la peau ou si suivant les circonstances la bilirubine produit d'autres pigments dans
la peau. Les glandes rénales et sudatoires sécrètent des
pigments. Les glandes lacrymales, salivaires et gastriques ne le font généralement pas. La bilirubine passe
naturellement dans toutes les sécrétions inflammatoires.

Les autres éléments biliaires passent dans la lymphe
et dans le sang en compagnie des pigments. Parmi
ceux-ci les cholestérates sont intéressants à cause de
leurs propriétés toxiques. Eux aussi sont extraits du
sang par les cellules hépatiques et passent également
dans l'urine.

Malheureusement, nous ne sommes aucunement renseignés sur les proportions de chaque matière, sur la
quantité qui en est formée, est résorbée, est éliminée
avec la bile et l'urine, ou détruite dans le sang ou
d'autres organes.

L'apparition de l'ictère n'est pas subordonnée à l'occlusion absolue des grandes voies biliaires ou à l'absence
de bile dans l'intestin. Même lorsque le passage est gêné
dans une petite ou grande voie biliaire, il s'opère un
engorgement local et une résorption de bile. C'est ainsi
que s'explique l'apparition de l'ictère dans de nombreuses maladies du foie telles que : calculs intra-
hépatiques, cirrhoses, cancers, cholécystites, etc., etc.
L'ictère est moins déterminé par la nature de la maladie
que par son siège. Lorsque les voies biliaires sont
obstruées, la jaunisse peut s'ensuivre.

La consistance des obstacles a beaucoup plus d'importance pour la résorption de la bile que leur volume. Toute sécrétion riche en pigments et d'une forte densité sera facilement résorbée même par un rétrécissement minime des petites voies biliaires, tel qu'il se rencontre dans le catarrhe de ces voies et peut-être aussi dans l'œdème des cellules hépatiques atteintes de dégénérescence adipeuse. C'est ainsi que doit s'expliquer l'ictère, par exemple, dans les empoisonnements par le phosphore et la toluylendiamine. Peut-être aussi pourrait-on expliquer ainsi la jaunisse que l'on rencontre dans les nombreuses intoxications chimiques ou d'origines microbiennes, telles que la morsure du serpent, la pneumonie, la pyémie, les maladies septiques, d'autres intoxications et maladies infectieuses. On ne peut pas dans tous ces états démontrer la présence d'obstacles grossiers s'opposant à l'écoulement de la bile. C'est pour cela qu'auparavant on leur déniait la propriété de provoquer une résorption de bile dans l'intérieur du foie, et l'on supposait qu'il se formait des pigments biliaires en dehors de cet organe.

Mais on sait aujourd'hui d'une façon certaine que la bilirubine peut parfaitement dériver de l'hémoglobine sans le concours des cellules hépatiques comme, par exemple, dans les épanchements de sang dans le cerveau et dans les tissus sous-cutanés. Toutefois, on sait d'une façon aussi certaine qu'il ne peut s'agir ici que de très petites quantités et que l'ictère n'apparaît jamais sans l'intermédiaire du foie.

Cette constatation est établie par de nombreux travaux de la clinique de Naunyn. Il n'est pas possible de produire l'ictère chez les oiseaux que l'on a privés de leur foie. En outre, on a trouvé des acides choliques dans les urines, dans des formes de l'ictère qui passaient auparavant pour être le type de formations hématogènes; telles que la pneumonie, la pyémie et les lésions cardiaques, preuve péremptoire de sa nature hépatogène, depuis que l'on sait que l'urine normale est dépourvue de cholestérates.

Et même si on ne prouvait pas ce fait, cela serait sans autre importance, car la quantité d'acides choliques qui sont formés et résorbés est sans doute très variable et probablement particulièrement faible dans la dissolution sanguine.

Nous rappellerons que la bile des cachectiques ainsi que celle formée à la suite des intoxications, dont nous avons parlé, est très faible en acides et que les malades gravement atteints, mangeant probablement très peu, ne doivent, à cause de cela, élaborer que très peu de cholestérates.

Il faut ajouter à cela que les états en question sont souvent compliqués d'une altération des hématies et qu'ils entraînent effectivement des lésions et l'œdème des cellules hépatiques. De sorte que celles-ci peuvent parfaitement intercepter les petites voies à la bile.

La bile très dense est d'une résorption facile au point que des chiens affamés, et dont la sécrétion hépatique est concentrée, éliminent souvent des matières biliaires avec l'urine. Ils peuvent même devenir ictériques. La résorption sera considérablement favorisée si les petites voies biliaires sont atteintes en plus d'une affection catarrhale. Car, alors, l'œdème de la muqueuse rétrécit encore l'orifice des canaux. En outre, le phosphore, comme certains poisons qui favorisent l'ictère, entraîne infailliblement la cholécystite.

Nous ne sommes pas plus renseignés que cela sur les causes de la jaunisse dans chaque cas isolé. Mais nous sommes tenus de nous rappeler qu'elle se manifeste par l'intermédiaire du foie et que l'on devra surveiller principalement les conditions éliminatoires des cellules hépatiques, la nature de la bile et la constitution des parois des voies biliaires.

La jaunisse, qui frappe environ 60 p. 100 des nouveau-nés quelques jours après la naissance, disparaît presque toujours sans provoquer de troubles et occupe une place spéciale.

Nous avons un grand nombre de théories sur cet ictère parmi lesquelles certaines reposent sur un bouleversement des conditions circulatoires des nouveau-nés, mais ces théories ne sauraient soutenir l'assaut d'une critique sérieuse. Il est certain qu'il s'agit d'un ictère de résorption. On a trouvé des acides choliques dans les liquides du nouveau-né et il est très probable qu'il existait là des rapports avec une destruction majeure d'hématies. Car le nouveau-né est assurément très riche en hématies et les enfants, ayant subi une omphalotomie tardive, et reçu une portion supplémentaire de sang, paraissent plus que les autres être atteints d'ictère.

Toute destruction intense d'hématies provoque une élimination de bile polychromique. Celle-ci est extrêmement dense et facilement résorbée, et, en effet, nous trouvons souvent l'ictère dans des dissolutions de sang intenses, par exemple dans l'hémoglobinurie paroxysmale. Mais on ne connaît pas les rapports d'une façon plus étroite.

On n'a pas réussi jusqu'à présent à produire l'ictère par la transfusion de sang et l'injection d'hémoglobine. Le trait d'union manque donc encore. Ce ne peut pas être une question de quantité d'hématies disponibles pour la formation de la bile qui peut empêcher de trouver la solution.

L'importance de l'ictère est dans le fait que dans une une série de cas la bile fait défaut dans l'intestin. Nous en avons déjà parlé. Cette circonstance ne sera pas dominante tant que le canal cholédoque n'est pas complètement obstrué, que les cellules hépatiques elles-mêmes sont comprimées ou vigoureusement écartées les unes des autres.

Il ne paraît pas, comme on le croyait auparavant, que l'engorgement bilieux produise des nécroses et des foyers d'inflammation.

Frey et Harley n'ont pas pu en découvrir après la ligature aseptique du canal cholédoque. Les inflammations observées antérieurement sont peut être attribuables à une infection de bile stagnante. Il est difficile de se former un jugement sur la façon dont la résorption des éléments biliaires influe sur l'organisme. Parmi ces éléments les cholestérates sont seuls dignes d'attention. Tous les autres sont innoffensifs[1].

Intoxication par la bile.   L'acide cholique est certainement un poison des nerfs. Déjà, de très petites doses de cholestérates de soude irritent les terminaisons centrales du nerf vague. De plus grandes doses influencent le cœur lui-même. Sa marche devient lente, irrégulière et désor-

---

[1] Il faut s'en tenir à cette théorie malgré les expériences récentes qui tendent à instituer à nouveau l'influence toxique des pigments. Voyez Rywosch contre les explications de Bruin.

donnée ; la pression sanguine baisse. Dans le cours de l'intoxication, il se produit de la torpeur, de la paralysie de la moelle allongée il paraît même que l'on a observé des convulsions. Mais cela se produit toujours presque immédiatement après l'injection de grandes quantités de poison et non pas dans le cours de l'intoxication.

La force des phénomènes toxiques dépend naturellement de la concentration des cholestérates dans le cerveau ou dans le sang. Conformément à ce principe, nous ne trouvons de véritables symptômes choliques que lorsque l'écoulement de la bile dans l'intestin est fortement gêné et que les conditions sont favorables à la production d'acides choliques, ainsi que cela a lieu dans l'ictère catarrhal, dans les calculs, et le cancer de l'intestin.

Mais, là aussi, ces symptômes ne sont souvent pas très prononcés et disparaissent rapidement. Il est à supposer que là les quantités de cholestérates circulantes sont également variables.

Parfois aussi, il se développe dans le cours d'engorgements bilieux opiniâtres des phénomènes cérébraux graves : de la torpeur, du délire, des convulsions, qui habituellement conduisent à la mort par des fièvres intenses. Mais on trouve exactement les mêmes phénomènes chez les malades du foie qui n'ont que peu ou pas de jaunisse. Ils représentent probablement des états d'intoxication compliqués comme on en rencontre dans d'autres lésions profondes des échanges organiques, par exemple dans le diabète et l'urémie.

Quelles sont à ce moment les matières les plus actives ? Le champ des hypothèses est grand, mais l'état actuel de nos connaissances ne nous permet pas d'en émettre de détaillées.

La présence d'éléments biliaires dans le sang peut-elle produire ces phénomènes ? Le fait que l'empoisonnement cholestérique pratiqué sur les animaux a un cours généralement différent aux phénomènes de l'ictère grave semblerait s'opposer à cette théorie. Dans ces intoxications, les convulsions générales, l'inquiétude et la fièvre font défaut. Ensuite, nous remarquons ces symptômes dans les maladies presque dépourvues d'ictère et dans lesquelles les cellules hépatiques sont au plus haut degré de la dégénérescence et de la destruction, maladies à peine compliquées d'une formation de quantités de cholestérates particulièrement abondantes. Car c'est la destruction des cellules hépatiques qui pourrait avoir une importance notable. Nous savons que cette glande joue un rôle important et varié dans les échanges organiques. Il suffira de rappeler la formation de l'urée, des éthers sulfuriques, de la transformation des hydrates de carbone et de l'élimination des poisons.

On comprendra très bien que si les fonctions des cellules hépatiques sont paralysées, les échanges en souffriront très gravement et une marge considérable demeurera à l'auto-intoxication.

Dans cette question l'expérience de Minkowsky est d'une importance considérable, à savoir que les oies qu'il avait privées de foie mouraient dans des convulsions dès qu'on leur administrait une nourriture trop azotée. Cette possibilité existe, mais nous avouons que nous ne savons rien sur le facteur direct.

Il se peut que des causes d'infection interviennent

dans certains cas. Nous rappellerons l'atrophie hépatique jaune aiguë qui indubitablement doit être une affection bactérienne et l'infection des voies biliaires dans l'engorgement chronique de la bile.

Le point de savoir si la coloration jaune de la peau pouvait être produite par d'autres colorants que la bilirubine, surtout par son produit de dédoublement, l'hydrobilirubine, a été longtemps douteux. Aujourd'hui les recherches de Muller ont tranché la question dans un sens négatif. Les véritables pigments biliaires sont transformés dans l'intestin en urobiline par la propriété réductrice des bactéries, de sorte que la bilirubine manque totalement, ou n'existe qu'en quantité absolument minime dans les excréments des gens sains. L'hydrobilirubine est résorbée par la paroi intestinale, pénètre dans les liquides du corps et se trouve éliminée par le foie et le rein. Elle n'entraîne jamais une décoloration des organes, même si elle traverse l'organisme en grandes quantités.

La bilirubine.

La quantité d'urobiline formée dépendra entièrement des quantités de bile qui s'écoulent dans l'intestin ainsi que des forces réductrices qu'elle y rencontrera. C'est ainsi que dans le méconium il ne se trouve que des pigments biliaires purs et aucune trace d'urobiline, laquelle fait complètement défaut dans les excréments et dans l'urine, dès que l'accès de la bile dans l'intestin se trouve supprimé. L'urobiline apparaît le plus abondamment, lorsqu'il s'est formé et qu'il s'écoule de grandes quatités de bile, c'est-à-dire après la réouverture d'une voie biliaire, ou bien dans la destruction prononcée d'hématies. Mais il n'y a aucun rapport entre la coloration de la peau et la formation d'urobiline.

C'est précisément dans les cas où ce colorant était produit en plus grande quantité qu'il n'y avait pas d'ictère.

Coliques hépatiques.   Les douleurs du foie dérivent du péritoine ou bien des muscles des voies biliaires comme dans les coliques hépatiques, qui se présentent par des accès de violentes douleurs, la fièvre, vomissements avec ou sans jaunisse. Ces accès durent des heures et même des jours et soumettent les malades, le plus souvent, aux tourments les plus atroces.

La base pathologique de ces accès consiste indubitablement dans l'obstruction des grandes voies biliaires. Celles-ci peuvent être dépourvues de leurs muqueuses et leurs contractions provoquent sans doute les plus violentes douleurs. Nous pouvons déjà en conclure par analogie que les contractions de la paroi intestinale et urétrale sont également très douloureuses. Les vomissements sont provoqués par le canal ou le sac qui renferme les voies biliaires. Cela aussi est compréhensible par des expériences faites ailleurs.

La fièvre est en général expliquée par les réflexes. L'analogie en est tirée de la fièvre urétrale. Il est vrai que la fièvre urétrale n'est pas d'une existence absolument démontrée ; il ne faudrait même pas exclure la possibilité d'une origine infectieuse.

Autant à dire de la fièvre bilieuse. D'abord elle n'est pas toujours présente dans un certain nombre de coliques hépatiques ; ensuite elle subsiste fréquemment après les accès, elle ne leur est donc pas précisément subordonnée. Or nous savons combien l'infection des voies biliaires, et les tumeurs abdominales accompagnent fréquemment les concrétions. N'avons-nous pas, dès le

début, insisté sur ce point que la pénétration des bactéries dans la bile est une des causes de la formation
des calculs? Nous avons donc là en tout cas plus d'une
occasion d'admettre la résorption de produits bactériens,
et pour le moment nous servirons mieux notre théorie
en donnant à la fièvre calcaire un caractère infectieux,
et en ne la séparant pas en principe de la fièvre hépatique intermittente.

La cause des attaques n'est pas la même dans tous
les cas à ce qu'il paraît. D'abord de petites concrétions
pénétrant à travers les voies biliaires peuvent produire
les accès. Jusqu'à ces derniers temps, on considérait
même le trajet des calculs, comme leur cause unique;
or, il existe indubitablement des accès dans lesquels
l'intervention des concrétions dans les voies est tout
au moins extrêmement improbable. Il n'existe dans certains cas de calculs ni dans le foie ni dans le cholédoque.
A ce moment l'apparition des attaques douloureuses,
comme Riedel l'a démontré, est à rapporter probablement à des inflammations de la vessie ou des grandes
voies biliaires, inflammations qui sont dues à des calculs
anciens ou à des traumatismes.

L'inflammation est même péut-être la cause dominante en cas d'intervention de calculs, et elle passe
souvent au péritoine.

IV

LE SUC PANCRÉATIQUE

Il est très rare que le suc pancréatique fasse seul défaut dans l'intestin. D'abord, la glande a deux canaux éjecteurs ; il est rare que des formations concrémentaires et des encombrements s'y produisent. Ensuite, il est très rare que cet organe soit dégénéré au point de ne plus pouvoir sécréter efficacement son suc. La quantité de salive épigastrique est le plus souvent diminuée dans l'intestin, lorsque l'orifice du canal de Wirsung est obstrué dans la papille duodénale. A ce moment, la bile aussi manque dans l'intestin, et on ne sait jamais dans quelle proportion le suc pancréatique est diminué parce que naturellement le canal de Santorini conduit encore des sécrétions dans l'intestin, à moins qu'il ne soit également obstrué par la persistance d'un catarrhe intestinal.

Nous avons déjà essayé de démontrer l'importance que peut avoir pour la digestion l'absence isolée de bile. On ne saurait dire avec certitude comment la nourriture est utilisée par l'homme en l'absence de bile et de suc pancréatique.

D'après ce que nous avons dit, il est compréhensible que l'on soit peu renseigné sur l'absence réelle du suc pancréatique chez l'homme. Muller a examiné quelques cas de dégénérescence étendue des glandes et constaté que la transformation des hydrates de carbone n'était pas diminuée, et que celle des albumines ne l'était que peu. De même, la résorption des graisses n'était pas considérable, mais la nature des graisses, qu'il retrouvait dans les selles, était modifiée. En effet, il n'a trouvé que 40 p. 100 des graisses réduites, alors que la normale est de 84 p. 100. Ces observations concordent avec les expériences faites sur les animaux, dont on a obstrué le canal pancréatique. Mais cette question n'est pas, par cela même, complètement résolue. Muller ne pouvait pas entreprendre, chez les malades, de longues expériences d'assimilation et surtout accompagner celles-ci d'une administration de grandes quantités de nourriture et encore moins de grandes quantités de graisse. Chez les animaux, d'autre part, les canaux éliminateurs accessoires exercent une influence subversive.

La méthode la plus sûre pour retenir le suc pancréatique loin de l'intestin a paru consister jusqu'ici dans l'ablation du pancréas. Mais alors, il intervient une modification fondamentale des conditions. Chez le chien, les corps albuminoïdes ne sont résorbés qu'à 44 p. 100 environ, et les hydrates de carbone à 60 et 80 p. 100. Les graisses neutres ingérées se retrouvent entièrement dans les excréments et dédoublées entre 30 et 85 p. 100. Elles n'ont été résorbées entre 30 et 50 p. 100 qu'en émulsion naturelle, c'est-à-dire sous forme de lait. Donc la nature des graisses administrées est de toute importance.

Malgré cela, ces expériences ne sont pas à l'abri de toute critique, car l'ablation du pancréas est une opération extraordinaire. Nous n'avons aucune idée des influences qu'elle peut exercer sur la quantité et la composition de la bile. Le fait que l'assimilation des aliments est notablement améliorée chez le chien privé du pancréas et que l'on aura nourri avec du pancréas de porc est un argument pour la grande importance du suc pancréatique.

Par suite, nous pouvons dire que l'absence de suc pancréatique dans l'intestin trouble très probablement l'assimilation des trois variétés de matières alimentaires. Néanmoins nous n'avons pas de données suffisantes sur l'intensité d'altération en présence de certaines quantités d'aliments. Il se peut que les résultats divergents des chercheurs s'expliquent par la différence des quantités de nourriture administrées.

Le suc gastrique paraît avoir son importance en partie dans l'ablation du pancréas. On ne sait pas par quoi est remplacée la ptyaline pancréatique chez le chien. La graisse joue certainement un rôle considérable particulier, mais là il y a encore des points très obscurs. On ne comprend pas facilement que les graisses puissent être converties d'une façon si large même en l'absence du suc pancréatique.

V

L'INTESTIN

Nous avons déjà parlé des troubles que provoque l'absence du suc pancréatique et de la bile. Il n'est pas possible de dire à quel point la diminution ou l'absence du suc intestinal provoque des anomalies attendu qu'on ne sait absolument rien là-dessus. Tout ce que l'on sait sur les troubles des transformations chimiques se rapporte à l'apparition anormale des bactéries. Nous introduisons tous les jours dans notre estomac par notre nourriture, qui en majeure partie n'est pas stérilisée, des légions innombrables de microorganismes. L'estomac en extermine une partie, l'autre est temporairement neutralisée dans son action, une troisième partie franchit probablement l'estomac sans encombre aucune. Ceux d'entre eux réfractaires à toute réaction acide peuvent déjà fonctionner dans l'intestin grêle, où ils élaborent des acides organiques en convertissant probablement les hydrates de carbone. D'autres se développent à la terminaison inférieure de l'intestin grêle parce que la réaction du contenu de l'intestin n'y est plus acide.

Il a été absolument démontré par Suecksdorff que la teneur bactérienne de l'intestin dépend en grande partie de la nature des aliments. Il a pu, en administrant de la nourriture parfaitement cuite, réduire de 97 p. 100 le quantum des bactéries dans les excréments.

Nous n'avons pas à traiter ici l'action des microorganismes dans l'intestin des gens sains. Il est certain qu'ils doivent y provoquer des fermentations, des effets diastasiques, décomposer la triglycérine, peptoniser et compléter la décomposition des albuminoïdes. Ce qui adviendra dans chaque cas particulier dépendra surtout et en tous cas de la variété et de la quantité des bactéries présentes et de la composition des aliments. Mais cela sera principalement subordonné à l'activité de l'intestin. — Sans doute, parmi ces sucs il n'y a que les acides choliques qui agissent d'une façon microbicide. Nous savons que les transformations bactériennes, spécialement celle des corps albumineux, ont un processus de beaucoup plus lent que celui effectué par les enzymes digestifs. Nous savons aussi que les mouvements rapides sont un obstacle majeur à tout développement de processus bactériens.

En effet, l'intestin grêle chez l'homme sain est franchi constamment avec une grande rapidité. Dans son contenu à action acide il ne se produit en tout cas que très peu de conversion d'hydrates de carbone, de réduction de graisse, et surtout pas de putridité albuminoïde. Dans le gros intestin par contre, là où le repos et la nature de la réaction présentent les conditions les plus favorables à un processus bactérien, la plus grande quantité des aliments a déjà été résorbée.

Il arrive ainsi que l'homme sain n'est que fort peu incommodé par ces microbes intestinaux.

On ignore s'ils sont d'une utilité quelconque pour la digestion. En tout cas, ils n'attirent à eux que très peu de substances nutritives et les toxines de la série aromatique, qu'ils produisent, sont minimes et se trouvent converties dans des modifications inoffensives.

Nous manquons encore de toute théorie systématique des bactéries intestinales. On sait qu'il y en a de nombreuses variétés dans le conduit intestinal, mais leur nombre ainsi que les oscillations qui existent dans le processus normal ne sont pas encore connus d'une façon certaine.

Corps chimiques dans l'intestin. En dernier lieu, les troubles de transformations chimiques sont imputables à la présence de corps chimiques anormaux dans l'intestin. J'emploie intentionnellement ces termes circonspects qui laissent le champ libre à toute recherche parce que toutes les hypothèses se présentent dans ce cas. D'abord les substances chimiques anormales peuvent avoir été introduites telles quelles du dehors. Elles peuvent appartenir à la série organique ou inorganique de nombreuses variétés de poisons. Et ensuite elles peuvent avoir été dégagées par les fermentations qui se développent dans l'intestin lui-même.

Ces poisons altèrent l'intestin de façon très variable. D'abord leur effet peut y être tel qu'ils entraînent la mort de l'individu par la résorption. Dans d'autres cas ils peuvent altérer n'importe quel organe et dans l'intestin lui-même diminuer la résorption, augmenter ou diminuer ses mouvements et enfin entraîner des troubles inflammatoires de ses parois.

Parmi les substances introduites du dehors, il y a toute la série des alcaloïdes, des sels métalliques et d'autres matières nombreuses, dont nous utilisons une grande partie, parmi celles dont l'action est plus faible et en vue d'obtenir certaines modifications thérapeutiques de l'activité intestinale.

Les états où les poisons organiques déjà constitués parviennent d'une manière inconnue, fortuite et pathologique dans l'organisme ; ne peuvent être discernés de ceux où le générateur de ces poisons est introduit dans l'organisme et où il ne commence à exercer son action funeste que dans l'intérieur du canal intestinal.

Cependant, on connaît certains cas où les phénomènes d'empoisonnement ont suivi de si près l'introduction de la substance toxifère que l'on ne peut supposer que les poisons aient attendu leur arrivée dans le canal intestinal pour se développer. Nous aurons aussi à parler des intoxications qui s'établisssent également lorsque les agents toxifères ont été tellement désinfectés par la cuisson qu'ils ne renferment tout au plus que des traces de poison.

Il s'agit de phénomènes d'intoxication qui se constituent dans l'estomac à la suite de l'ingestion de substances organiques putrides ou tout au moins décomposées (viande, poisson, saucisse, coquillage, œuf). Comme l'on sait, il se développe dans ces substances, probablement sous l'action de certaines bactéries pour le moment complètement inconnues, de nombreux corps à toxicité variable et en partie très virulente. Une partie de ces corps produit des empoisonnements ressemblant extraordinairement à l'intoxication par l'atropine et par la muscarine. D'autres provoquent des maladies anatomiques et fonctionnelles de la paroi intestinale qui durent un certain temps, des jours et même des semaines, et qui peuvent se terminer par la mort ou la guérison. D'ailleurs les symptômes intestinaux sont accompagnés fréquemment de symptômes généraux plus ou moins graves et de fièvre.

Ces poisons appartiennent aux groupes les plus hétérogènes. Nous savons notamment par les expériences de Brieger, que dans la putréfaction de l'albumine, il peut se produire une quantité considérable de toxines appartenant à la série des alcaloïdes; comme par exemple la neurine, la mydaléine et mytilotoxine. Ces poisons demandent un certain temps pour s'élaborer et exigent certaines conditions, qui ne se rencontrent pas dans l'intestin des gens sains; du moins on ne les y trouve jamais.

Ces faits confirment notre opinion que dans les empoisonnements en question les ptomaïnes sont entrées toutes formées dans l'intestin ; or là, elles sont facilement résorbées.

En outre, les microorganismes peuvent former des albuminoïdes toxiques (albumine, peptone, globuline). Ces corps, il est vrai, sont en partie inoffensifs au point de vue de l'intestin. Nous pouvons supposer par analogie que la muqueuse intestinale les convertit aussi bien que les peptones ordinaires. Mais ce n'est pas une raison pour en conclure qu'elles ne peuvent être toxiques dans aucun cas ; car nul ne sait si une modification de la muqueuse intestinale ne lui a pas fait perdre ses propriétés transformatrices.

Il arrive souvent, enfin, que les hydrates de carbone forment des acides organiques. La réaction de l'intestin grêle deviendra d'une acidité plus forte, et la muqueuse sera irritée. C'est surtout dans les dyspepsies infantiles que ces acides gagnent d'importance. La muqueuse infantile tendre sera facilement altérée par eux.

On connaît ces trois groupes de poisons, mais on ignore s'il n'en existe pas encore d'autres. Nous ne devons pas oublier que les expériences sur ce sujet n'ont été entreprises, après tout, qu'il y a quelques années seulement.

Les substances en question se développent dans les aliments par le fait que l'albumine des animaux morts a été mal conservée et qu'elle s'est infectée. Ou bien alors les microorganismes pathogènes habitaient déjà ces animaux à l'état vivant comme on le voit par exemple dans le processus septique des bovidés et dans la trichine des porcs.

12

Dans les affections de longue durée, il devient impossible de distinguer les cas où les microorganismes ont été introduits dans le tube digestif et ceux où ils n'ont fait que s'y développer. La supposition la plus plausible est que dans ce cas les agents directement pathogènes sont les substances chimiques élaborées par les microorganismes et dans l'intestin lui-même.

Nous avons dit que dans l'intestin de l'homme sain, il ne se crée pas de ptomaïne toxique. Mais dans certains états pathologiques l'immigration de certains microbes peut entraîner une formation de toxines dans l'intestin humain. Nous n'avons des connaissances exactes que dans de rares états caractéristiques cliniques.

Choléra asiatique Lorsque le bacille virgule de Koch pénètre dans les voies digestives, son développement dépend, tout d'abord, de l'attitude du suc gastrique. Si les bacilles se heurtent à un suc gastrique normalement acide, ils seront rapidement tués. Cette affirmation concorde avec toutes les expériences cliniques suivant lesquelles, dans une épidémie de choléra, les gens les plus exposés sont ceux atteints de troubles gastriques, lesquels impliquent naturellement une modification dans la sécrétion d'acide chlorhydrique. L'action des microbes dans l'intestin ne dépendra donc plus que de circonstances particulières. Nous ignorons si les facteurs essentiels sont leur quantité et leur virulence, ou bien s'il y a à côté de cela des propriétés encore obscures de la prédisposition.

Lorsque leur action dans l'intestin devient intense, ils engendrent soit directement, soit par les toxines élaborées par eux une hyperhémie prononcée ainsi que la sécrétion d'un liquide qui a de tout temps attiré la plus grande attention des savants. Il se forme aussitôt des nécroses étendues, des exfoliations d'épithéliums et les bacilles pénètrent dans la muqueuse desquamée. Le liquide, qui est évacué dans l'intestin en quantités énormes, ne contient que des traces d'albumine et de sels, presque exclusivement de chlorure de sodium, et un ferment saccharifiant. De cette façon, elle se rapproche très étroitement du suc intestinal par sa décomposition. Par suite, il faudrait plutôt la considérer comme un suc intestinal que comme un exsudat inflammatoire.

Le contenu de l'intestin est en partie expulsé par des vomissements provenant probablement de l'intestin même, et en partie par de fréquentes diarrhées (voir plus bas).

Par cette élimination ininterrompue du liquide, il s'établit une dessiccation caractéristique du corps cholérique. L'appauvrissement aqueux ainsi que les effets des toxines doivent être la cause d'autres symptômes cholériques ; car, le trouble de la circulation entraîne une modification des conversions chimiques dans les tissus, un tarissement de l'élimination d'urine et par suite cause l'urémie.

L'arrivée fréquente de la mort est une preuve qu'il existe encore des intoxications en dehors des épaississements sanguins avant même que des éliminations d'urines ne se soient produites.

Néanmoins, il faut retenir qu'on ne connaît rien de précis sur la nature exacte de ces toxines. Il est vrai qu'on a formé des bases toxiques avec des cultures de choléra ; on en a aussi obtenu des albuminoïdes toxiques soit qu'on les ait tenues à l'état aérobie ou anaérobie.

Mais l'application théorique de ces résultats au choléra humain n'est pas encore possible.

En réalité, on n'a pas encore trouvé dans le contenu intestinal ou dans les déjections des cholériques de poisons véritablement et incontestablement spécifiques.

Nous n'avons pas à traiter ici des nombreux phénomènes subséquents ni des inflammations de nombreux organes, ni de l'urémie, etc., qui se rattachent à ces premiers symptômes fondamentaux du choléra. Il est possible que pour prédisposer l'organisme à l'infection du microbe de Koch, ces maladies ont besoin du concours d'autres bacilles.

Typhus abdominal. Dans le typhus abdominal, les conditions sont encore moins claires. Cette maladie est également provoquée par un bacille spécifique qui pénètre dans le corps par la voie du canal digestif et se fixe principalement dans les appareils lymphatiques de l'intestin.

Il s'effectue alors sur celui-ci des modifications anatomiques très particulières. Dans beaucoup de cas typhiques, les conditions de la digestion peuvent être parfaitement normales. Nous n'observons aucun trouble de motilité ni de résorption, d'où nous pouvons conclure qu'il y a également absence de transformations chimiques anormales influençant l'intestin.

Dans d'autres cas, il existe des altérations de motilité et de résorption, et on se demande s'ils sont en rapport avec les tumeurs intestinales formées par le processus typhique, ou si ce rapport existe avec une entérite parallèle, c'est-à-dire avec des toxines formées. Ce que nous avons dit sur le choléra explique la nature de ces toxines.

Brieger a pu obtenir sur des cultures typhiques entre-
tenues dans du bouillon des bases extrêmement
toxiques. Mais, là aussi, la constatation de toxines dans
le contenu intestinal et dans les déjections n'a pas été
faite.

Chez les typhiques, la ptomaïne manque dans l'urine.
Mais, somme toute, on ne sait absolument pas si le
principe toxique du typhus est ou n'est pas une ptomaïne.

En dehors de ces affections, les microorganismes
jouent très probablement un rôle considérable dans de
nombreuses maladies fonctionnelles de l'intestin. Mais
on ne saurait rien affirmer de concluant. Sans doute, on
possède de nombreuses observations sur les microbes
isolés d'excréments pathologiques et sur les toxines
issues de cultures de ces microorganismes. Mais les
questions fondamentales ne sont pas encore élucidées
au point de pouvoir accorder au résultat de ces
recherches une autorité telle qu'on en puisse faire le
point de départ d'une classification de certaines maladies. Car, les familles de microbes qui se trouvent dans
l'intestin de l'homme sain ne sont pas encore délimitées
au point que l'on puisse dire : si telle variété est normale ou pathogène.

On ne connaît que trop peu les conditions de la prolifération microbienne normale dans l'intestin. Savons-
nous même si les microbes de l'homme sain ne sont
pas capables de produire les plus terribles maladies et
empoisonnements, suivant les modifications des conditions de l'individu ?

Et au bout du compte, la constance des résultats au
point de vue microbien et toxique dans certains phénomènes cliniques fait encore totalement défaut.

Tout récemment on a réuni quelques observations sur des protozoaires indiqués comme générateurs des troubles fonctionnels intestinaux. Councilman et Lafleur rapportent, à la suite de certains autres observateurs, avoir trouvé des amœboïdes dans les excréments de dysentériques. Peut-être ce fait ouvre-t-il un nouveau champ aux recherches concernant l'intestin.

Modification de résorption. Tous les troubles de l'activité intestinale se manifestent, dans la digestion, de deux façons, dans la motilité et dans la résorption : en premier lieu nous allons étudier la modification de la résorption. Nous savons que la résorption a lieu sur toute la longueur de l'intestin grêle et qu'elle est plus intense pour les substances organiques, tout au moins dans la partie supérieure que dans la partie inférieure. Par contre, dans le gros intestin, la résorption est, suivant les rapports les plus dignes de foi, extrêmement minime, et ne s'adresse principalement qu'aux liquides, bien que cette résorption de liquides s'effectue en majeure partie le long de l'intestin grêle.

Parmi les éléments assimilés, le sucre et l'albumine passent dans le sang et les graisses dans les vaisseaux lymphatiques. Les troubles de la circulation, compliqués d'un ralentissement, n'ont pour conséquences, suivant les recherches importantes de F. Muller, qu'une diminution dans la résorption des graisses. Le sucre et l'albumine sont assimilés comme à l'état normal. Mais l'assimilation des graisses sera beaucoup plus gênée si les vaisseaux lymphatiques attenant à l'intestin sont obstrués par un processus tuberculeux.

Les maladies de la muqueuse intestinale (entérite

granuleuse), comme par exemple les tumeurs tuber-
culeuses ou typhiques, ont l'effet remarquable de ne
presque pas troubler la résorption. Les modifications
étendues de la muqueuse, par exemple l'entérite ou
la dégénérescence amyloïde ne diminuent presque que
la résorption des graisses dans les cas anodins ; par
contre, elles atténuent l'assimilation des trois qualités
alimentaires et cela uniformément dans les cas graves.

L'intensité de cette diminution dépendra des lésions
plus ou moins fortes de la muqueuse. Les facteurs de
ces troubles d'assimilation sont certainement les lésions
épithéliales. Il faut que nous nous représentions bien
la résorption des matières dans l'intestin, après tout ce
que nous savons, comme une propriété attractive mystérieuse des cellules. Or, à ce qu'il paraît, cette propriété est très facile à troubler. Les anomalies anatomiques étendues ne sont absolument pas indispensables
pour cela. En outre, les mouvements rapides des
masses dans l'intestin doivent probablement jouer un
rôle dans cette attraction.

Nous ne savons encore rien sur l'attitude des liquides.   *Les liquides.*
Suivant les expériences les plus récentes de Méring,
ils sont probablement assimilés en majeure partie dans
la région supérieure de l'intestin grêle. Nous savons, en
outre, que certains sels se combinant facilement avec de
grandes quantités d'eau (sels de Glauber et sels amers)
que l'on administre en solutions, et qui sont eux-mêmes
difficilement assimilés, retiennent l'eau dans l'intestin et
font éliminer les excréments sous forme liquide. Par
suite, nous pouvons nous représenter que la diminution
de résorption par la muqueuse est déterminée par des in-

fluences pathologiques et produit des excréments liquides.

Il n'est pas certain que la richesse liquide des sels soit dans tous les cas imputable à cette condition ; car nous connaissons de nombreuses circonstances où l'introduction d'eau dans l'estomac est sans influence sur la composition des selles.

Ensuite, les mouvements continus du chyme pourraient être d'une rapidité telle à ne pas pouvoir laisser de loisir à la résorption des eaux. Sur ce point, nous ne devons pas oublier sans doute que l'intestin grêle est lui-même franchi en très peu de temps. Il faut donc que la résorption des eaux s'effectue dans les conditions normales d'une manière extrêmement rapide. Donc, si l'augmentation de la puissance péristaltique est admise comme cause d'une résorption défectueuse des eaux, il ne doit s'agir à ce moment que d'une augmentation des mouvements du gros intestin.

Il est une troisième circonstance qui pourrait entraîner une liquéfaction d'excréments. Ce serait une sécrétion anormale de la paroi intestinale, un épanchement d'exsudats inflammatoires ou de suc intestinal. C'est ce que nous rencontrons à coup sûr dans le choléra. Les recherches connues ne permettent pas de dire quelle est la contingence qui se présente dans chaque cas particulier, c'est-à-dire s'il n'y a qu'une seule cause dominante ou si les phénomènes varient suivant les circonstances. Il est à supposer que des comparaisons entre les eaux ingérées et les eaux évacuées donneraient des résultats pratiques.

Troubles moteurs de l'intestin.   Les transformations anormales dans l'intestin influent généralement à cet organe des troubles d'assimilation

et surtout de motilité. A ce propos, nous sommes obligé
de parler des conditions du jéjunum-iléon et du côlon
d'une façon détaillée. A l'état de jeûne de l'individu, il
règne un repos parfait dans tout le domaine intestinal.
La digestion excite des mouvements actifs dans l'intestin grêle, et des mouvements lents dans le gros intestin.
Il est indubitable que l'excitation de cette péristaltique
agit sur la muqueuse et de là sur la couche musculeuse ;
on ignore comment, c'est-à-dire si c'est par l'intermédiaire
des ganglions ou directement par la couche musculeuse.

Je n'ai pas pu savoir encore en quoi le système nerveux central s'y trouve intéressé. Les modifications
pathologiques de l'activité intestinale provoquent d'abord
de fréquentes évacuations de selles liquides (diarrhée).

Nous avons déjà parlé de la teneur en eau. Nous
avons à mentionner ici pourquoi la teneur aqueuse
excessive des selles se présente si souvent. Il ne peut
s'agir que d'excitations anormalement vives à l'évacuation des selles. Mais celles-ci sont subordonnées au contenu du rectum. Il nous reste donc à expliquer pourquoi le gros intestin remplit si souvent le rectum de
contenu liquide. La persistance de la diarrhée est
due à l'augmentation de la péristaltique du gros intestin. L'intestin grêle a une attitude différente. Dans
les diarrhées anodines et rapidement passagères, il
semble fréquemment être resté neutre, tout au moins
la composition des excréments n'accuse aucune modification d'activité de sa part. Dans d'autres cas, il se
meut certainement, lui aussi, d'une façon plus vive,
comme par exemple dans le typhus. Les selles contiennent alors des pigments biliaires non décomposés
et une quantité énorme de matières non résorbées. Les

influences pathologiques qui exercent leur action sur la péristaltique détermineront une intervention mouvementée ou n'y feront pas appel. Il n'est pas impossible que ces influences s'exercent différemment dans les deux parties ; en tout cas nous n'en savons rien.

Tout d'abord, nous connaissons des diarrhées, dont les causes ne doivent pas être cherchées dans l'intestin. Les refroidissements de la peau, les émotions psychiques provoquent chez certaines personnes des selles diarrhéiques sans troubler la santé. En l'occurrence, il faut admettre sûrement la participation du système nerveux central. Nous savons qu'il agit sur les intestins au moyen des nerfs vague et splanchnique. Mais on ignore encore les détails de cette corrélation.

La cause principale de la diarrhée est dans l'irritation de l'intestin par un contenu anormal. L'irritation atteint la muqueuse, mais on ne sait pas comment elle procède. On l'ignore aussi bien pour les conditions pathologiques que pour les conditions normales.

En mettant en regard toutes les séries d'irritations, nous leur trouvons de nombreux rapports avec celles qui se produisent chez l'homme sain. Tout d'abord il faut examiner ces masses fécales dures et grossières, dont la solution ne s'opère ni sous l'influence des sucs digestifs ni par les microbes, tout au moins par ceux de l'homme, comme c'est le cas de la cellulose, par exemple. Le plus souvent, ce sont des corps chimiques qui sont le facteur déterminant. Le médecin en connaît beaucoup et les utilise dans le but qu'il poursuit. Le malade les introduit dans son intestin ou ils s'y produisent dans les fermentations anormales.

Il s'agit d'éléments des groupes chimiques les plus

variés qui, malgré leur diversité dans d'autres conditions, ont ceci de commun qu'ils peuvent exciter les
mouvements intestinaux. Il est même impossible de les
énumérer.

Je ne citerai que les acides gras qui se forment toujours dans l'intestin sous l'action de l'enzyme et des
bactéries. Je citerai aussi les gaz dont l'influence sur la
péristaltique a été démontrée.

En tous les cas, c'est à ce groupe de causes qu'il
faut attribuer la majorité des diarrhées. Quant à savoir
si l'eau joue un rôle parmi les matières qui excitent les
mouvements péristaltiques, cette question n'est pas
élucidée jusqu'à présent. Il est une série de circonstances qui peuvent faire opiner pour l'affirmative.

Dans les troubles de la réception et dans les cas où
les lésions de l'assimilation sont de nature primitive
(amyloïde de l'intestin grêle) on trouve des selles très
aqueuses.

On pourrait interpréter dans le même sens le fait
que les sulfates des alcalins et des matières terreuses
contenues dans la substance administrée ne provoquent
pas de mouvements intestinaux, alors qu'ils le font en
solution. Mais j'avoue que ces deux causes sont sujettes
à caution, et il me semble très difficile que l'on puisse
arriver à des résultats parfaitement uniformes. En tous
cas, la possibilité existe et elle pourrait expliquer beaucoup de choses.

Nous pourrions comprendre entre autres pourquoi
dans certaines maladies de l'intestin grêle et dans celle qui
entraîne un trouble de résolution des eaux, il survient
une augmentation péristaltique de l'intestin grêle
compliquée d'une évacuation de selles aqueuses. Par

suite, dans la fièvre typhoïde, il s'établirait un écoulement
extrêmement liquide du contenu de l'intestin grêle dans
le côlon, où il exciterait immédiatement la péristaltique par sa teneur aqueuse.

Il est parfaitement clair que les excitations ordinaires
des matières ingérées doivent être augmentées lorsque
la muqueuse, les nerfs ou les muscles sont eux-mêmes
irritables outre mesure. Par suite, nous pouvons trouver ces conditions dans les cas relativement rares d'inflammation aiguë de l'intestin grêle.

Cela s'accorde bien avec d'autres expériences.

C'est ainsi que dans l'inflammation du larynx, les
moindres excitations provoquent des quintes de toux
très vives et l'on doit pouvoir tirer une analogie de ces
deux cas.

La théorie de l'augmentation d'excitabilité n'est pas
applicable aux inflammations chroniques en général,
et les conditions qui existent en présence d'ulcérations
sont encore obscures. A *priori*, on pourrait s'attendre
ici, comme dans les inflammations aiguës, à une excitabilité particulièrement élevée à cause de la dénuda-
tion des nerfs. C'est le cas dans une série de circonstances, surtout dans celles où les ulcérations se
produisent rapidement. Dans d'autres cas, cela ne se
présente jamais, surtout dans certains cas chroniques.

On ne saurait décider, pour le moment, quelle est la
raison qui s'oppose à l'augmentation de la péristaltique,
et si ce phénomène est dû à la chronicité du processus
ou à l'état des autres emplacements muqueux. Ce n'est
qu'indirectement que les ulcérations dans l'intestin
grêle entraînent des selles aqueuses; tout simplement
parce qu'elles peuvent diminuer la résorption.

Il n'y a pas à traiter directement l'importance de la diarrhée pour l'organisme, car le plus souvent l'affection fondamentale, qui cause la diarrhée, domine totalement la situation.

On pourrait tout au plus parler des cas où l'augmentation de la péristaltique est de nature primitive. L'altération dépendra alors surtout de la vitesse avec laquelle l'intestin grêle sera franchi. Si c'est le cas, la résorption des aliments et l'approvisionnement de forces de l'organisme en souffrent déjà.

Par opposition à ce phénomène, les diarrhées qui dépendent uniquement d'une augmentation péristaltique du gros intestin seront supportées souvent, voire longtemps, sans autre inconvénient. En effet, la résorption par le gros intestin est extrêmement minime, indépendamment de celle de l'eau.

Nous entendons sous le nom de constipation une rareté anormale de l'évacuation. *Constipation.*

Le chyme séjournant plus longtemps dans le gros intestin, il se produit une résorption supplémentaire d'eau et les excréments seront moins aqueux que dans la normale.

Comme on le comprend tout de suite, cela n'est qu'une question de proportion à la règle. Une défécation biquotidienne peut être tout aussi normale que celle qui s'effectue tous les deux jours. La constipation pathologique ne commence que lorsque les malades accusent des souffrances.

Il est indubitable que l'activité anormale du gros intestin joue un rôle capital dans la pathogénie de la constipation. En quoi consiste ce rôle? On ne le saura

que lorsque'on apprendra le motif de la rareté des défécations. Nothnagel a déjà désigné ce point comme le
plus important. On ne sait malheureusement pas s'il
s'agit ici de fonctions automatiques qui ne se présentent
qu'une fois par jour; ou bien si le contenu du gros
intestin avance si lentement qu'il ne produit l'excitation
dans le rectum qu'une seule fois par jour, bien que cette
dernière hypothèse soit la plus plausible.

La constipation est attribuable à coup sûr, dans un
certain nombre de cas, à la nourriture anormale.

Nous avons déjà mentionné la grande importance
qu'elle a. Les herbivores que nous priverons de cellulose mourront de constipation. L'homme qui ne reçoit
qu'une nourriture d'assimilation relativement facile, par
exemple de la viande, du lait et des œufs, est constamment obstrué. Or il est un grand nombre d'hommes
qui se nourrissent d'une façon opposée; chez ceux-ci
l'intestin est excitable comme dans la normale, mais
les irritations manquent. Lorsqu'on les crée, les malades
reviennent à la santé.

Il faut ranger dans cette catégorie la constipation
résultant d'un épaississement anormal du chyme. Toute
constipation s'aggrave par elle-même, parce que le contenu intestinal se déshydrate et devient par suite plus
difficilement mobile. Toute élimination d'eau par
d'autres surfaces que la muqueuse intestinale entraîne
la constipation (voyez *Diarrhée faute de résorption*).
La dilatation de l'estomac contribue certainement aussi
à la constipation.

La guérison est autrement difficile pour le médecin
lorsque l'excitabilité est plus ou moins réduite, c'est-
à-dire que les irritations normales n'engendrent plus de

mouvements suffisants. C'est ce que nous rencontrons
dans le catarrhe chronique et l'atrophie de la muqueuse
du gros intestin.

Comme Nothnagel l'a démontré, il y a souvent de
la constipation dans ce cas, et l'on peut parfaitement
admettre une diminution d'excitabilité des muqueuses.
Il est très clair qu'aucune excitation n'aura de succès si
la couche musculaire du côlon est atrophiée.

C'est à Nothnagel que nous devons des connaissances approfondies sur ce point.

Ce trouble musculaire se rencontre parfois dans l'atrophie de la muqueuse et ensuite sous forme de maladie
autonome, sans être accompagné de lésions visibles de
la muqueuse. La paralysie des muscles exerce sur les
propriétés fonctionnelles la même influence que l'atrophie. Les inflammations de la séreuse péritonéale peuvent
entraîner les couches musculaires par sympathie. La
péritonite conduit souvent à la constipation par le même
principe. On a même vu qu'elle pouvait produire une
paralysie complète.

Les deux phénomènes ont été sûrement constatés,
mais les rapports entre les troubles de la séreuse et la
musculeuse n'en sont pas plus clairs pour cela.

Si nous avons manœuvré jusqu'ici sur un terrain
solide, il va nous échapper dès que nous parlerons des
ganglions. Leur importance physiologique est déjà en
quelque sorte obscure. Au point de vue pathologique,
tout ce que nous savons, c'est que dans la constipation
chronique et dans le saturnisme on a trouvé quelquefois
des dégénérescences étendues des appareils nerveux
de la paroi intestinale. Les savants considèrent ces

faits comme la cause des troubles moteurs ; rien ne
s'oppose à ce qu'on les suive dans cet ordre d'idées.

Les influences du système nerveux central sont extrêmement remarquables. Il est certain que les troubles
psychiques (mélancolie), ainsi que des affections anatomiques nombreuses du cerveau et de la moelle épinière
sont souvent compliqués d'une forte constipation sans
que celle-ci soit consécutive à une nutrition anormale.
On pourrait penser qu'il existe des états convulsifs des
muscles du gros intestin ; mais indépendamment du fait
que les convulsions des fibres lisses durent des mois et
des années, tous les phénomènes d'excitation spasmodique font défaut dans les états en question ; et les
cas où la constipation est provoquée par des convulsions
musculaires accusent un tout autre tableau.

Ces spasmes sont provoqués par des causes toutes
différentes dans les maladies des nerfs.

On pourrait s'imaginer de plusieurs façons l'influence
que les maladies centrales exercent sur les mouvements
intestinaux. Mais ces idées ne porteraient qu'un caractère purement hypothétique.

Tous les organes munis de centres d'innervation
périphériques, par exemple le cœur, l'estomac et la vessie, sont aussi en relation avec la moelle cérébrale.
Plus nous allons au fond des choses, mieux nous
voyons, comme par exemple dans le cœur, l'estomac et
la vessie, que le système central exerce une action
excitatrice des plus variées sur les fonctions périphériques dans un sens augmentatif ou diminutif. Nous
n'avons qu'à rappeler son influence sur les réflexes ten-
dineux.

En ce qui concerne l'intestin, nous connaissons bien

les voies conductrices. Nous savons, qu'en excitant les nerfs vague et splanchnique, on produit des excitations et des paralysies du mouvement intestinal. Mais nous ne savons pas ce qui s'accomplit en réalité dans la vie. Nos connaissances sont ici relativement très inférieures à celles que nous possédons sur le cœur.

Nous connaissons toute une série de causes qui provoquent la constipation persistante. Il est vrai que, dans les cas déterminés, nous pourrons souvent dire s'il est causé par tel ou tel facteur. Mais malheureusement les circonstances exactes nous sont encore inconnues dans d'autres cas très nombreux, notamment dans ceux où l'homme, sans accuser d'autres phénomènes, souffre exclusivement d'une constipation chronique. Tout le reste dépend chez lui de cette affection.

Au point de vue clinique, ces états sont relativement bien connus. Des auteurs savants prétendent que ces individus sont souvent restés par habitude longtemps sans selles. Il est ardu de se faire une opinion définitive là-dessus, car on est facilement amené à renverser ici les rapports de causes à effets. En tout cas, on a l'impression, dans une série de ces maladies dont il s'agit là, de troubles purement locaux. Le pronostic y est alors très mauvais dans certains cas. En général, on ne saura pas si ce sont les nerfs, les ganglions ou les muscles qui sont malades.

Le plus souvent, les conditions sont très compliquées et il existe certainement des influences dominantes sur les mouvements intestinaux que nous ne pouvons cataloguer en aucune façon.

Les malades sont affranchis de leur constipation dès

13

qu'on les arrache à leur manière de vivre raffinée et qu'on les place dans des conditions de simplicité alimentaire, de forts mouvements corporels, de l'hygiène de la peau et d'une existence calme. Peut-être est-ce aux mouvements du corps qu'il faut accorder le plus d'importance. Seulement nul ne sait comment ils agissent; on ignore même si c'est par l'intermédiaire du système nerveux central.

Si cela était, la constipation des névropathes se comprendrait plus facilement; mais il n'y a bien que de nouvelles recherches qui puissent nous éclairer sur cette question. Il est évident que nous ne savons pas encore complètement d'où dépendent les mouvements intestinaux de l'homme sain.

Dans les considérations qui précèdent nous avons laissé de côté les muscles abdominaux. Leur fonctionnement est certainement de la plus grande importance dans l'acte de la défécation.

Dans la constipation chronique cette influence fait défaut parce que le contenu du gros intestin chemine trop lentement pour provoquer des excitations sur le rectum. Il n'est rien moins que certain que les mouvements de la paroi abdominale exercent une influence sur les mouvements du contenu du gros intestin.

Il est établi qu'il existe aussi des constipations provoquées par les spasmes des muscles intestinaux. Nous savons que le plomb en produit et nous en avons observé à la suite d'inflammations des méninges molles. Dans ces cas, l'intestin est fermement comprimé. Les parois abdominales s'enfoncent. Les substances antispasmodiques (atropine et morphine) en sont un remède.

Les conséquences pures de la constipation sont principalement psychiques et subjectives. L'état nutritif du malade ne souffre pas mais la défécation est souvent extrêmement pénible et les soucis de cet acte, l'observation craintive de la nourriture troublent l'équilibre intellectuel. Immédiatement après l'évacuation des excréments, l'esprit devient libre et le moral se relève. Cet effet est certainement de nature suggestive, on pourrait en donner maint exemple. Son intensité varie suivant les personnes et atteint le plus haut degré chez celles qui ont le plus de souci de leur défécation.

Cependant cet effet n'est pas toujours purement psychique. Même l'homme sain, qui n'est pas tourmenté par les soucis des selles, éprouve souvent les remarquables effets de la défécation, effets libérateurs de l'intellect. Y a-t-il dans ce cas une transformation de la circulation?

Jusqu'ici nous n'avons pas encore dit, qu'entre autres obstacles, il peut exister aussi un rétrécissement de l'orifice intestinal s'opposant au trajet du chyme. *Sténose de l'orifice intestinal.*

L'intestin peut être obstrué pour les raisons les plus dissemblables.

Tout d'abord, il peut comme tout autre tube, être lésé du dehors par compression ou traction.

La cavité abdominale se prête malheureusement à de trop nombreuses occasions dans ce sens. Il serait sans utilité d'énumérer tous les cas. Ensuite la cause peut résider dans l'intestin lui-même. Les tumeurs et les cicatrices de la paroi provoquent des sténoses et de gros calculs biliaires et stercoraux, même des masses fécales dures peuvent obstruer l'orifice.

Il est une autre série de causes propres à l'intestin, grâce à ses conditions particulières anatomiques et physiologiques.

En premier lieu, la paralysie d'une fraction de l'intestin produit un effet de sténose suivant l'opinion unanime des savants. Le chyme, qui se trouve dans cette partie paralysée, s'épaissit et ne peut plus être véhiculé par l'activité des régions supérieures de l'intestin. Il y a même des parties mobiles de l'intestin, dont le trajet est étendu à cause de la longueur particulière du mésentère, qui glissent facilement à travers des ouvertures anormales, que ces ouvertures soient formées par des adhérences du péritoine ou des ligaments intra-péritonéaux, reliquats d'inflammations antérieures. A la suite de pressions élevées intra-abdominales; de grosses portions de l'intestin peuvent être engagées dans des ouvertures même très étroites d'où un dégagement leur est rendu impossible.

Dans la hernie intestinale, il est une portion du gros intestin, et le plus souvent de l'intestin grêle, qui a pénétré dans une loge du péritoine où d'habitude il n'existe pas d'intestin ; peu importe qu'il s'agisse de cavités péritonéales toujours existantes (fosses duodéno-jéjunales, bourses testiculaires) ou bien de poches d'origine pathologique. L'intestin peut résider dans ces réceptacles sans inconvénients pour son activité, mais il n'est pas rare de voir se développer dans le sac herniaire une véritable obturation de l'intestin (hernie étranglée).

Les motifs n'en sont pas toujours les mêmes pour tous les cas et ne sont pas toujours très clairs. Tout d'abord il peut se produire des excavations anormales du péritoine à la suite d'une traction exercée par des

froncements glandulaires ou bien par des cellules adipeuses. Une partie de ces cavités distendues ne contiendra pas d'intestin.

Mais si pour une raison quelconque (toux, défécation,
efforts corporels violents) la pression intra-péritonéale
s'accroît rapidement et puissamment, un lacet d'intestin
se trouvera chassé dans le sac herniaire étroit et ne
pourra rebrousser chemin, faute de toute pression
propice du côté opposé.

Là où le sac herniaire commence (collet du sac herniaire), il existe d'ordinaire un rétrécissement car la
distension du péritoine se produit au point où la paroi
abdominale n'est pas consolidée par un tissu ambiant
résistant, c'est-à-dire principalement aux ouvertures
plus ou moins étroites et circonscrites qui sont uniquement revêtues par le péritoine (orifice du sac herniaire).

Les veines de la portion de l'intestin incarcéré se
trouvent rapidement étranglées au collet du sac herniaire. Cette portion d'intestin éprouve un œdème d'engorgement ; son volume augmente, l'entrée et la sortie
du contenu de l'intestin sont paralysées, la sténose est
établie.

Autant que je puisse voir, le cours de cet engorgement élastique n'offre pas de difficulté à la compréhension du sujet.

Ce phénomène d'étranglement est apparemment moins
fréquent que l'incarcération de l'intestin dans les sacs
herniaires, qui contenaient depuis longtemps des portions intestinales et qui n'avaient jamais opposé d'obstacle à son activité. Dans ces cas, car nous n'avons pas
à dire ici comment la hernie se produit, l'orifice du sac
herniaire n'est pas particulièrement étroit. Il ne fallait pas

non plus de force extraordinaire pour y pousser l'intestin :
il avait dû souvent déjà y passer et y séjourner. Nous
ne connaissons pas non plus de causes certaines et extérieures qui, dans ce cas, entraînent la sténose. Nous ne
savons rien non plus sur l'encombrement inusité de
l'intestin ou des mouvements anormalement vigoureux
avant l'intervention de la sténose. Les excès de table,
ni les catarrhes ne jouent un rôle dans la genèse de ces
phénomènes. On n'invoque le plus souvent que des
efforts corporels, et même pas toujours ; en tous les cas,
il ne faut pas leur accorder trop d'importance.

On est tout aussi peu renseigné sur le mécanisme du
rétrécissement que sur son origine. En général, les éléments mécaniques sont considérés comme les plus importants.

Il a été démontré par de nombreuses expériences sur
l'intestin mort, ainsi que par des ouvertures artificielles,
qu'un lacet qui, une fois introduit dans la poche, est
rempli à l'excès, ne peut en être ramené qu'avec une
grande difficulté ou même pas du tout.

En premier lieu, ces difficultés proviennent d'un pli
sec qui se produit à hauteur du collet du sac herniaire.
Ensuite, parce que la muqueuse intestinale a subi un
glissement dans la partie musculaire, a été attirée par
portions dans le collet du sac herniaire et qu'elle s'y est
pliée. Par suite, l'entrée et la sortie du contenu intestinal, par le lacet étranglé, sont paralysées et par suite
aussi sa réduction de volume devient impossible (étranglement fécal).

Mais aucune de ces expériences ne nous explique
comment l'encombrement dangereux de l'intestin se
produit. Le lacet était déjà depuis longtemps dans le

sac herniaire. Les états les plus variés de l'intestin se
sont succédés sans entraîner des phénomènes graves.
Et nous sommes amenés à nous dire : ce n'est certainement pas dans tous les engorgements que le sac herniaire se trouve, au début, particulièrement étroit, et
qu'il est complètement rempli par les lacets intestinaux,
ou qu'il existe une tension extraordinaire dans le contenu du lacet étranglé. Pourquoi, dans ces circonstances,
l'évacuation du contenu intestinal est-elle enrayée?

Il me semble que l'on n'a pas apporté toute l'attention voulue jusqu'à présent sur l'attitude primitive de
l'intestin. Comme nous le savons aujourd'hui avec certitude, la paralysie circonscrite d'une portion de l'intestin
entraîne des phénomènes d'étranglement intestinal. On
ne sait rien sur les causes des paralysies locales. Mais
ces paralysies expliqueraient très bien tous les phénomènes de l'engorgement, car dans le lacet paralysé, le
contenu reste immobile et se décompose.

— S'il est riche en éléments, la portion de l'intestin
gonflera, ses parois seront lésées et le collet du sac
herniaire pourra, suivant le cas, se trouver trop étroit;
la conséquence en sera un encombrement veineux et un
œdème de la paroi intestinale. Cela peut se produire
mais cela n'est pas forcé.

On a vu des anses à paralysie locale dont le volume
n'avait absolument pas augmenté. Nous tiendrions surtout à faire remarquer que l'existence d'une paralysie
locale de l'intestin dans le sac herniaire n'est d'abord
qu'une pure hypothèse. Néanmoins, on ne paraît pas
pouvoir se passer de l'hypothèse, surtout dans les cas
parfaitement établis de l'engorgement d'une portion de
la paroi intestinale. Dans ce cas, il ne se trouve qu'une

portion circonscrite de l'intestin dans le sac herniaire.
Elle n'y est pas retenue mécaniquement; on ne peut
donc pas supposer autre chose qu'une paralysie de cette
portion.

Il n'y a que les observations et les expériences futures
qui peuvent nous en fournir l'explication. Il faut
l'attendre principalement des expériences qui s'adressent
plus qu'on ne l'a fait jusqu'ici, aux conditions particulières de mobilité de l'intestin vivant.

Il existe certains méandres intestinaux, avec un long
mésentère et une base étroite; le plus souvent, ce sont
des portions de l'S iliaque qui peuvent, à l'état encom-
bré, éprouver une torsion sur leur axe longitudinal,
torsion qui n'est plus suivie elle-même de rétablissement (volvulus). Ce rétablissement ne se produit peut-
être pas, parce que le lacet tordu se gonfle fortement et
rapidement et perd par cela même de sa mobilité. En
sus de cela, l'orifice intestinal se trouve obstrué au point
de torsion.

Enfin, il arrive parfois qu'une portion intestinale
paralysée ou peut-être contractée par un spasme, soit
entraînée par une force péristaltique des parties supérieures et soit introduite en aval dans la partie voisine
facilement mobile (invagination, intussusception). Le
trait commun à toutes ces causes est une lésion de
l'orifice, celle-ci se produit graduellement ou soudainement. Les phénomènes consécutifs varieront en conséquence.

Lorsque l'intestin n'est pas complètement obstrué, les
parties supérieures se contractent plus puissamment, leur
musculature s'hypertrophie. Les raisons de ce supplément de contractions ne sont pas parfaitement connues.

Nothnagel nous a démontré que les gaz en amont de la sténose élèvent la péristaltique, mais la question ne saurait être résolue ainsi. Car dans les sténoses qui se produisent graduellement, les accumulations de gaz font souvent défaut.

Il est certain que des obstacles anodins peuvent se compenser parfaitement pendant des mois entiers ; ou bien ceux qui en sont atteints n'accusent qu'une certaine constipation, imputable à la stagnation et à l'épaississement des matières fécales.

Il se produit des phénomènes tout différents lorsque les mouvements du contenu intestinal sont totalement abolis. Cette suppression peut, dans les cas cités de sténose chronique, dériver de n'importe quel facteur (nourriture médiocre, dégénérescence musculaire) et créer ainsi une disproportion entre la force de la sténose et la puissance de l'intestin. Ou bien cette suppression peut provenir d'une obstruction absolue de la voie intestinale à la suite d'un des processus déjà décrits.

Il se peut aussi que le contenu de l'intestin soit engorgé en amont de l'obstacle, les microbes ne sont plus paralysés dans leur développement par les mouvements et ils proliféreront en abondance. Il est probable que les décompositions seront en rapport avec la nature et le nombre des microbes et des matières fermentescibles.

On comprend très bien que dans la sténose de l'intestin grêle le processus de putréfaction soit plus intense que lorsque l'obstacle a le côlon pour siège. Les corps aromatiques issus de la fermentation de l'albumine seront résorbés.

Il n'est pas démontré qu'il se produise alors un véritable empoisonnement de l'organisme, bien que de nombreux phénomènes cliniques, tels que la fièvre, les troubles de la circulation et la néphrite militent en faveur de l'affirmative. Toutefois, on ne sait encore rien sur ces poisons.

Les recherches directes du contenu de l'intestin, en vue des ptomaïnes et des albuminoïdes toxiques, n'ont donné aucun résultat. Il est vrai que ces recherches n'ont pas été dirigées par exemple vers l'hydrogène sulfuré.

Iléon

Il se produit souvent des vomissements qui ont l'iléon pour point de départ. L'estomac vide d'abord son propre contenu pour s'alimenter par le duodénum et vomir des masses biliaires. Les mouvements intestinaux en amont de la sténose deviennent tumultueux et chassent le chyme décomposé contre l'obstacle. Les fermentations se poursuivent par ascension. Le contenu intestinal putride et de nature stercorale s'échappe vers la direction supérieure, poussé peut-être par la pression abdominale, s'évacue dans l'estomac d'où il en est expulsé par vomissements.

Dans l'état obstrué de l'iléon, le contenu de l'intestin grêle sera donc vomi. Personne n'a encore observé avec certitude que des éléments du gros intestin aient émigré jusque dans l'estomac. On n'a pas encore pu décider s'il se produit des mouvements antipéristaltiques. Nothnagel, tout au moins, n'en a pas observé dans la sténose artificielle de l'intestin du lapin. Mais il n'en est pas moins certain que l'intestin exécute des mouvements antipéristaltiques et qu'il les accomplit sous l'effet d'excitations anormales.

Mais qui pourrait nier que les décompositions, qui s'opèrent en amont de la sténose, ne produisent des substances anormales? Il est tout au moins très probable que l'antipéristaltique chasse le chyme putride en amont. Si l'on admet cela, le vomissement d'abondantes masses stercorales se comprendra plus facilement.

Lorsque la dilatation gazeuse des anses intestinales atteint une pression plus élevée, la péristaltique tumultueuse engendre bientôt sur certaines anses au moins une paralysie musculaire. La portion de l'intestin en aval de la sténose est paralysée la plupart du temps. Ce n'est que rarement qu'il s'en dégage des matières fécales liquides (le plus souvent dans l'invagination).

On ne sait absolument pas de quelle façon la sténose influence les parties profondes de l'intestin. Conformément à ce que nous venons de dire, les symptômes propres de l'intestin se comportent différemment suivant les cas. Ce qui est le plus variable, c'est l'influence d'une occlusion instestinale sur l'état général.

Alors que parfois la diminution des forces et les troubles de la circulation n'interviennent qu'au bout de quelques jours, nous voyons dans d'autres cas les signes du collapsus le plus grave intervenir au bout de quelques heures, tels que l'abattement, la faiblesse cardiaque, la cyanose.

Les variations des phénomènes dépendent en majeure partie de la nature de l'occlusion.

La simple obturation du canal intestinal est infiniment moins grave que celle de beaucoup de sténoses aiguës, que compliquent des altérations du péritoine (froncements, troubles nutritifs). Et c'est précisément

dans ces cas, que les phénomènes du duodénum (élévation de la péristaltique, météorismes, vomissements) sont
beaucoup plus graves que dans l'occlusion simple.

De nombreuses expériences nous autorisent à supposer que le cœur, les vaisseaux, les mouvements intestinaux et gastriques peuvent subir les plus puissantes
influences par la voie du péritoine. Une paralysie réflexe
du domaine splanchnique expliquerait le collapsus de
la façon la plus claire.

Météorisme. Dans une série d'états pathologiques le canal intestinal est plus ou moins dilaté par les gaz; il le sera
d'autant plus facilement que les parois abdominales
seront plus flexibles. On ne sait pas quelles sont les
variétés de gaz, qui encombrent les anses intestinales
dans le météorisme.

De même, nous sommes très pauvrement renseignés
sur l'échange des gaz dans le tractus gastro-intestinal
de l'homme. Et cependant il n'est pas indifférent de
savoir de quels gaz il s'agit, parce que chaque gaz passe
d'une façon plus ou moins facile dans le sang suivant
le coefficient d'absorption et les conditions spéciales de
ce liquide. Ainsi, l'oxygène et l'acide carbonique y
passent très aisément alors que l'azote et l'hydrogène
ne s'y combinent que difficilement.

Nous avons lieu de croire que la paroi intestinale
saine chasse d'abondantes quantités de gaz formé, partie
dans le sang, partie par l'anus sans qu'il se produise
une poussée considérable. Le tonus musculaire sain
est certainement assez puissant pour vaincre des tensions gazeuses même considérables. Malheureusement
nous ne sommes pas renseignés convenablement sur les

quantités et les pressions gazeuses qui agissent en l'occurrence.

Lorsque la paroi intestinale est malade, les gaz les plus difficiles à résorber seront le plus mal tolérés. C'est le cas de l'hydrogène qui est souvent tiré des hydrates de carbone, par suite de la fermentation butyrique que provoquent les microorganismes.

La question prédominante pour nous est de savoir pourquoi dans certains états les anses intestinales se trouvent ballonnées au multiple de leur volume normal. Nous nous refusons d'admettre comme concluante la formation de gaz difficilement assimilables qui se produiraient en quantités telles que toute élimination en deviendrait impossible. Car, d'après tout ce que nous savons, la production excessive de gaz n'est pas suffisante à elle seule pour entraîner le ballonnement anormal de l'intestin sain. Il n'y a même pas de parallèles à établir dans cet organe entre le météorisme et la formation des gaz.

Il est tout aussi peu démontré que par elle-même l'occlusion de l'intestin entraîne toujours le ballonnement.

On pourrait penser que ce phénomène s'établit parce que les gaz ne peuvent pas s'échapper en aval. Or, comme beaucoup d'exemples le démontrent, il ne peut pas en être question.

Mais il existe une corrélation parfaite entre la maladie de la paroi intestinale et le ballonnement. Nous le voyons à son maximum dans la péritonite ainsi que dans ces influences inexpliquées que la strangulation aiguë du péritoine exerce sur la paroi intestinale. Nous avons tout lieu de supposer que c'est dans la diminution du tonus musculaire qu'il faut en voir le plus puissant facteur.

Mais si la paroi intestinale cède sous la tension des gaz, le météorisme devra s'augmenter de par lui-même. Car, selon toute probabilité, c'est la circulation et implicitement la résorption des gaz qui sont atteintes dans le météorisme intestinal.

Il ne me paraît pas juste d'envisager les troubles de la circulation comme le phénomène le plus important dans la genèse du météorisme, parce qu'à ce moment la dilatation devrait atteindre l'intestin uniformément. Ce n'est pas le cas.

On trouve presque toujours quelques anses ballonnées et d'autres qui ne le sont pas. Et dans les sténoses, les anses les plus météorisées sont celles situées en amont de l'obstacle, et qui sont elles-mêmes étranglées. Or, en l'occurrence, ce sont les troubles du tonus qui sont les plus développés.

Enfin, comme Litten l'a fait observer, la ligature de l'artère mésentérique devrait entraîner le météorisme. Ce terrain une fois conquis et après avoir vu que la cause la plus importante du ballonnement réside dans l'état de la paroi intestinale, il en résulte que le météorisme se développera avec une facilité toute spéciale lorsque les décompositions anormales et les formations de gaz sont compliquées d'un affaiblissement de la paroi intestinale.

C'est ainsi qu'il se développe des météorismes faibles dans les dyspepsies, l'entérite, le typhus abdominal et les maladies du foie. De même qu'il s'en produit de graves dans la péritonite et la sténose intestinale.

Le météorisme hystérique est encore obscur; cepen-

dant, nous sommes tout à fait autorisés à l'attribuer à
une paralysie musculaire passagère et à une absorption
abondante d'air atmosphérique.

Lorsque l'intestin subit une déchirure à n'importe
quel endroit et que l'emplacement de la perforation ne
provoque pas une soudure de la région par voie inflammatoire, les gaz intestinaux pénètrent dans la cavité
abdominale, refoulent les intestins contre la colonne
vertébrale et voûtent la paroi abdominale en dehors
(météorisme péritonéal).

Cet état est directement mortel à cause de l'infection
de l'organisme, du collapsus que, pour des motifs encore
inconnus, la maladie même du péritoine entraîne après
elle. Même, le météorisme intestinal est un phénomène
très pénible, car le diaphragme s'élève bientôt, ses
mouvements en souffrent. La cavité pulmonaire en est
réduite et le ventricule droit est comprimé.

Pendant que l'activité intestinale de l'homme sain
se développe, sans être remarquée, elle peut engendrer
des douleurs de toutes sortes chez le malade.

D'abord, tous les ballonnements et les remplissages
de la cavité abdominale sont accompagnés d'une sensation d'encombrement qui se complique d'inquiétudes,
dès que le diaphragme se dilate.

Les mouvements péristaltiques et puissants des
intestins provoquent sans exception des douleurs connues sous le nom de coliques. Tout le monde les
connaît par la diarrhée; elles sont particulièrement
intenses dans les mouvements convulsifs qui se produisent en amont des endroits sténosés et dans les
coliques de plomb.

Où sont situés les nerfs responsables? On pourrait croire que le générateur de ces douleurs doit se trouver à l'intérieur de la paroi intestinale surtout dans les muscles, ou que ce pourrait être le péritoine.

On peut évoquer des analogies en faveur des deux hypothèses. Les muscles des extrémités, qui se contractent convulsivement, produisent des douleurs, et nous savons aussi d'ailleurs que le péritoine contient comme la plèvre, les méninges et la séreuse articulaire, des fibres douloureuses très sensibles. Presque chaque inflammation du péritoine provoque des douleurs violentes et particulières.

Les sensations douloureuses, c'est-à-dire les douleurs qui se présentent à la suite d'adhérences péritonéales sont imputables en tout cas à la séreuse. Dans toutes les maladies possibles, surtout les inflammations qui se développent dans la région du péritoine, notamment au foie, à l'estomac, ou à l'intestin, le péritoine est entraîné par un processus insidieux. Le tissu conjonctif inflammatoire se fronce alors et produit surtout pendant les mouvements des organes de nombreux tiraillements, et implicitement surviennent les plus violentes douleurs.

Toutes les maladies de l'orifice anal provoquent des sensations extrêmement désagréables. Dans les inflammations, ulcérations et enflures, il intervient de violentes douleurs chaque fois que les balles de matières fécales passent à travers le col rétréci et compriment les emplacements malades.

Ce qui est presque plus désagréable encore pour tous ces malades, c'est la sensation du ténesme, tendance ininterrompue et violente aux selles. Nous ne

savons pas comment il s'établit. En tous cas, il ne
dépend pas de la nature, mais du siège de la maladie,
c'est le symptôme classique des douleurs rectales.

C'est dans la dysenterie que se manifeste ce ténesme,
le plus fortement. Dans cette affection, les excitations
constantes provoquées par la modification inflammatoire
de la muqueuse rectale éveillent constamment la sensation pénible de l'envie des selles et la tendance à l'évacuation. Il faut s'y rendre. Et comme l'appétit du malade
est tombé au dernier degré, comme dans les courtes
pauses le rectum ne peut pas se remplir d'excréments,
on n'évacue le plus souvent dans ces défécations
pénibles que le produit de la muqueuse malade.

CHAPITRE V

LES ÉCHANGES ORGANIQUES

I

L'ALBUMINE

L'albumine de l'organisme animal représente l'agent vivant et actif en lui; elle est répartie dans les organes appelés aux fonctions les plus diverses.

La teneur d'albumine de chaque organe variera avec son activité en présupposant un apport suffisant de cette substance. Cette teneur sera élevée dans le développement actif de leurs fonctions et sera réduite dans le cas contraire. Il en résulte que la quantité d'albumine du corps tout entier sera subordonnée à l'activité totale des organes. Chacun y figurera dans la mesure proportionnelle de sa participation au reste du corps.

Par suite, lorsqu'un organe passe d'un degré d'activité à un autre plus élevé, il assimile de plus grandes quantités de substances nutritives. Il emprunte de l'albumine à la nourriture générale, agrandit et augmente ses cellules. On ne connaît pas le détail de ce processus.

On ignore encore jusqu'à quel point la molécule d'albumine ingérée est absorbée par le protoplasma, jusqu'à quel point cette molécule est dédoublée et comment l'albumine nouvelle est engendrée de son produit.

Ce dernier processus est le plus probable, car toute variété d'albumine suffit pour faire surgir les matières les plus variées du protoplasma.

Lorsqu'un organe se maintient à un certain degré d'activité, il conserve son quantum d'albumine qui, sans doute, varie dans chaque organe.

Pour conserver à tous les organes une quantité d'albumine correspondant à leur fonction, il faut que l'organisme absorbe journellement un minimum déterminé d'albumine en dehors des substances non azotées. On ne peut comprendre ce fait qu'en admettant une véritable consommation de substances par l'activité de nos organes et par suite un ravitaillement nécessaire.

Les considérations qui se rattachent à la question de la croissance sont applicables à la nature de cette compensation.

On ne sait pas exactement où se produit la consommation. Il est probable qu'elle se fait partout ; mais on ignore pour combien chaque organe participe dans l'usure totale. Elle est plus élevée lorsque l'organisme se nourrit par l'intestin que s'il souffre de la faim.

Lorsque le corps conserve un fonctionnement d'un degré déterminé, et s'il absorbe avec son minimum d'albumine une quantité de matières non azotées, suffisante pour couvrir son besoin de calories, il éliminera autant d'azote qu'il en aura absorbé (équilibre azoté).

La teneur en albumine ne dépend pas seulement de l'activité des organes, mais aussi de la quantité reçue et ce jusqu'à un certain point.

Lorsque l'organisme s'est équilibré en azote par l'in-

troduction de la quantité nécessaire d'albumine, et
qu'il en absorbe en supplément, il se fera en lui un
dépôt d'albumine ; mais on ne sait pas dans quel
organe. Bientôt après cependant, l'équilibre azoté se
rétablira. On peut donc par l'introduction d'albumine
élever sa teneur dans l'organisme jusqu'à un certain
degré. Mais ce degré ne sera pas trop éloigné de la
moyenne ; d'abord parce que le corps rétablit son équilibre azoté avec n'importe quelle quantité d'albumine
et qu'ensuite des quantités trop grosses ne peuvent
absolument pas être assimilées à cause des dispositions
de l'intestin de l'homme. Lorsque l'équilibre azoté s'est
rétabli à nouveau toute l'albumine introduite au delà du
nécessaire sera dissociée. La partie azotée sera éliminée
sous forme d'urée ; nous verrons plus loin l'attitude
des corps non azotés en présence des graisses et des
hydrates de carbone introduits.

Lorsque le corps ne reçoit pas le minimum d'azote,
sa teneur en albumine diminue, il élimine plus d'azote
qu'il n'en reçoit. Les organes se dépriment. Lorsque
cette dépression a atteint un certain degré, les fonctions
organiques s'arrêtent et la mort intervient.

Cet état d'inanition se présente dans deux cas :
d'abord dans le manque absolu de nourriture, et ensuite
dans le dénuement partiel, c'est-à-dire lorsque l'organisme reçoit moins d'aliments que n'en exige sa consommation.

En l'occurrence, il y a deux circonstances à distinguer : ou bien le corps, qui reçoit un nombre suffisant
de calories, n'en reçoit pas assez sous forme d'albumine ;
ou bien il ne reçoit pas assez d'albumine sans compensation calorigène d'autre provenance.

Il n'y aurait en réalité qu'à examiner ici les variations des échanges d'albumines, mais ces deux catégories de la faim ne sauraient être séparées pratiquement dans la pathologie. Car si les malades absorbent trop peu d'éléments nutritifs, cela s'exprime forcément par un déficit d'albumine et d'autres matières non azotées, mais calorigènes comme on le voit par l'intensité finale des deux catégories en question. L'inanition partielle et totale se rencontrent aussi bien l'une que l'autre chez le malade, quoique la première soit beaucoup plus fréquente que la seconde.

L'absorption de nourriture est totalement abolie dans certains troubles psychiques ou chez les malades atteints d'un étranglement infranchissable des voies alimentaires et chez ceux qui vomissent tout.

On observe l'inanition partielle dans toutes les nombreuses maladies compliquées du manque d'appétit, de vomissements ou de mauvaise résorption par l'intestin. Dans ces cas, tout dépendra de la quantité qui aura pu être résorbée, laquelle est extrêmement variable. Aussi trouvons-nous tous les degrés d'inanition partielle, depuis l'inanition presque absolue jusqu'à l'équilibre d'azote. Dans de nombreuses maladies, l'inappétence finit par entraîner la mort.

L'attitude des échanges organiques dans chaque cas ne saurait être décrite d'une manière générale. La teneur d'albumine et la nutrition antérieure de l'individu ont autant d'importance que la nature et la quantité des aliments qui sont encore absorbés, ainsi que le degré de travail ultérieur de l'organisme.

Il n'est qu'une chose que l'on puisse dire avec certitude et qui est caractéristique pour ces états : c'est que le dédoublement des aliments n'est pas plus fort chez celui qui a faim que chez un autre individu sain et de force égale, d'une teneur identique en albumine et graisse, et qui vivrait dans les mêmes conditions.

Influences pathologiques sur le développement de l'albumine. Par contre, nous trouvons dans certaines maladies des influences pathologiques altérant la transformation de l'albumine de façon que cette réduction dépend d'une cause tout autre que dans l'état normal.

Lorsqu'on introduit chez ces malades la quantité reconnue suffisante d'albumine avec celle de substances non azotées et suffisamment caloriques, l'équilibre d'azote ne se rétablit pas pour cela. Lorsqu'ils ont faim, leur élimination d'azote est de beaucoup plus grande que chez l'homme sain dans le même état.

Dans certains cas, l'introduction abondante de matières azotées et non azotées permet peut-être de compenser la perte d'albumine. A ce moment, il leur en faut de plus grandes quantités qu'aux personnes saines, mais généralement cela ne réussit pas non plus.

On rencontre ces conditions dans la fièvre, ou plutôt dans presque tous les états compliqués d'une élévation fiévreuse de la température. Dans certaines maladies infectieuses chroniques, par exemple la tuberculose, dans les anémies de forme grave, les tumeurs malignes (cancers), ou dans les empoisonnements (phosphore), dans ces états, la transformation intense de l'albumine a été démontrée. Il est probable qu'il en est de même dans de nombreuses autres maladies portant l'empreinte de la cachexie, comme par exemple la sclérodermie et le lichen rouge.

Le poids du corps de ces malades baisse conti-

nuellement. L'albumine y joue un rôle beaucoup plus
grand que la graisse.

On ne saurait dire quels sont les organes qui éliminent le plus d'albumine. Il existe bien des recherches
sur la participation individuelle des tissus au poids total
du corps chez les hommes sains et chez les enfants atrophiés. Les résultats ont démontré que certains organes,
surtout les muscles, la peau et l'intestin sont largement représentés dans la perte totale, c'est-à-dire dans
une proportion de 87 p. 100 contre 13 des autres organes.
Il est visible que les organes, dont les fonctions se maintiennent, le font aux dépens des autres (le cœur et le
cerveau), et la mort ne survient que lorsque cet état ne
peut plus durer; mais ce n'est là qu'un cas tout spécial.
On se sait pas si les cancéreux et les fiévreux se
comportent comme les enfants atrophiés; ce n'est
même pas probable, car chez ces enfants c'est la graisse
qui est surtout atteinte, alors que chez les autres,
c'est l'albumine.

On ne connaît pas avec certitude comment la décomposition supérieurement anormale de l'albumine est
produite. On suppose que le facteur pathogénique sécrète des toxines et que celles-ci provoquent directement
la décomposition de l'albumine, comme le fait par
exemple le phosphore.

Cette supposition est appuyée par la présence, dans
ces maladies, de l'état comateux, si souvent imputable
à des effets toxiques. Nous dirons un mot plus tard sur
le processus de la décomposition de l'albumine dans
ces affections.

L'intensité du danger, qui menace finalement les
échanges dans les maladies cachectiques, dépendra du

taux de la perte en azote. Cette perte sera aussi bien déterminée par l'intensité du processus pathologique que par la teneur du corps en albumine et en matières non azotées.

Nous savons en effet que le corps a besoin, en dehors de l'introduction de l'albumine, d'éléments hydrocarbonés et de graisses pour couvrir ses besoins de calories.

Il peut le faire en partie par une introduction supplémentaire d'albumine, mais cela n'avantage pas la situation des substances non azotées.

Lorsque l'organisme fonctionne avec un déficit d'azote, la gravité de cette moins-value dépendra des provisions qu'il renferme encore soit en nourriture, soit en substances quelconques pour parer à ses besoins de calories.

Si cela n'est pas, ou ne l'est que dans des proportions insuffisantes, il sera contraint à décomposer ces matériaux azotés et la décomposition d'albumine s'accélérera. Il faut tenir compte aussi de la teneur en albumine que l'organisme contenait antérieurement à la maladie cachectique.

Si l'organisme ne jouissait à ce moment que d'une introduction minime d'albumine ou bien, si la production de ses organes était médiocre, c'est-à-dire si sa teneur en albumine était petite, il supportera d'autant plus mal une réduction consécutive. C'est ce que le médecin devra considérer avant tout, vu son importance.

En dehors des modifications quantitatives de la décomposition d'albumine, il se produit chez les malades des troubles qualitatifs de l'élimination azotée.

Chez les gens sains, l'azote est représenté dans l'urine

au taux de 85 p. 100 en urée. Les autres 15 p. 100 se
répartissent en ammoniaque, créatinine, acide urique,
corps xanthiniques. Dans les maladies, ces proportions
se trouvent modifiées.

Tout d'abord, l'élimination proportionnelle de l'azote
ammoniacal se trouve augmentée. Lorsque des acides
irréductibles sont introduits dans l'organisme des carnivores, ou bien s'y développent, les acides s'emparent
de l'ammoniaque tant qu'il circule sous forme de carbonates ou d'urates, c'est-à-dire avant la synthèse
urique. En même temps, l'organisme se trouve pro-
tégé contre les effets acides et la perte en ammoniaque fixe. C'est ainsi que l'élimination ammoniacale
de l'homme sain augmente relativement toujours dans
l'augmentation de nourriture composée de viande (la
viande fournit toujours une cendre acide) et ensuite
dans les cas de diabète compliqué d'albuminurie
élevée, ainsi que d'une augmentation de formation
d'acides organiques (acide diacétique et acide bétaoxybutyrique).

Même dans l'empoisonnement par le phosphore, on
trouve généralement une augmentation relative d'azote
ammoniacal.

Le degré de l'augmentation est très variable. On a
constaté un degré d'azote ammoniacal allant jusqu'à
17 p. 100 contre 4 à 6 p. 100 qui est la normale.

Là aussi, il se produit des acides en plus grande quantité. D'abord les acides minéraux de l'albumine décomposée (acide sulfurique, acide phosphorique), ainsi que
les acides organiques, acides lactiques, et les acides
oxyaromatiques passent dans l'urine. L'alcalinité du
sang est diminuée. Ces acides aussi dérivent de l'albu-

mine ; mais on ignore complètement où et comment ils se produisent.

Les conditions de la cyrrhose atrophique aiguë du foie offrent une grande similitude avec ces affections. Là aussi on a trouvé un cas accusant jusqu'à 37 p. 100 de l'albumine éliminée sous forme d'ammoniaque. Là encore l'urine contient des acides organiques.

Les états où l'on retrouve en même temps de grandes quantités d'acide carbonique ne se bornent pas à ces maladies. Ces acides se produisent toujours lorsque l'albumine du corps se décompose en grandes quantités. Tout processus anormal de décomposition peut avoir un effet particulièrement propice à cette production.

Nous avons vu que la formation d'acides organiques dans le corps est la cause principale de l'apparition de l'ammoniaque. On ne saurait en douter. Car on arrive souvent à limiter la quantité, dès que l'on introduit dans l'organisme d'autres alcalins tels que le bicarbonate de soude.

Il n'est pas dit pour cela que dans tous les cas en question, la dominante sera une présence d'acides. En tout cas, les acides connus jusqu'ici ne sont pas suffisants et on peut en soupçonner d'autres. Entre la présence des acides et l'augmentation d'ammoniaque, il n'y a pas de comparaison à établir, car dans une série de maladies, on pourrait expliquer d'une autre façon les éliminations ammoniacales.

Dans ses célèbres recherches, Frerichs a le premier attiré l'attention sur la modification des urines dans la cyrrhose du foie. Il a démontré que dans cette maladie caractérisée par la rapide disparition de la glande en question, la proportion d'urée était diminuée dans

l'urine, et que d'autres corps d'une organisation plus
élevée et azotée comme la leucine et la tyrosine étaient
éliminées de l'organisme. Cette observation fondamentale s'est trouvée plusieurs fois confirmée depuis, dans
des maladies tout autres que l'affection remarquable
qui nous occupe. Même dans l'empoisonnement par
le phosphore, on a vu des éliminations d'azote au-dessus de 50 p. 100, et ces éliminations ne se faisaient pas
sous forme d'urée, mais sous celle d'autres corps comme
l'azote ammoniacal et l'acide amylique. Même dans
d'autres maladies du foie, on a remarqué une diminution
relative de formation d'urée.

La nature des échanges n'est pas modifiée dans les différentes formes de l'atrophie du foie d'une manière égale.

Au contraire, ces différences paraissent beaucoup plus
déterminées par le stade et l'intensité du processus
pathologique, que par sa nature. On voit apparaître ces
produits azotés d'une richesse abondante, parallèlement
à l'atrophie du foie. Cette destruction du viscère se
produit très rapidement dans la cyrrhose du foie et
beaucoup plus lentement dans l'empoisonnement par le
phosphore. On n'a pas encore pu, d'une façon certaine,
établir comment la fonction du parenchyme hépatique
se comporte dans le cours d'une inflammation chronique.
Toutes les données quantitatives sur sa diminution font
défaut. Nous n'avons qu'à nous rappeler combien le
foie se régénère rapidement.

Mais il ne faut pas oublier que le foie est certainement le centre de production de la formation d'urée.

Dans cet organe, l'urée se produit par l'acide amylique
et les sels ammoniacaux. On ne sait pas encore si le
même processus a lieu dans d'autres organes.

Le fait que dans les maladies du parenchyme hépatique il se produit des matières azotées dans l'urine au lieu d'urates s'accorde très bien avec ce principe.

Minkowsky a trouvé chez des oiseaux privés du foie de l'ammoniaque et de l'acide lactique en proportions équivalentes au lieu de l'urée.

Comment peut-on s'expliquer la présence chez l'homme de la leucine, la tyrosine, et d'acides azotés et non azotés? Il est difficile d'émettre un jugement là-dessus. Les conditions sont là très compliquées, relativement à celles des expériences sur les animaux. Chez ceux-ci, le parenchyme hépatique fait défaut. Chez l'homme, on ignore de combien il a diminué. De plus, le processus de la décomposition normale de l'urine nous est encore inconnu.

Nous ne savons que peu de choses sur les matières servant d'intermédiaires. Il est certain qu'une partie de celles-ci se produisent chez l'homme sain, soit dans l'intestin (tyrosine et leucine), soit dans les échanges intermédiaires (ammoniaque), et ne sont pas éliminées comme telles, c'est-à-dire qu'elles sont transformées par les organes.

On pourrait s'imaginer que ce processus est suspendu, à cause de la maladie du foie. Cependant cette théorie se heurte à des difficultés. Le foie pathologique n'a jamais perdu la propriété de former de l'urée, même si l'on trouve ces matières dans l'urine. Au contraire, il en produit au point de vue absolu, plus que le foie sain. Seules les conditions quantitatives de l'azote sont modifiées.

C'est surtout à l'activité défectueuse du foie qu'il faudra rapporter l'ammoniaque et l'acide lactique.

Cependant nous avons déjà vu que précisément l'apparition de l'ammoniaque a encore une autre signification.

On pourrait penser aussi que la leucine et les acides aromatiques se forment dans la destruction du foie lui-même qu'ils ne sont plus alors transformés et apparaissent dans les urines. On ne saurait encore rien décider entre ces deux contingences.

Il existe des recherches variées sur la façon d'être des autres matières qui, dans la décomposition des albumines, se produisent sous une forme azotée. Nous pouvons nous dispenser d'en parler, car leur interprétation n'enrichirait pas nos connaissances des processus pathologiques.

Nous dirons simplement que dans la leucémie l'acide urique a toujours été trouvé en augmentation.

Toutefois, cela est encore inexpliqué, mais gagne en importance, peut-être, en présence de la théorie d'Horbaczewski, qui dit que l'acide urique provient des noyaux, ou plutôt principalement des noyaux des leucocytes.

Suivant une vieille coutume, nous ajouterons quelques remarques sur la goutte.

11

LA GOUTTE

Dans le cours de la goutte, il se dépose des urates sur les surfaces hyalines et fibrillaires ainsi que sur les tendons dans les tissus conjonctifs sous-cutanés et intra-musculaires et dans le rein.

C'est là que réside la caractéristique de cette affec
tion.

A ce phénomène vient s'ajouter une série de modifications inflammatoires; surtout le développement d'une
néphrite interstitielle et souvent d'une cachexie grave.

Nous savons, par les importantes recherches d'Ebstein, que les dépôts ne se développent que dans le
tissu complètement nécrosé. On trouve ces foyers
nécrosés dans les organes précités aussi bien dans la
gouttè humaine que dans celle produite expérimentalement sur les oiseaux. Malheureusement, nous ne
sommes pas renseignés sur les conditions dans lesquelles cette nécrose histologique se produit. Ebstein
l'attribue à l'effet toxique de l'urate de soude dissous
et circulant en grande quantité et appuie cette hypothèse sur le fait que, chez les oiseaux, ces parties
nécrosées apparaissent dans tous les organes possibles
après la ligature de l'uretère. Seulement chez les
oiseaux, l'influence ne serait due qu'à l'acide urique.
L'hypothèse d'Ebstein présuppose un trop-plein d'acide
urique dissous dans le sang des goutteux. Nous allons
démontrer qu'on ne sait pas avec certitude si ce
surplus existe.

Contrairement à cette théorie, Pfeiffer croit que la
cause des nécroses est dans des traumatismes. En
effet les dépôts se trouvent toujours à des endroits
particulièrement exposés à des lésions mécaniques telles
que les mains et les oreilles. Sans doute nous n'avons
pas à nous dissimuler, que les traumatismes dont il
s'agit ici ne produisent jamais de nécroses histologiques
chez l'homme en général. Donc l'hypothèse de Pfeiffer
exigerait des propriétés particulières des tissus gout-

teux. Cela rend la question plus compliquée encore.
Il nous paraît à nous plus probable que les origines en
sont bien différentes et totalement inconnues.

Il est un fait, c'est que les urates ne se déposent que
dans les parties nécrosées. Or comment se fait-il que
des parties histologiques nécrosées se comportent d'une
façon aussi singulière ? Ce n'est cependant pas leur
habitude.

Ne connaissons-nous pas de nombreuses maladies où
il se forme des nécroses des tissus les plus différents,
sans que nous trouvions jamais de dépôts de sel
urique? Il n'y a que le phosphate et le carbonate de
chaux que l'on y trouve déposés parfois. Il en résulte
que dans la goutte, les conditions de l'acide urique
doivent être modifiées d'une façon caractéristique
quelconque.

On pourrait admettre il est vrai que la quantité
d'urates est considérablement augmentée dans le sang.
C'est ce que dit la vieille et célèbre théorie de Garrod.

En effet, on a trouvé parfois dans le sang des goutteux
de petites quantités d'acide urique. Et comme le
sérum des gens sains n'en contient que des traces
à peine appréciables, ces constatations signifient une
augmentation.

Mais on observe aussi de l'acide urique dans un
grand nombre d'autres maladies du sang, par exemple
dans l'anémie, la pneumonie, la néphrite. Par conséquent, ces découvertes n'ont rien de caractéristique et
il n'y aura rien à en conclure tant que les expériences
quantitatives plus étendues feront encore défaut.

L'attitude de l'urine chez les goutteux peut-elle nous
donner une indication sur le sérum sanguin? Ne nous

arrive-t-il pas souvent de conclure de certaines modi fications de l'urine, à la composition du sang? Auparavant lorsque l'on croyait que dans cette maladie, le rein était primitivement attaqué, il n'y avait pas lieu de se renseigner par des analyses d'urine, car on ne savait jamais à quel point, les modifications de la composition de l'urine pouvaient être déterminées exclusivement par les troubles fonctionnels du rein. Aujourd'hui, cette difficulté est vaincue. Dans les nombreux cas de goutte régulière, le rein travaille certainement longtemps d'une façon complètement normale. Malgré cela, l'analyse des urines n'a encore rien fourni de nouveau pour la goutte.

Cela provient de ce que de nombreux résultats ont été obtenus à l'aide de cette malheureuse méthode de Heimtz. Ils sont tous inexacts. L'excellente méthode de Salkowsky n'a pas non plus donné des résultats, s'écartant beaucoup des urines normales. Cela n'autorise pas à conclure que les proportions d'acide urique soient normales dans l'urine des goutteux, car les recherches à l'aide de cette dernière méthode ne sont pas encore suffisamment étendues ni détaillées. A cela vient s'ajouter le fait que toute la question de l'acide urique est entrée dans une nouvelle phase à la suite des recherches de Horbaczewski qui ont démontré la provenance de l'acide urique des noyaux, et par suite probablement de cellules mortes.

Donc, jusqu'à présent, nous ne savons véritablement pas encore si dans la goutte il se forme en permanence de l'acide urique, en quantité anormale. Et quand cela serait certain, on ne comprendrait pas encore pourquoi l'acide urique se dépose en cristaux dans les parties his-

tologiques nécrosées. Chez les leucémiques, il se produit
bien aussi des nécroses histologiques. Chez eux, on
trouve aussi de l'acide urique en abondance; mais il ne
se dépose pas.

Dans les parties nécrosées des goutteux même, il
doit se passer quelque chose de particulier. Ils ont la
propriété spécifique de déposer des urates. Cette propriété pourrait être ramenée à plus d'une cause. L'acide
urique des goutteux pourrait circuler d'une manière
qui facilite aisément la sécrétion. Pfeiffer estime l'avoir
démontré. Cependant les résultats de ces recherches
n'ont pas rencontré une approbation générale. Car elles
ont été basées le plus souvent sur des méthodes insuffisantes (Heintz!). De sorte qu'on sera moins disposé
que jamais à discuter sur les propriétés de l'acide urique,
surtout aujourd'hui où l'on acquiert des connaissances
précises sur les vrais motifs de cette sécrétion.

De deux choses l'une : ou bien les places nécrosées
attirent l'acide urique qui circule à l'état normal ou en
abondance et cela pour des raisons inconnues; ou bien
alors c'est dans les foyers nécrosés ou plutôt dans leur
entourage que l'acide urique se produit en quantités
anormales et cela d'une façon spéciale. On pourrait
s'imaginer bien d'autres raisons encore. En tous cas on
ne sait rien d'absolu. Mais la nature des foyers nécrosés
doit jouer un grand rôle.

Ce n'est pas en nous occupant des circonstances où la
goutte se produit, que nous dissiperons les ténèbres qui
planent sur sa vraie nature. Nous savons que les dispositions goutteuses sont héréditaires au premier chef, et
que peut-être les excès de nourriture, l'alcoolisme, peut-
être aussi le saturnisme chronique, favorisent le déve-

15

loppement de ces prédispositions. Mais ces trois facteurs indépendants les uns des autres n'ouvrent aucune nouvelle perspective à la connaissance de la maladie.

Dans le cours de la goutte, il se produit souvent des accès qui, par leurs symptômes frappants, ont attiré dès le début l'attention des savants.

Soudainement, ou après certains prodromes indéterminés, il se manifeste une violente douleur dans une articulation, le plus souvent dans une articulation phalangienne, du métatarse, de l'orteil. Il se forme une inflammation de ce doigt et de sa région, compliquée d'un œdème cutané considérable. Au bout de quelques heures, ou de quelques jours, tout a disparu, à tel point que l'autopsie ne révèle rien. Ces accès se répètent à des intervalles différents et de façon irrégulière.

Par quoi sont-ils déterminés ? Tout le monde est d'accord sur ce point que l'inflammation peut être provoquée par l'acide urique. Ebstein et Pfeiffer ont démontré que l'accumulation et la dissolution concentrée d'acide urique provoquent des douleurs et des irritations. Si les accès de goutte se présentent de cette façon, il faut que dans leur cours l'acide urique circule en grande quantité, ou qu'il se forme rapidement à certains endroits, s'y engorge ou s'y sécrète.

Les communications précitées sur l'augmentation des urates dans le sang ne se rapportent en effet qu'aux périodes d'accès. En dehors d'eux, Salomon n'a jamais trouvé ce corps dans le sang des goutteux.

On ne saurait déterminer encore comment il se fait qu'au moment de l'accès les urates pénètrent en quantités exagérées dans le sang; sont-ils à ce moment-là de formation surabondante ou bien se dissout-il une quantité préexistante d'acide urique sous l'influence des alcalins ? Pfeiffer opine dans ce dernier sens et il le démontre en disant que les accès de goutte se trouvent suspendus sous l'action des alcalins, et cela très rapidement, et que sous l'influence des accès les concrétions tophacées diminuent de volume.

Mais nous n'avons pas à nous dissimuler que les rapports entre l'élimination d'acide urique et les accès douloureux ne sont rien moins que certains. Il faut se rappeler que la plupart des tophus se développent sans provoquer de douleurs, exactement comme l'acide urique qui peut circuler dans le corps de certains autres malades et cela même en grande quantité.

On ne sait guère mieux pourquoi les inflammations goutteuses s'adressent de préférence aux articulations métatarso-phalangiennes ou de l'orteil, sans parler des autres phénomènes, dont les rapports avec la goutte ne sont pas davantage élucidés.

Il est encore douteux que des expériences détaillées sur les dépôts d'urates et les accès douloureux puissent soulever les ténèbres qui entourent tous les phénomènes si variés du processus, pas plus que nous arriverons à comprendre la génèse de la néphrite interstitielle ainsi que la cachexie si remarquable.

Qui sait s'il n'y a pas au fond de tout cela quelque chose de mystérieux dont nous n'avons pas le moindre soupçon ?

III

LA GRAISSE

Lorsque l'organisme renferme sa quantité voulue d'albumine, il peut couvrir son besoin supplémentaire de calories par la décomposition des matières les plus variées.

La graisse et les hydrates de carbone servent indifféremment à ce but et se substituent l'un à l'autre selon leur valeur isodynamique. On ne sait pas avec certitude comment l'albumine introduite en excès se comporte ; en tous cas cet excès sera converti en résidu partie azotée, partie non azotée.

La partie azotée est éliminée du corps sous forme d'urée. Suivant une théorie, la partie non azotée se comporte exactement comme les graisses et les hydrates de carbone ; suivant une autre, elle est encore soumise à une décomposition rapide et protégerait ainsi les graisses et les hydrates de carbone. Peu importe pour l'effet terminal que l'une ou l'autre de ces théories soit la bonne ; car, en tous cas, les matières non azotées introduites à l'excès dans le corps y seront déposées sous forme de graisse. Les graisses se déposent directement comme telles. Les hydrates de carbone produisent de la graisse probablement tirée de la fraction non azotée de l'albumine. Mais quant à savoir leur attitude future, les avis sont partagés.

Il est d'une très grande importance de savoir que ce dépôt et cette transformation de la graisse sont essentiellement indépendants des échanges de l'albumine. Le corps peut, lorsque l'introduction est disposée en conséquence, augmenter en graisse, diminuer en albumine, et finir par succomber sous l'influence de la couche adipeuse et de l'absence d'albumine.

Il se produit chez l'homme des phénomènes pathologiques compliqués d'une accumulation excessive de graisse. La graisse se dépose alors dans les tissus sous-cutanés, mésentère, péricarde, foie et autour du rein. On ignore d'où provient la préférence pour ces régions.

Accumulation excessive de graisse.

Ces dépôts adipeux peuvent provenir d'abord d'une disproportion entre l'absorption et la consommation. Par suite, on trouve de riches accumulations de graisse chez les hommes qui, absorbant une quantité suffisante d'albumine, en reçoivent des proportions plus fortes en graisse et hydrate de carbone. Avec cela, ces hommes consomment peu, n'exécutent que de rares mouvements musculaires et ne sont pas soumis à de fortes dépenses de calories.

Parmi les aliments, les hydrates de carbone sont certainement les plus dangereux parce qu'on les ingère en plus grande quantité. La consommation exagérée d'alcool favorise les dépôts de graisse ; il sera décomposé rapidement comme tout corps avide d'oxygène et protégera la graisse de la décomposition, et même il ralentira tout le processus de transformation organique. En tous cas, l'alcool rend l'homme paresseux et réfractaire aux mouvements musculaires.

Parmi les boissons alcooliques, nous citerons au premier chef la bière, à cause de sa teneur énorme en hydrate de carbone.

Les causes mentionnées sont certainement de la plus haute importance ; elles suffisent parfaitement dans une série de cas à expliquer la production d'abondants dépôts de graisse. La question est de savoir si elles sont les seules efficaces ou bien si d'autres y ajoutent leur contingent.

D'après les expériences des médecins, il paraîtrait que certains individus se comportent différemment, malgré une ingestion et une consommation égales, et que, placés dans les mêmes conditions, l'un engraissera plus facilement que l'autre. Néanmoins, le moment n'est pas venu de se prononcer attendu que les expériences minutieuses font défaut, et qu'il faut des connaissances très profondes de toutes les circonstances pour pouvoir juger des phénomènes issus d'une foule d'influences minimes qui prennent un long temps pour être réunies et classées.

Nous ne savons donc pas avec certitude si, dans certains cas, les anomalies propres des échanges, le dépôt de graisse sont favorisés pathologiquement. Par une prédisposition semblable, la destruction de la graisse pourrait être diminuée au-dessous de la normale, de sorte qu'il se constituerait un dépôt de graisse malgré une ingestion moyenne de substances non azotées.

L'observation des malades milite en faveur de cette théorie ; nous voudrions surtout parler des malades qui, dans leur enfance, ont déjà accusé des dépôts excessifs de graisse, et rappeler l'importance des influences héréditaires et de l'anémie dans ces dépôts adipeux.

Il est indubitable que la possession d'un dépôt de graisse est désirable pour l'homme sain, car cela constitue un fond de réserve pour les périodes de misère et diminue les besoins de calories. L'accumulation de graisse ne devient pathologique que lorsqu'elle gêne son sujet. On voit donc que l'état sain et l'état pathologique ont un point de contact, mais ce n'est que dans certaines circonstances.

Dans d'autres cas, l'anomalie constitutionnelle qui détermine l'embonpoint peut être pathologique depuis le début ; c'est alors que les troubles de l'obésité ne sont pas une manifestation directe de l'état lui-même, mais des causes qui y ont présidé.

Il n'y a pas à contester *a priori* que les dispositions maladives ont, de leur côté, modifié les échanges de telle façon que la teneur en albumine s'en trouve diminuée. Il faudrait bien, au contraire, se représenter que le tissu adipeux pathologique a une influence délétère, similaire au cancer, par exemple. Le centre, d'où tous ces phénomènes rayonneraient, ne serait plus alors l'ingestion et la consommation de la graisse, mais une affection des échanges ou des tissus adipeux.

Cependant cela n'a jusqu'ici que la valeur d'une hypothèse. Ce qui est certain c'est que les obèses sont généralement peu résistants et succombent facilement aux influences pathologiques, comme par exemple les infections.

L'accumulation de graisse dans la région rénale et du mésentère bombe le diaphragme. La respiration est diminuée, l'augmentation du poids du corps, qui atteint souvent un degré extrême, en alourdit la mobilité, les malades deviennent paresseux, les muscles s'atrophient, d'où la disproportion entre le poids mort, et la force motrice se trouve augmentée. Les mouvements musculaires deviennent plus rares. D'après tout ce que

nous savons, l'activité des échanges de la circulation et
de la digestion s'en trouve diminuée dans de fortes proportions. La graisse pénètre entre les fibres musculaires
du cœur. On prétend même que ces fibres finissent par
disparaître. Il faudrait dans ce cas accorder au tissu
adipeux pathologique un caractère directement pro-
gressif, exactement comme au tissu conjonctif dans le
sarcome. Mais ce n'est là qu'une hypothèse.

Les difficultés cardiaques se présentent au premier
plan et il est rare qu'elles ne soient pas déterminées
par de l'artério-sclérose. Le plus souvent, l'origine en
est obscure. Dans une nombreuse série de cas, les
obèses deviennent anémiques. Cela aussi doit contribuer à la genèse des troubles cardiaques. Nous ne connaissons pas encore l'origine de cette anémie. Il est à
regretter que nous ne soyons pas mieux renseignés sur
les conditions intimes des échanges organiques chez les
obèses.

On rencontre toujours une diminution de graisse
lorsque le corps consomme plus d'énergie qu'il ne lui
en parvient. Tous les états, que nous avons mentionnés,
et qui entraînent l'inanition, ressortissent de ce principe. La force de l'amaigrissement dépend des circonstances qui déterminent la diminution d'albumine. La
dominante sera la quantité de calories résorbée, la
réserve de graisse ainsi que les mouvements du corps.

On ne sait rien de précis sur les influences pathologiques délétères exercées sur le tissu adipeux qui ne
seraient pas imputables aux causes précitées.

IV

LES GLUCOSURIES

L'urine de l'homme sain contient des traces de dextrose. Sa quantité augmente souvent. Chez un certain nombre d'individus, un repas très sucré y suffit déjà. Les quantités nécessaires pour provoquer cette élimination physiologique varient suivant les individus. Si l'on a ingéré du sucre de canne, il passera dans l'urine avec ses dérivés; si c'est du sucre de raisin il y passera de la dextrose. Si l'on introduit de grandes quantités d'autres variétés de sucres (sucres de lait ou de fruits), ils passeront dans les urines. Dans tous les cas, cela se produira parce que, après les repas en question, le sang contiendra plus de 0,1 à 0,2 p. 100 de sucre (glucosurie alimentaire).

En général, l'organisme sain a la faculté d'éliminer de grandes quantités de sucre par le sang. Malgré nombre d'objections, on est autorisé à admettre que le foie participe largement à cette élimination de sucre. Lorsque son pouvoir réducteur se trouve insuffisant en présence des quantités de sucre introduites, on trouve de la dextrose dans les urines.

Que je sache, l'activité du foie est déterminée certainement par le fait que l'on peut injecter de grandes quantités de sucre dans les vaisseaux mésentériques sans en retrouver dans les urines. Mais cela ne suffit pas pour proclamer le foie seul gardien de la teneur du sang en sucre. Il est vrai que la dextrose injectée dans les veines du corps se retrouve rapidement dans les urines. Toutefois, cela n'enlève pas aux autres organes l'importance qu'ils peuvent y jouer ; au contraire, elle est à admettre *a priori*, car dans ce processus le sucre doit aller fatalement dans le rein. Ce qu'il faudrait faire, ce serait plutôt d'introduire de la dextrose dans les artères organiques et voir si elle disparaît alors.

Mais lorsque les tissus réducteurs n'arrivent plus assez rapidement à maintenir dans le sang la teneur de sucre à 0,1 ou 0,2 p. 100, ce sucre passera dans les urines sans que le rein soit modifié.

Indépendamment de ce cas spécial (ingestion excessive de dextrose), l'augmentation du taux de sucre dans le sang, c'est-à-dire la glycémie suivie de glucosurie, est une circonstance très fréquente et se produit aussi bien dans les conditions pathologiques, que dans les opérations expérimentales. Il s'agit principalement des intoxications à l'aide de nombreuses substances, de maladies infectieuses et lésions du système nerveux, surtout dans la région du quatrième ventricule.

Aussi fréquent que soit ce phénomène, aussi peu l'on est renseigné sur sa cause. Il est certain que les glucosuries provoquées expérimentalement sont pour la plupart accompagnées de l'intégrité des nerfs splanchniques et de la présence de glucogènes dans le foie.

Ce viscère a en tous cas perdu jusqu'à un certain degré sa propriété d'éliminer le sucre du sang intestinal.

Lorsque, au cours d'une glucosurie expérimentale, on injecte du glucose dans une veine mésentérique, il apparaît rapidement dans les urines en grande quantité.

Malgré cela, il faut certainement renoncer à la supposition si séduisante que les glucosuries expérimentales sont déterminées par une transformation rapide du glucogène du foie en sucre, suivie d'une invasion du sang par cette substance.

Cette hypothèse est à rejeter pour certaines formes comme par exemple dans le diabète par ligature chez le chat. Car, vers la fin de cette expérience, le glucogène du foie n'était pas au-dessous de la normale.

On ne sait pas exactement la nature des rapports dans les autres formes, à combien s'élèvent les masses totales du sang éliminées et comment se comporte le glucogène du foie. Nous ne savons même pas si toutes ces formes variées de la glucosurie se produisent de la même façon ; aucun motif connu ne nous force à l'admettre. Tout ce que l'on peut dire, c'est qu'un grand nombre de ces glucosuries ne se produisent en général que lorsque le foie est intact ; dans beaucoup de cas, elles sont compliquées de polyuries.

V

LE DIABÈTE SUCRÉ

L'élimination permanente de dextrose dans les urines, élimination qui caractérise le diabète sucré, repose sur une teneur excessive de sucre dans le sang. Ce sucre est présent, quelle que soit la qualité de la nourriture consommée, c'est-à-dire même lorsque les hydrates de carbone sont totalement absents des aliments, donc dans l'alimentation purement albumineuse et graisseuse (forme grave du diabète). Dans certains cas de ce genre, l'urine ne se débarrassera pas de sucre, même après un jeûne de plusieurs jours.

Il se peut aussi que la teneur de sucre dans l'urine ne se présente que si les hydrates de carbone sont résorbés par l'intestin (formes bénignes). Dans ces deux groupes, la quantité de sucre éliminée ne sera pas seulement déterminée par la nature des aliments, mais aussi par leurs quantités. Dans la forme grave, il y a des malades qui éliminent du sucre consécutivement à une ingestion de faibles portions de viande (300 grammes par jour). Tandis que d'autres restent sans sucre, même en présence de 500 grammes, tandis qu'à 800 grammes ils accusent immédiatement de la glycosurie.

Parmi les formes bénignes, nous rencontrons des malades qui, après une ingestion même de quantités insignifiantes d'hydrates de carbone, deviennent diabétiques. D'autres peuvent en supporter de plus grandes quantités, et le sucre ne gagne les urines que lorsqu'on les dépasse.

Le quantum de sucre éliminé dépend toujours de la nourriture nuisible administrée. Donc, dans les formes bénignes, ce qui s'accomplit n'est pas une assimilation déterminée d'amidon et une élimination du surplus ; mais ce qui a lieu, c'est que plus on donne du sucre aux malades, plus ils en assimilent et plus ils en éliminent.

Parmi ces formes bénignes il existe un point de contact avec l'état sain. Car, comme nous l'avons vu, les gens parfaitement sains éliminent parfois du glucose dans les urines après une ingestion passagère et abondante de dextrose. Donc, chez les diabétiques bénins, la production de sucre variera en raison de la nature des aliments.

Les formes bénigne et maligne du diabète ne sont pas à considérer chez l'homme comme deux simples phases d'une maladie.

En réalité, il y a passage d'une forme à l'autre. Kulz décrit un cas bénin devenu pendant un certain temps malin à la suite d'abus d'hydrates de carbone. En général, chaque forme se produit et suit son cours d'une façon unilatérale. Mais les deux formes apparaissent le plus souvent sous les conditions extérieures les plus variées.

La forme maligne se rencontre le plus souvent chez les enfants, chez les jeunes gens et adultes d'un certain âge qui souffrent de la faim.

La forme bénigne se trouve chez les hommes d'un âge avancé dans l'aisance et qui se nourrissent richement.

Il est vrai que l'on trouve des différences dans la nature des échanges sous les deux formes ; mais, d'après les connaissances récemment acquises sur le diabète pancréatique, il n'y aurait précisément pas lieu d'instituer une séparation théorique de ces deux variétés.

La cause de l'élimination sucrée ne devra être cherchée, dans les formes légères, que dans l'incapacité pour l'organisme de réduire complètement la dextrose ainsi que les hydrates de carbone introduits qui se transforment en glucose. Il faut dire *pas complètement*, car dans le diabète humain les hydrates de carbone ingérés n'apparaissent jamais totalement dans les urines.

Le malade atteint de la forme maligne souffre aussi de l'inaptitude à assimiler la dextrose. Mais il est encore douteux que seul le travail d'assimilation soit troublé en lui, car il élimine aussi du sucre pendant la nutrition exclusivement albumineuse et même quand il jeûne. Donc ici c'est bien l'organisme qui transforme l'albumine en glucose.

Au premier abord, on pourrait penser que la pathologie de ce cas ne consiste que dans une réduction défectueuse. Mais alors on devrait trouver chez l'homme sain une réduction d'albumine en glucose. Or, il est indubitable que l'organisme animal forme des hydrates de carbone dérivés de l'albumine, qui déposent du glucogène dans le foie et les muscles même, sous l'action d'une nourriture franche d'amidon.

Mais nous ignorons si dans les échanges intermédiaires la viande produit toujours du sucre et combien il s'en produit chez l'homme sain.

Tant que l'on n'aura pas démontré cela scientifiquement, nous ne pourrons pas décider si dans la forme maligne du diabète la consommation seule du sucre est troublée.

Il faut songer aussi que si l'albumine produit toujours du sucre, le diabétique bénin se comportera autrement en présence du sucre ingéré qu'en présence du sucre autogène. Il réduira toujours ce dernier alors que le premier ne sera converti que partiellement. Car il peut recevoir des quantités d'albumine sans éliminer les moindres traces de sucre.

Par contre, il aura de la glycosurie en présence de la plus petite quantité d'hydrate de carbone ingérée. Ce fait semble démontrer que dans les deux cas la glycémie n'est pas toujours imputable aux mêmes circonstances.

Dans quelle mesure la consommation du sucre est-elle troublée chez le diabétique? L'homme sain l'oxyde finalement en acide carbonique et en eau.

La première question serait donc de savoir si les cellules du malade ont perdu leur propriété oxydante. Cela n'est certainement pas le cas.

Le diabétique oxyde exactement autant que l'homme sain. L'acide lactique est oxydé par le benzol combiné au phénol. Le sucre lévogyre et la graisse sont oxydés de même.

Or le diabétique n'oxyde précisément pas la dextrose. La cause ne peut donc être que là, et nous sommes obligé d'admettre, qu'avant d'être oxydé, le glucose traverse des transformations dans l'organisme (une réduction ou une dissolution par un autre corps). Ce processus, dont la nature est totalement inconnue, fait défaut chez le diabétique ; aussi la transformation ne se fait-elle plus.

On a récemment acquis quelques points de repère pour l'explication de ce processus mystérieux.

Mering et Minkowsky ont démontré par leurs brillantes recherches que le pancréas est d'une importance considérable dans l'assimilation du sucre chez les vertébrés. Lorsque l'organisme est privé d'environ 9/10 de cette glande il se produit un diabète de forme bénigne, qui revêt le caractère malin si l'on enlève encore le 1/10 restant ; cette forme est alors beaucoup plus grave que celle observée jamais chez l'homme, car la transformation du sucre y est totalement abolie. Le sucre introduit dans l'organisme se retrouve intégralement dans les urines. Dans la nourriture composée de viande, les urines accusent une proportion d'azote au sucre d'une constance de 1 à 28.

Minkowsky en conclut que dans ces conditions le sucre dérive de l'albumine et qu'il est éliminé complètement. S'il en est ainsi il n'y aura qu'une partie des matières non azotées de l'albumine qui sera convertie en hydrates de carbone.

Les recherches en question nous autorisent à supposer la nécessité d'une matière dérivant du pancréas destinée à la réduction des hydrates de carbone introduits ou formés dans l'organisme. On ne sait rien de plus exact.

Jusqu'ici, la tentative faite par Lépine de le considérer comme un enzyme qui réduit le sucre dans le sang ne semble pas avoir réussi. Cette matière mystérieuse paraît s'écouler des vaisseaux lymphatiques du pancréas dans le sang et avec lui dans les organes. Nous ne savons pas où et comment ce processus se produit chez l'homme sain et nous ignorons complètement ce qui concerne ses troubles. C'est la limite de nos connaissances.

Il faudrait d'abord savoir si le processus a lieu dans un organe déterminé ou parmi les tissus qui consomment le sucre. Quels sont ces organes ? On ne saurait donner de réponse satisfaisante jusqu'à présent.

Quelle que soit l'idée que l'on se fasse sur la nature du processus qui se déroule dans les muscles volontaires, nous savons avec certitude qu'ils ont la propriété de convertir la dextrose. Mais ce que nous voulons connaître, ce sont les organes qui, chez l'homme, au repos, éliminent le sucre du sang et qui doivent être malades, pour que le processus antérieur à l'oxydation fasse défaut. Nous avons déjà dit que le foie joue un rôle dans la résorption du sucre qu'opère l'intestin.

La participation du foie aux troubles diabétiques n'est pas à rejeter complètement.

Auparavant, lorsque les théories de Claude Bernard prédominaient, le foie était le point de mire de l'intérêt. Maintenant on l'a presque oublié dans le diabète. C'est un tort, car son pouvoir glucogénique disparaît souvent dans le diabète malin de l'homme comme chez les chiens privés de pancréas.

L'alimentation à la lévulose arrive à rétablir l'équilibre du pouvoir glucogénique dans le foie. Ce sont là des faits intéressants, bien qu'on ne puisse pas les utiliser dans un sens exclusif en faveur du foie. Car précisément la diminution du pouvoir glucogénique pourrait être interprétée comme une conséquence secondaire des troubles nutritifs des tissus.

A l'appui de cette théorie, on pourrait rappeler que même dans le diabète phloorrhyzinique, qui, sous l'influence du rein, augmente peut-être l'élimination du sucre, le pouvoir glucogénique du foie disparaît.

Il y a beaucoup d'expériences qui signalent particulièrement l'action des muscles dans le diabète. Dans beaucoup de cas de diabète bénin, l'élimination du sucre est avantageusement réduite par les mouvements du corps. Et même dans les formes malignes, le sucre disparaît parfois totalement sous l'influence de grands efforts musculaires. Mais ce n'est pas toujours le cas.

Dans certaines circonstances, les muscles semblent avoir aussi perdu leurs propriétés d'assimiler le sucre. On a même vu l'élimination du sucre rester inaltérée malgré les efforts musculaires, alors que l'élimination de l'azote se trouvait augmentée fortement.

Dans l'état actuel de nos connaissances, il ne faut pas vouloir résoudre toutes les autres questions et particulièrement la nature du diabète. Est-ce une maladie unitaire ? Quel rapport existe-t-il entre les deux formes du diabète ? Quelle importance ont le cerveau, la moelle allongée, le foie et les muscles dans la genèse du diabète ? Dans combien de cas le pancréas lui-même est-il atteint ?

Il est regrettable que nous en sachions si peu sur les causes de cette maladie.

Dans une série de cas, elle est héréditaire. Toutefois dans cette catégorie, il n'y a pas que le diabète, mais aussi la goutte, l'obésité, et en général les constitutions nerveuses. A part cela, les traumatismes graves, les chocs corporels et intellectuels ont aussi leur importance. Mais c'est tout ce que l'on a pu établir jusqu'ici.

Si nous possédions une connaissance plus profonde des causes, nous pourrions peut-être pénétrer plus avant dans la nature de cette mystérieuse maladie.

Assimilation incomplète de la dextrose. L'assimilation incomplète de la dextrose est dans toute circonstance d'un grand inconvénient pour l'organisme. Son économie perd une grande quantité de calories.

Lorsque celles-ci ne sont pas remplacées par d'autres, l'état nutritif baisse graduellement. Mais si l'on compensait le déficit sous forme d'albumine et de graisse, on réussirait à maintenir l'équilibre azoté dans l'organisme des diabétiques de forme maligne ; car l'assimilation de grandes quantités d'aliments est toujours une excellente chose.

Le développement de la cachexie chez ces malades consiste aussi dans l'introduction insuffisante de substances assimilables. Cela a été prouvé avec certitude.

La plupart de ces diabétiques n'éliminent pas plus d'azote que les gens sains qui vivent dans les mêmes conditions extérieures : les échanges de gaz et la nutrition totale se comportent chez les uns comme chez les autres.

Ce n'est que dans certains cas seulement qu'il existe des raisons spéciales pour déterminer la cachexie.

En premier lieu, la résorption de graisse et d'albumine est chez un petit nombre de diabétiques à forme maligne dans de très mauvaises conditions, relativement à la normale. Cela est naturellement très grave, car les hydrates de carbone qui ne peuvent être assimilés, ne sauraient être remplacés par des matières propices.

Dans d'autres cas, la décomposition de l'albumine semble avoir augmenté sans que l'on puisse trouver une explication des anomalies de résorption ou d'introduction de nourriture ; à ce moment, il pourrait s'agir de circonstances similaires à celles du cancer et des anémies graves. Il est probable que la cause de la maladie a une influence néfaste directe sur la teneur en albumine.

On comprendra par ce que nous venons de dire que les diabétiques à forme maligne tombent généralement au dernier degré de la cachexie. Car, la plupart du temps, l'introduction des aliments nécessaires aura pour obstacle la répulsion ou l'impuissance du malade, en tant que qualité et quantité.

Les hydrates de carbone ne sont-ils pas les plus appropriés pour maintenir, chez l'homme sain, une tension élevée sans inconvénients pour la digestion ? Ne

sont-ils pas essentiellement propices à une nourriture
de viande et de graisse? Or lorsque ces hydrates de
carbone font défaut les autres substances ne sont géné-
raralement pas absorbées en quantités suffisantes.

Décomposition
d'albumine.

La décomposition d'albumine chez les diabétiques
accuse parfois certaines particularités. L'azote est éliminé en quantités anormales sous forme d'azote
ammoniacal et cela jusqu'à 12 grammes, au lieu de
0,8 environ de la normale, dans l'espace de vingt-quatre
heures.

On ne saurait préciser absolument les conditions
étroites d'où dépend l'augmentation de l'ammoniaque
de l'urine. Sa quantité augmente lorsque l'on passe d'une
alimentation variée au régime exclusif de viande. Aussi,
a-t-on été amené à supposer une corrélation entre l'élimination ammoniacale et celle des acides organiques.
On y est arrivé après avoir appris que l'homme, comme
les autres carnivores, élimine de l'ammoniaque lorsqu'il
absorbe des acides.

En effet, on a trouvé dans l'urine, à côté de l'ammoniaque, des acides organiques tels que de l'acide biacétique et de l'acide bétaoxybutyrique. Cependant, il n'y a
pas de proportion fixe entre l'élimination des acides et
celle de l'ammoniaque. Les conditions de production
de ce dernier sont encore obscures. Les acides butyrique
et biacétique se trouvent souvent réunis dans l'urine
des diabétiques avec l'acétone.

On ne connaît pas encore exactement jusqu'à quel
point la réunion de ces trois substances est nécessaire.

Il est probable que toutes les trois sont produites par
un processus anormal accompagnant la décomposition

de l'albumine. On peut, par l'oxydation de l'acide béta-oxybutyrique, obtenir de l'acide biacétique. Et celui-ci peut se convertir facilement en acide carbonique et acétone. Peut-être aussi, l'acétone produit-il de l'acide biacétique par voie synthétique.

D'après des connaissances étendues que l'on a récemment acquises, il est certain que ces substances ne sont pas proprement implicites au diabète, mais qu'elles sont connexes à la décomposition de l'albumine. Sans doute, il n'est pas de maladie qui entraîne une telle quantité d'acide oxybutyrique, comme le fait le diabète, qui en élimine jusqu'à 200 grammes par jour.

La présence de ces trois corps est surtout d'un grand intérêt parce qu'elle coïncide fréquemment avec des phénomènes malins du système nerveux connus sous le nom de coma diabétique.

Celui-ci se présente sous plusieurs formes : l'une *Coma diabétique.* entraîne rapidement la mort à travers le collapsus et est due certainement à une insuffisance soudaine de la circulation. Une autre sera caractérisée en partie par des phénomènes d'excitation et de dépression du système nerveux ainsi que par des symptômes respiratoires particuliers et apparaît sous forme d'intoxication. La raison n'en est pas précisément dans un effet spécifique des matières en question.

Chacune d'elles peut fort bien avoir isolément une influence toxique, mais à la dose telle qu'on ne rencontre jamais chez l'homme malade, où dès lors les phénomènes sont d'ailleurs tout différents.

Par contre, on a attribué une grande importance à

l'effet des acides parallèle à l'appauvrissement alcalin.

L'abaissement de la teneur en acide carbonique du sang est généralement considérable jusqu'à descendre à 3 p. 100 de son volume normal. Cet abaissement dans le sang des comateux concorde très bien avec ce principe.

Néanmoins, il ne faut pas se dissimuler que cette hypothèse rencontre des objections. Ces objections sont notamment cette autre hypothèse d'une intoxication acide de l'homme qui se comporte comme un carnivore, et l'absence d'introduction d'alcalins.

L'expérience paraît être d'une grande importance car dans les intoxications acides expérimentales, on pouvait encore neutraliser les plus graves phénomènes du système nerveux par l'injection de soude et Krauss a même observé un véritable coma diabétique sans modification d'alcalinité sanguine. Il faut donc laisser cette question ouverte à savoir si l'appauvrissement alcalin n'est pas simplement l'expression d'un processus intra-organique encore obscur et qui entraîne un empoisonnement. Il n'est pas impossible que les matières nuisibles se développent sous l'influence d'un trouble digestif, car du moins les indigestions entraînent très fréquemment le coma d'une façon frappante.

Mais cette complexité de symptômes n'est pas absolument propre au diabète. On a observé des phénomènes similaires dans d'autres maladies compliquées également d'une profonde altération des échanges.

L'état diabétique produit dans l'organisme toute une série d'autres troubles.

En premier lieu, l'invasion des tissus par ce sucre

entraîne directement des troubles nutritifs. Il n'est pas
rare de voir des troubles lenticulaires se produire dans
l'œil. Les parois des artères sont sujettes à l'endarté-
rite et la sclérose. Ensuite les organes imprégnés de
sucre offrent un excellent terrain de culture aux microbes. C'est ainsi que sous l'influence des microbes
pyogènes il se produit des inflammations fréquemment
suivies de septicémie. L'immigration de bacilles tuberculeux dans les poumons se produit en tout cas très
facilement; de nombreux diabétiques deviennent phti-
siques. Avec cela, l'affection pulmonaire présente dans
ses développements des particularités peu connues
encore. Et même dans cet organe il y a une tendance
spéciale à la production de gangrène.

Les rapports du diabète avec l'élimination de l'albumine dans le rein ne sont pas encore bien connus. On
trouve souvent de l'albuminurie chez les diabétiques,
surtout dans la période avancée de la maladie. Il se
produit alors parfois de la néphrite. Et il existe des
observations suivant lesquelles le diabète a disparu en
présence d'une inflammation du rein. Nous ne savons
pas à quoi cette néphrite est due. Cependant, l'élimination d'albumine dans l'urine est plutôt rarement attribuable à un processus néphrétique. Dans la plupart des
cas, on ne trouve pas autre chose que la dégénérescence des épithéliums. Mais on ne sait pas comment
celle-ci est produite. On ignore tout autant les rapports
entre cette dégénérescence cellulaire et l'albuminurie.
Nous ne savons pas à quoi l'attribuer.

Parmi les substances nombreuses que les diabétiques
éliminent par le rein, plusieurs ont été considérées

comme déterminantes. Mais les connaissances scientifiques font défaut sur ce point.

Beaucoup de diabétiques sont atteints de polyurie, surtout ceux de forme maligne. L'urine émise peut atteindre 10 à 15 litres par jour. Il y a connexité certaine avec le quantum de sucre du sang, car lorsque l'on réussit à abaisser le quantum journalier de la glucose éliminée, au moyen d'une nourriture propice, la quantité d'urine diminue toujours, et l'on trouve l'émission d'urines à son maximum dans les cas diabétiques graves, compliqués de grandes quantités de sucre.

L'augmentation de glucose dans le sang, c'est-à-dire dans certains tissus, entraîne évidemment une grande soif, dont l'étanchement augmente la quantité d'urines. Malgré cela, nous manquons de tout document sur les rapports entre la teneur en sucre et la sensation de soif. Tout au moins il n'y a pas de simultanéité absolue.

Souvent, il s'y intercale des causes que nous ne connaissons pas encore, car l'expérience nous apprend que la quantité d'urines peut varier malgré une proportion stagnante de sucre. C'est surtout dans la forme bénigne du diabète que la polyurie manque fréquemment. Kulz nous a démontré, dans des expériences directes sur deux diabétiques, les quantités d'urine restées variables alors que la proportion en sucre avait fini par être égalisée chez les deux.

Parfois, la polyurie subsiste après la disparition du sucre. Avec cette considération sur la transformation de l'albumine des graisses et des hydrates de carbone, nous aurons étudié les matières les plus importantes.

Nous devons nous attendre à pouvoir traiter encore certains troubles des échanges, dès que nous serons mieux renseignés sur la production et la disparition de lécithine, nucléine, hémoglobine et autres substances. Nous espérons que les connaissances plus avancées de la physiologie et de la pathologie nous en ouvriront bientôt la perspective.

Il nous reste à parler des échanges des sels.

Aussi nombreuses et minutieuses que soient les recherches des physiologistes sur ce point, aussi peu sommes-nous renseignés sur les échanges des sels dans les maladies. Nous avons parlé de l'élimination des substances minérales dans les voies biliaires et urinaires aux chapitres respectifs. L'histologie nous démontre combien fréquents et faciles sont les formations et les dépôts de sels, surtout les sels de chaux, dans les tissus malades ou nécrosés. Mais nous n'avons pas à développer ces considérations parce que leur importance est déterminée par la nature du processus anatomo-pathologique et qu'elle est exposée avec ce dernier.

Toutefois, les modifications dans les échanges des sels ont une importance capitale dans les deux maladies qui suivent.

VI

RACHITISME ET OSTÉOMALACIE

Le caractère des modifications rachitiques est une altération des organes osseux dans la période de l'existence où la formation du squelette s'accomplit.

Il se produit un tissu spongoïde plus riche que dans la normale partant aussi bien du périoste que des espaces médullaires des os. Ce tissu n'arrive qu'à peine ou pas du tout au delà de la formation de la substance fondamentale. Les sels calcaires ne se déposent pas comme d'ordinaire dans le tissu osseux. Même là où l'os refoule le cartilage soit à l'épiphyse des os longs ou sur les marges des os plats, le tissu spongoïde se développe. Mais là non plus il ne se produit pas de dépôts de sels calcaires. Les couches limitrophes du cartilage qui sont sur le point d'être transformées en tissu osseux prolifèrent également. Donc, le principe fondamental des os n'est pas augmenté, il est plutôt diminué. Car la résorption de l'os vers l'espace médullaire se continue comme par le passé; elle serait plutôt augmentée.

C'est ainsi qu'il peut arriver que certains os perdent complètement leur substance solide. En tous cas elle est diminuée sur toute la ligne, ce qui est démontré par de nombreuses analyses.

On voit donc dans le rachitisme une abondante procréation anormale de tissus spongoïdes, un développement incomplet d'os véritables et un dépôt totalement supprimé ou très pauvre de sels calcaires. C'est cette dernière cause, c'est-à-dire la production défectueuse de chaux, qui est caractéristique, en même temps qu'elle est la plus importante. Elle se présente dans tous les cas et dans toutes les circonstances.

La prolifération excessive du tissu spongoïde en est le corollaire, ou bien elle est une conséquence des irritations exercées sur l'os extrêmement mobile.

On n'a pas tardé à attribuer le défaut de chaux à sa rare présence dans la nourriture, à une résorption et à une transmission défectueuse vers les tissus. Peu après, on présuma que certaines substances (acides) devaient dissoudre la chaux dans des proportions abondantes et anormales.

Malheureusement on ne connaît presque pas, malgré tous les documents disponibles, comment se comporte la transformation de la chaux dans cette maladie. Les circonstances en sont en effet extrêmement complexes. La nature de la chaux introduite, son élimination par le rein, l'intestin et la bile sont des facteurs dont il faut tenir compte. En sus de cela, il s'agit de petites quantités, et la maladie étant très longue, il est très facile de compenser ces troubles légers.

Vierordt a fixé récemment un fait intéressant, c'est que la résorption de chaux chez les enfants dans le développement du rachitisme, c'est-à-dire à un moment où la croissance osseuse offre les plus grands troubles, est exactement aussi bonne que chez les enfants sains. Toute introduction supplémentaire de sels calcaires entraîne chez les rachitiques une augmentation d'élimination calcaire comme chez les gens sains. Nous pouvons en conclure que ce n'est pas encore la résorption de chaux qui est troublée dans cette maladie.

D'autre part, on ignore totalement si la chaux ne se comporte pas autrement chez les rachitiques que chez les gens sains dans l'intérieur de l'organisme.

En effet, nous ne savons pas sous quelles combinaisons la chaux circule à l'intérieur des voies sanguines et lymphatiques chez l'homme sain.

Nous ignorons quelles sont les forces qui permettent aux ostéoblastes de la sécréter ou de la précipiter.

On ignore encore bien plus comment ce processus se déroule chez les rachitiques. La théorie de la dissolution des os par les acides n'est pas seulement dépourvue de preuves, mais elle n'est même pas aisément conciliable avec les idées que nous avons aujourd'hui sur l'action des acides. Il faudrait admettre en premier lieu qu'elle se produit localement sur le squelette. Et quand nous saurions même pourquoi l'os disparaît, il nous resterait encore à apprendre pourquoi il se forme encore un tissu spongoïde à prolifération atypique et excessive. Même les circonstances parmi lesquelles la maladie apparaît ne nous disent pas ce qui a pu justifier les théories courantes sur la cause de ces remarquables modifications.

Il est important de retenir que la maladie ne se développe qu'à une époque où le squelette se développe lui-même, c'est-à-dire à l'âge d'un ou deux ans.

Mais on a indiqué comme cause directe ou tout au moins prédisposante du rachitisme, toutes les affections dont les enfants sont atteints à cette époque. Aucune des causes indiquées ne saurait résister à une critique sérieuse. On ne distingue même pas très souvent ce qui est une cause et ce qui est un effet. Même les recherches expérimentales sont restées muettes au principal. Nul n'a jamais pu produire du rachitisme artificiellement.

Nous avons parlé jusqu'ici des phénomènes du squelette. Quel est le rapport de ces phénomènes avec les autres symptômes nombreux du rachitisme ?

Nous avons bien raison de parler de ceux-là avant les autres, car ils constituent assurément le point central de la question. Ils sont le seul phénomène que l'on voit toujours revenir dans ce tableau véritablement caléidoscopique.

Nous avons vu qu'il n'y avait d'abord aucun motif de

considérer la réception de la chaux dans les voies sanguines comme étant altérée. Car les anomalies dans la
croissance et la résorption des os sont les seuls symptômes réguliers de la maladie. Par suite, nous sommes
autorisés à les considérer comme la cause principale de
cette affection et à voir le caractère du rachitisme dans
les propriétés locales des tissus ostéogènes constitués.

Les troubles des ostéoblastes et des ostéoclastes renferment peut-être le secret de cette mystérieuse maladie.
Nous inclinons ainsi vers une théorie très ancienne,
déjà souvent combattue aussi, mais que Vierordt a
considérée comme la plus fondée. Par analogie avec
beaucoup d'autres maladies, il n'y a pas de difficultés
à prendre le processus pathologique des cartilages osseux
pour point de départ et à admettre l'importance de
toutes sortes d'influences néfastes sur l'état nutritif
comme sur certains organes.

Dans l'ostéomalacie ce sont les os complètement
formés qui perdent leur chaux. Là aussi on observe
dans les os un tissu osseux pauvre en chaux.

On ne sait pas si c'est une formation pathologique
ou le résidu décalcaire de l'os antérieur. Probablement
l'ostéomalacie n'est pas à séparer en principe du rachitisme. Nous renonçons donc à traiter plus longuement
la nature de cette maladie extrêmement rare.

CHAPITRE VI

LA FIÈVRE

L'état de fièvre est caractérisé par une augmentation de la chaleur propre de l'organisme.

La température du corps dépasse 37°,5.

En même temps, elle dure moins souvent en général que chez l'homme sain et subit parfois des variations importantes d'apparence spontanée surtout, ou tout au moins pour des raisons que nous ne connaissons pas avec certitude. Les influences extérieures, telles que la chaleur, le refroidissement, les médicaments antipyrétiques agissent sur cette température beaucoup plus que la chaleur propre du corps.

On résiste à l'idée d'identifier la fièvre avec l'élévation de température.

La fièvre serait un état extrêmement compliqué, accompagné des symptômes les plus variés, entre autres de troubles des conditions thermiques, mais non pas exclusivement accompagnée de ceux-ci. En effet, il faut reconnaître que dans la fièvre on remarque presque toujours d'autres phénomènes à côté de l'élévation de température propre. Mais il est difficile de dire quels sont parmi ces phénomènes ceux qui appartiennent au processus fiévreux. Car à côté des symptômes de la fièvre il y a ceux de ses causes, et comme celles-ci sont bien variées, on se trouvera en présence des phénomènes les plus hétéroclites.

Si l'on doit essayer d'expliquer le processus fiévreux comme tel, il faudra d'abord décider quels sont les phénomènes qui lui sont propres, par quoi ils se caractérisent, quels sont les phénomènes communs à toutes les variétés de fièvres. Or il n'y a que l'élévation de température et ce qui en découle, qui remplissent ces conditions.

Cette élévation de température est propre à la fièvre, tout le reste n'est propre qu'aux causes. Toutes les explications de la fièvre devront commencer par l'explication des causes de la température.

Ici nous nous trouvons en présence de deux difficultés.

La chaleur propre de l'homme sain est maintenue à un degré constant à travers les régulations les plus remarquables et dans les conditions les plus variables. Malgré cela, il y a des circonstances, c'est-à-dire des mouvements musculaires vifs et des élévations de température ambiante qui, tout au moins dans une série d'individus sains d'ailleurs, provoquent des élévations de température.

Faut-il considérer comme fiévreux par exemple, un coureur qui au bout d'une course accuse 39°? Il n'y a pas de raison pour ne point le faire. Dans ces cas, les appareils régulateurs n'avaient pas conservé au corps sa chaleur normale.

Aussi verrons-nous que dans toutes les variétés de fièvres, c'est dans l'action défectueuse de cet appareil que réside le trouble. Naturellement le degré dépendra des augmentations d'efforts auxquelles sera soumis cet appareil. Cependant cela ne constitue pas une différence essentielle (voir *Insuffisance cardiaque dans les efforts moyens et élevés*).

Il n'est pas dit par là que le mécanisme de l'élévation de température soit partout le même.

Il est clair que l'élévation de la température propre du corps peut se produire sous des influences multiples. Ou l'émission de chaleur est diminuée, ou la formation de chaleur est augmentée, ou bien enfin les deux ont augmenté, mais la formation plus que l'émission.

Ces trois contingences existent, mais on n'a pas décidé jusqu'à présent à laquelle des trois chaque cas isolé est imputable.

Nous ne savons pas si le processus d'augmentation de température est partout le même. On l'a souvent admis et l'on a par suite classé la nature des fièvres les plus diverses dans la même théorie. On n'a pas craint non plus de rechercher les processus isolés qui dans certaines fièvres pouvaient déterminer l'augmentation de la chaleur individuelle, ni de combiner les résultats obtenus dans les diverses circonstances pour les besoins de la théorie.

Cela serait permis si l'on avait la certitude qu'il n'existe qu'un seul et exclusif mécanisme pour cela. Mais cette preuve n'est pas faite et, d'après les expériences récentes, il est même parfaitement improbable que cette preuve ne soit jamais produite.

De là proviennent les nombreuses contradictions que l'on rencontre dans la littérature médicale sur la fièvre, au sujet de certaines questions. C'est aussi ce qui nous a créé les plus grandes difficultés dans nos recherches.

Si l'on veut absolument dire quelque chose, il faut s'en tenir étroitement aux expériences effectuées sur le plus grand nombre possible de fièvres.

On manque encore de cette longue série d'observations relative aux cas les plus variés et où tous les côtés du processus seraient explorés.

Examinons d'abord la formation de chaleur chez les fiévreux : elle dépend toujours de l'étendue des oxydations et des dédoublements chimiques qui aboutissent à la saturation des éléments en présence. Comment se comportent les échanges organiques en présence de la fièvre? Sont-ils élevés au point de pouvoir faire admettre avec certitude une augmentation de chaleur?

Formation de chaleur.

Pour répondre à cette question il faut avoir soin de bien séparer la cause des effets. Il faudrait savoir notamment si l'élévation de température n'est pas elle-même une cause d'accélération des échanges. Cela étant, il faudrait trouver toujours ces deux phénomènes réunis. Chose remarquable, les recherches sur ce point n'ont pas donné de résultats utilisables dans un sens quelconque.

Il a été trouvé chez l'homme soumis à une chaleur élevée l'élimination de l'azote à un degré très intense.

Naunyn l'a remarquée chez le chien. D'autres contestent cette observation autant pour le chien que pour l'homme et le lapin. Les données sur les échanges des gaz ne concordent pas non plus. Speck n'en a pas observé l'augmentation chez l'homme. Il est vrai que les élévations de température obtenues par lui à l'aide de bains chauds n'étaient pas considérables.

D'aucuns contestent ce fait quant au chien et au lapin.

17

Il n'en est pas moins exact de retenir que l'élévation de température du corps augmente le processus de l'oxydation.

Les recherches du laboratoire de Ludwig et de Pfluger le prouvent péremptoirement; et il est inadmissible que, dans des circonstances aussi fondamentales, des animaux différents se comportent différemment. Cette augmentation de la consommation d'oxygène résultant de l'élévation de température s'élève à environ 10 p. 100 chez le lapin.

Décomposition de l'albumine.

Dans la fièvre, on a presque toujours rencontré une augmentation de décomposition de l'albumine aussi bien parmi de nombreuses maladies humaines que dans les fièvres expérimentales des animaux.

On observe dans les urines des fiévreux beaucoup plus d'azote que la nourriture et l'état nutritif du sujet n'en comportent.

Les différentes variétés de matières azotées excrétées possèdent leur proportion moyenne ou bien l'urée est relativement diminuée aux dépens de l'ammoniaque. Les quantités anormales d'acides dans le sang des fiévreux rendent cela compréhensible sans autre examen.

Comme la plupart des fiévreux ne sont que peu ou pas nourris, il est clair que les quantités anormales de substances azotées proviennent principalement de la décomposition de l'albumine du corps. L'intensité de cette augmentation est très variable selon l'état nutritif, l'alimentation et la maladie du fiévreux.

Il n'existe pas d'équivalent entre cette augmentation et l'élévation de la température. L'augmentation de l'élimination azotée ne paraît pas être rigoureuse dans tous les processus fiévreux. Mais on l'a observée dans la grande majorité des cas et, comme Naunyn l'a démontré, non pas au début de l'élévation de température, mais avant dans la période dite d'incubation de la fièvre.

L'attitude des échanges de gaz est d'une importance bien autrement considérable pour cette question, c'est-à-dire pour la production de chaleur fiévreuse. Les oxydations sont la source principale de chaleur animale. La décomposition de l'albumine a pour la production de chaleur une importance capitale, en ce sens qu'une partie du produit de décomposition est également oxydée.

Quelle sera donc l'attitude de l'échange des gaz ?

Dans la septicémie des lapins et des cobayes, l'absorption d'oxygène et l'élimination d'acide carbonique se trouvent augmentées même avant que la température ne s'élève. On observe cela dans les nombreuses fièvres humaines.

Cette élévation des échanges de gaz est certainement imputable en partie à une augmentation d'activité des muscles et surtout des muscles respiratoires. Si l'on tient compte de cela, l'augmentation des échanges de gaz résultant de la cause de la fièvre s'élève à tout au plus 20 p. 100, suivant Krauss. Cette augmentation n'est pas synchronique à l'élévation de température et ne se rencontre pas dans tous les cas. Dans les fièvres à longue durée, chez des personnes mal nourries (typhus) Kraus a constaté des échanges de gaz normaux.

De même, Loewy n'a pas remarqué d'augmentation notable dans la fièvre tuberculeuse.

Le pouvoir respiratoire n'est pas influencé par la

fièvre, comme nous le savons aujourd'hui. La répartition de l'oxygène sur le carbone et l'hydrogène suit les mêmes lois chez le fiévreux que chez l'homme sain, c'est-à-dire dépend de la nourriture et de l'état nutritif. Par contre, la formation d'urines, dans la fièvre, qui jusqu'ici était une question obscure, se trouve un peu plus éclaircie.

On trouve donc indubitablement dans la plupart des fièvres une décomposition anormale des tissus du corps.

Les rapports entre l'élimination azotée et l'absorption d'oxygène sont souvent tels que l'oxygène est presque entièrement accaparé par les produits de la décomposition de l'albumine. Toutes les expériences appuient l'opinion que les matières non azotées ne sont pas, comme l'albumine, entraînées dans la décomposition fiévreuse. L'élévation de la transformation des graisses, que l'on remarque souvent, serait plutôt subordonnée en grande partie à l'activité musculaire et à la diminution des aliments, comme il arrive ordinairement dans les affections fébriles.

Au point de vue absolu, l'élévation des échanges, surtout des oxydations, est minime, même dans les cas les plus favorables, et par suite aussi l'élévation de la production de chaleur.

En tout cas, celle-ci n'est pas à comparer avec l'augmentation extraordinaire des échanges de matières et de gaz qui s'accomplissent tous les jours dans l'organisme sain, surtout en présence de grands efforts musculaires, et qui peuvent se produire, sans que la chaleur propre de l'individu augmente.

Mais se produit-il dans l'organisme fiévreux des processus calorigènes que l'homme sain ne connaît pas?

— Pour ceux-ci les aliments sont la seule source de la chaleur corporelle. Rubner l'a prouvé de façon catégorique.

D'après tout ce que nous savons, il est extrêmement improbable que l'organisme fiévreux vive qualitativement autrement que l'organisme normal. Mais il n'a pas été démontré qu'il n'y a pas chez lui, malgré tout, certaines causes, comme par exemple certaines combinaisons d'eau forcément génératrices de chaleur.

Comment se comporte, pendant la fièvre, l'émission de chaleur par la conductibilité, rayonnement et évaporation par la peau et les poumons ? Il est certain qu'elle est relativement trop faible, car sans cela la température ne serait pas élevée. Mais il reste à savoir dans quel rapport cette émission de chaleur se trouve avec la normale. Pour y répondre, il faut distinguer entre les différents stades d'une affection fiévreuse.

Dans l'augmentation de la température, surtout pendant les frissons, l'émission de chaleur est certainement et absolument diminuée, alors qu'elle est augmentée au multiple de la normale, lorsque la fièvre tombe. Cela est clair, mais très difficile à juger en général en ce qui touche le paroxysme de la fièvre.

Malgré le grand nombre d'expériences, il manque encore beaucoup de données touchant l'émission de chaleur comparativement à la production dans toutes les variétés de fièvres, données résultant de l'application des méthodes modernes.

On peut dire que dans la plupart des cas de fièvre humaine, l'émission de chaleur est augmentée du côté de la peau, de même que dans la fièvre expérimentale des animaux; et chez ces derniers pas toujours.

C'est précisément chez les animaux que Rosenthal a récemment observé pendant longtemps une diminution dans l'émission de chaleur. L'évaporation d'eau est, en général, augmentée sur la peau et dans les poumons. L'élimination de sueur, par contre, ne l'est pas le plus souvent.

Mais ce qui caractérise le mieux l'émission de chaleur dans la fièvre, c'est son instabilité. Comme de nombreuses expériences sur la température de la peau chez les fiévreux l'ont démontré, cette émission varie dans de très grandes proportions et très fréquemment.

Nous préférons ne pas trop approfondir ces conditions de l'émission de chaleur, car ce qu'il nous faut pour expliquer la fièvre c'est l'établissement des rapports entre l'émission de chaleur et les échanges de substances pour chaque cas particulier ce qui, malgré de nombreuses recherches, n'a pas encore été fourni.

Donc, l'espérance de posséder une cause explicative des élévations de température de la fièvre, applicable dans tous les cas isolés, soit en ce qui concerne les troubles de production comme d'émission de chaleur, cette espérance, hélas, ne semble pas près de se réaliser pour le moment.

Il en résulte d'une façon certaine que l'élévation de température dans la fièvre est uniquement imputable à un manque de concordance entre la production et l'émission de chaleur. Quelquefois, les deux sont plus élevées et alors l'émission de chaleur ne chasse pas, comme chez l'homme sain, la chaleur produite en excès.

Dans d'autres cas, il semblerait que toute production excessive fait défaut. La réglementation de la tem-

pérature n'est point du tout abolie. Parmi beaucoup de
fièvreux comme chez les gens sains, le refroidissement
de la surface du corps suscite une augmentation de
production de chaleur.

L'élévation de la température n'est aucunement déterminée par la quantité de calories formées. Chez les
typhiques, la chaleur propre n'est augmentée que de
quelques fractions par la richesse alimentaire la plus
exagérée. Donc, il y a ici persistance de réglementation.
Mais l'appareil régulateur ne fonctionne plus avec la
même certitude que chez l'homme sain.

Reste à savoir pourquoi la réglementation est défectueuse. A ce moment, la cause de la fièvre et son point
de départ deviennent d'un intérêt capital. *Réglementation de la température.*

Il faut certainement que la fièvre ait attaqué d'une
façon nocive l'appareil régulateur de la chaleur ; car,
comme nous l'avons vu, il ne suffit pas, pour expliquer
la fièvre, de dire que la formation de chaleur ou son
émission ont été atteintes isolément. Tout dépend de
la réglementation.

Or la réglementation de la chaleur du corps dépend
certainement du système nerveux. Les recherches de
l'école de Pfluger l'ont démontré d'une façon sûre.
Lorsque l'action du système nerveux sur les organes
est abolie, l'animal à sang chaud ne cherche plus à
conserver sa propre température, mais l'intensité de
son processus vital se dirige vers la température extérieure exactement comme chez l'animal à sang froid.

D'après l'état actuel de nos connaissances, on ne
saurait dire avec certitude si la réglementation de chaleur est déterminée par certains endroits du système

nerveux central, ni l'emplacement où ils sont situés.
Il est vrai que dans la littérature on trouve de nombreuses données sur les centres thermo-régulateurs
qui seraient situés dans plusieurs parties du cerveau,
notamment dans le noyau caudal.

Mais nous ne savons rien de sûr ni sur leur emplacement ni sur la nature de leur fonctionnement. Nous
devons supposer que la cause de la fièvre agit sur ces
localisations de la réglementation thermique.

Cette cause trouble leur activité et provoque à partir
de là de fréquentes augmentations de transformations,
c'est-à-dire une élévation de productions caloriques. En
tout cas, l'émission de chaleur ne s'accorde pas avec
cette production de façon à conserver le degré moyen
de température propre.

Quels sont les faits qui nous autorisent à indiquer le
système nerveux comme point d'attaque initial de la
cause de la fièvre?

Tout d'abord ce sont les faits déjà mentionnés, suivant lesquels la réglementation de la chaleur propre
du corps est troublée dans tous les états fiévreux, et
suivant lesquels cette réglementation dérive du système
nerveux; ensuite parce que dans les affections pures du
système nerveux, c'est-à-dire même dans celles qui ne
sont pas compliquées de modifications anatomiques
grossières, dans la névrose par exemple, il se produit
de la fièvre.

Nous justifierons plus loin notre opinion en rappelant
qu'il existe très bien des fièvres sans modification des
échanges, bien que ce soit rarement le cas. Il est absolument certain que l'émission de chaleur est déterminée
par le système nerveux central. Mais nous pouvons dire

avec certitude que les échanges y participent aussi, car nous le savons par le fait que le refroidissement de la surface du corps augmente les échanges.

Nous pourrions nous demander ensuite dans quels organes l'augmentation de formation de chaleur et celle des échanges se déroulent.

La physiologie nous démontre avec certitude que la chaleur est produite par l'action simultanée de toutes les glandes et aussi que les muscles sont une source pyrogénique importante. Chez ceux-ci, la chaleur ne se développe pas seulement pendant l'activité mais aussi à l'état de repos, tant qu'ils restent en communication avec le système nerveux. Ils sont pour nous d'un intérêt tout spécial, d'abord parce qu'ils représentent une fraction considérable de la masse du corps et que par suite ils peuvent agir d'une façon particulièrement puissante, grâce à leur propriété calorique et en outre parce que nous sommes forcés d'admettre leur corrélation avec les états fiévreux.

Zuntz a démontré qu'il est impossible de produire la fièvre septique sur l'animal, dont les muscles ont été séparés du système nerveux central, au moyen d'une intoxication par le curare.

Bien que cette observation n'ait été faite que dans un but expérimental de fièvre sur les animaux, nous sommes forcé de lui accorder la plus grande importance. D'ailleurs la participation essentielle des muscles dans l'augmentation des échanges pendant la fièvre est démontrée par de nombreuses observations.

Tout d'abord, vient en ligne de compte la sensation de fatigue musculaire qu'éprouvent toujours les convalescents de la fièvre, et ensuite la consomption frappante des muscles qui se produit après chaque fièvre. Le fait que la décomposition fibrillaire atteint surtout les albuminoïdes concorde avec cette théorie.

Ensuite les anomalies des échanges fiévreux concordent bien aussi avec une élévation de l'excitation musculaire. Frey a démontré, qu'après une tétanisation prolongée de la moelle épinière, la teneur du sang en acide carbonique est considérablement diminuée par suite de la formation de corps acides dans le muscle (acide lactique). En ce qui concerne les échanges fiévreux, le même phénomène a été démontré. C'est là une concordance qui doit nous confirmer la justesse de l'importance spéciale des muscles dans les états fiévreux.

Quelle est l'importance des glandes et des autres organes dans la formation de chaleur pendant la fièvre? Nous ne saurions le dire avec certitude. Il n'y a aucune raison pour dénier à n'importe quel tissu une possibilité de participation dans le processus fiévreux.

On pourrait se demander si les causes de la fièvre ne pourraient pas agir primitivement sur les organes des échanges. L'expérience au curare de Zuntz s'y oppose avec autorité; nous savons que l'intoxication par le curare ne modifie en rien le muscle, mais qu'il abolit simplement ses rapports avec le système nerveux.

Mais en admettant même qu'il se déroule dans le muscle fiévreux privé de nerfs le même processus calorigène que dans le muscle rattaché au nerf, on ne verrait pas pourquoi l'émission de chaleur n'accompagnerait pas l'élévation de production calorique. Cette discordance d'après ce que nous savons ne peut être imputable qu'au système nerveux.

Nous avons essayé de démontrer ce que les causes de

la fièvre produisent dans le corps et où elles s'attaquent. Mais quelles sont ces causes? Est-il permis même de se demander s'il existe une cause commune de la fièvre? N'existe-t-il pas autant de fièvres, autant de causes de fièvres qu'il y a de fiévreux? En réalité nous avons déjà démontré qu'il faut abandonner la théorie de la fièvre comme processus unique.

La fièvre est certainement provoquée par l'effet des microbes. On peut affirmer que la très grande majorité des fièvres a cette origine. Comment la produisent-ils? cela n'est pas très clair. Nous savons que les microbes engendrent très probablement la fièvre par leur activité vitale et certainement par les toxines que leurs cellules renferment et probablement aussi par les résidus des échanges.

Quoi qu'il en soit, les albuminoïdes sont ici le principe actif. Nous savons aussi, d'autre part, que les corps albuminoïdes, tels que les matières résorbées de tissus nécrosés, le pus, la peptone, l'hémialbuminose, le sang et le sérum d'une espèce animale différente provoquent la fièvre; tous ces agents sont capables de causer des accès de fièvre. Le fait, que l'eau distillée en fait autant, appuie cette théorie puisqu'elle détruit les hématies et met l'hémoglobine en liberté. Les enzymes aussi, qui sont fébrigènes, comme par exemple le ferment de la fibrine, l'invertine, la diastase, la pepsine, etc., sont précisément très voisins des albuminoïdes et ont des affinités mystérieuses avec eux.

Il est douteux que des corps autres que l'enzyme et les corps albuminoïdes possèdent la propriété d'entraîner la fièvre. La question est de savoir de quelle façon les substances en question agissent.

Nous devons supposer que les substances albumineuses ou albuminoïdes attaquent directement les organes, objet de notre hypothèse, et qu'elles troublent de la façon indiquée la réglementation de chaleur.

Tout d'abord, il paraît difficile à comprendre que des substances aussi nombreuses et aussi disparates, qui influencent l'organisme de façon si variée, puissent dans d'autres circonstances opérer sur lui une action uniforme, c'est-à-dire produire la fièvre. Cependant, il faut réfléchir qu'à un examen plus précis on voit les corps les plus divers en apparence être en réalité très similaires. Au surplus, il n'est pas du tout établi que les matières pyrogènes agissent directement ou par l'intermédiaire des tissus de l'organisme.

Dès lors, nous dirons : la fièvre se présente, dans la majorité des cas, consécutivement à l'arrivée dans la circulation de corps albuminoïdes qui troublent la régularisation de chaleur, et ensuite produisent des irrégularités des échanges.

La nature de la fièvre, son cours, sa durée dépendront de la qualité et de la quantité des substances, et aussi de la manière dont elles parviennent dans la circulation et dans le système nerveux. Le cours de la fièvre dans les diverses maladies infectieuses est directement imputable au processus vital des bacilles en question.

C'est le cas dans la plupart des fièvres, mais non pas pour toutes. Nous n'avons pas de raison de supposer que les foyers de réglementation de chaleur ne sont pas atteints primitivement. On les a, dans de nombreuses expériences, excités mécaniquement sur des animaux, et l'on a réussi par là à provoquer une fièvre véritable. Certaines expériences ont démontré qu'il peut survenir une fièvre dans les maladies du système nerveux central à la suite d'une lésion directe sans intervention d'une infection.

Dans certains cas, le processus pyrogène subsiste après la mort. Comme la circulation cesse à la mort, l'émission de chaleur est très minime. Malgré cela, on assiste *post mortem* à une élévation considérable de la température du corps.

Le tableau de la fièvre humaine se présentera sous un aspect très varié selon les circonstances et suivant les phénomènes qui l'accompagneront.

Ces phénomènes sont rarement subordonnés à l'élévation intrinsèque de température. En effet, comme nous l'avons vu, l'élévation intrinsèque de la température a pour corollaire une décomposition d'albumine et des oxydations. En outre, le nombre des contractions cardiaques augmente synchroniquement avec la température, par suite d'irritation du centre accélérateur et du muscle cardiaque.

Dans certains cas, il y a même une cause parallèle entre l'élévation de la température et la fréquence du pouls. Mais ce sont là des phénomènes isolés, car dans plusieurs autres infections (typhus, scarlatine, septicémie) il existe des causes spéciales agissant sur la fréquence cardiaque et qui écartent complètement les influences de la température. La fréquence de la respiration augmente avec la chaleur intrinsèque, mais ici s'applique ce que nous avons dit du cœur. L'appareil respiratoire est la plupart du temps atteint également, ce qui exerce la plus mauvaise influence.

Après cela, nous aurions épuisé la série des phénomènes directs de l'élévation de température.

Tous les autres symptômes, aussi nombreux qu'ils soient, sont provoqués par les causes mêmes de la fièvre. On peut déduire, avec certitude, qu'ils ne sont pas d'une constance absolue et qu'ils sont en général indépendants de l'élévation de température et surtout de son degré ; ensuite qu'ils accusent la plus grande variété selon les causes diverses de la fièvre.

L'importance de la fièvre a été de tout temps discutée de la façon la plus vive et a été différemment jugée. Deux théories se trouvaient diamétralement opposées.

Les champions de l'une considéraient la fièvre comme un état extrêmement dangereux. Les partisans de l'autre étaient d'avis, par contre, que c'était un « purifiant de feu » des autres maladies.

En examinant la question de plus près, on sera forcé de distinguer nettement entre les phénomènes ressortissant de la fièvre, c'est-à-dire de l'élévation calorique, et ceux appartenant à ces causes, c'est-à-dire l'intoxication. Nous n'avons pas à parler de ces dernières. Néanmoins, elle est de très grande importance pour le sujet, car elles sont à séparer des phénomènes caloriques et sont en même temps les plus graves.

Nous savons que l'on peut supprimer l'élévation calorique par des médicaments sans améliorer notablement les conditions des échanges si profondément altérées par la cause même de cette élévation calorique.

En séparant les deux causes, on remarque, qu'en réalité, les phénomènes purs consécutifs à l'élévation calorique sont relativement très bénins, car la chaleur n'atteint pas dans la fièvre un degré tel qu'elle puisse, à elle seule, menacer les organes et surtout les muscles et le système nerveux. Même, les effets sur la circulation et sur la respiration n'impliquent jamais un danger à eux seuls. Mais ce ne serait pas une raison pour les mépriser.

La fièvre peut parfaitement augmenter les phénomènes d'une respiration et d'une circulation troublées, comme on l'a souvent remarqué chez les pneumoniques. Mais il arrivera rarement que la température fébrile provoque un danger pour ces deux systèmes organiques.

Nous ferons abstraction du système nerveux, car les nouvelles expériences établissent que ses fameuses réactions fébriles n'ont rien à faire directement avec l'élévation thermique, mais que ce sont de purs phénomènes d'intoxication, qui changeront suivant les cas.

Reste l'influence sur les échanges. Comme nous l'avons vu, il est probable que l'élévation thermique provoque une augmentation de décomposition albumineuse et de l'hyperoxydation. Il est certain que cela représente une altération de l'état nutritif. Mais nous savons aussi que l'augmentation des échanges est, dans la fièvre, très minime au point de vue absolu.

On pourrait peut-être vaincre ce trouble de l'état nutritif par une nourriture appropriée, à condition toutefois que l'on puisse y procéder. Mais ce n'est certes pas la faute de l'élévation thermique si on n'y réussit pas plus souvent. Bien au contraire, ce sont précisément les malades intoxiqués qui sont privés d'appétit et réfractaires à toute nourriture.

La cause de la fièvre entraîne la décomposition albumineuse pathologique, contre laquelle il n'y a pas de
compensation, et à laquelle s'ajoutent les effets de
l'inanition. Il en est de même de la dégénérescence
des organes parenchymateux.

Cette dégénérescence ne doit pas être non plus considérée comme une suite de l'élévation de température;
elle ne coïncide d'ailleurs jamais avec elle. Naunyn a
démontré que les animaux chauffés artificiellement,
dotés d'une hygiène soigneuse et entretenus d'une
bonne alimentation n'accusent rien qu'un trouble faible
du rein.

CHAPITRE VII

L'ÉLIMINATION DES URINES

I

L'INFLUENCE DU COURANT SANGUIN SUR L'ÉLIMINATION DES URINES

La nature des urines dépend de l'état du rein et de celui du sang qui le traverse. Deux facteurs sont importants dans le sang, sa composition et aussi la façon dont il parcourt le rein.

Il est extrêmement difficile d'étudier les suites des troubles de circulation dans le rein, sans les relier aux deux autres causes. Car, lorsque le courant sanguin se modifie dans le rein, la composition du sang migrateur se modifie aussi pour les épithéliums. Ensuite les cellules sont extrêmement sensibles aux modifications de la circulation.

Il s'agit ici tout d'abord des influences primitives issues de la modification du courant sanguin. Comme on le sait, les urines éliminées augmentent en raison de la quantité proportionnelle du sang qui parcourt les artères rénales dans une unité de temps, et en raison aussi des différences de pression entre les vaisseaux sanguins

18

et les vaisseaux urinaires à la condition toutefois que la rapidité du courant sanguin n'ait pas baissé.

L'urine contient proportionnellement moins d'éléments figurés dans l'augmentation que dans la diminution d'émission. Il y a là un rapport fixe entre l'eau et les éléments figurés, en ce sens que l'urine n'en contient pas plus de 12 p. 100 et pas moins de 3 p. 100.

On ne saurait établir de théories générales sur les quantités absolues de ces éléments et sur le rapport de la quantité d'urine émise, parce qu'ils ne se comportent pas tous de la même façon, et que l'on ne connaît que les conditions d'élimination de deux d'entre eux.

La quantité d'urée émise augmente en raison directe de la quantité de sang qui parcourt le rein.

L'élimination du chlorure de sodium augmente avec la vitesse du courant artériel, mais cela dans de faibles proportions au-dessus de la normale; et lorsque cette vitesse baisse, l'élimination n'est pas trop au-dessous de l'ordinaire. Elle n'est donc presque pas subordonnée au courant sanguin.

On ignore les rapports de tous les autres éléments figurés avec la nature du courant sanguin dans le rein.

Par suite, l'émission des urines augmente toujours avec les quantités de sang qui parcourent le rein, c'est-à-dire lorsque la pression artérielle augmente en présence de vaisseaux rénaux à résistance et à diamètres normaux, ou bien à pression artérielle normale dans des vaisseaux rénaux dilatés anormalement.

En général, tant qu'il n'y a pas de lésions anormales de cellules du rein, la somme totale des éléments figurés pourrait être augmentée synchroniquement à l'augmentation d'urine, car nous savons qu'en présence d'un rein sain, ces éléments sont éliminés.

Dans de nombreuses néphrites chroniques, c'est le premier cas qui se présente le plus souvent.

Pour les motifs que nous avons développés au premier chapitre, la pression artérielle est constamment élevée dans les néphrites chroniques, ce qui augmente les quantités d'urine dans la même mesure, tant que l'affection des parenchymes du rein ne dépasse pas certaines limites. A ce moment, la proportion des éléments figurés est toujours diminuée. Les quantités absolues des éléments isolés varient fréquemment ; par exemple les matières azotées peuvent être en grand ou en petit nombre.

Il est probable que la constitution du rein y contribue puissamment. Ensuite, la pression artérielle supplémentaire, que la digitale provoque dans les maladies du cœur, est toujours combinée à une augmentation des urines.

On peut admettre parfaitement, mais on ne sait pas avec certitude, que d'autres élévations chroniques de pression artérielle peuvent être suivies d'une augmentation de l'urine, comme par exemple dans l'artério-sclérose et l'hypertrophie idiopathique du cœur.

Le second cas, qui est celui d'une pression artérielle normale exercée dans une voie sanguine dilatée du rein, se présente lors de la section des nerfs rénaux.

Diabète insipide. — Il se peut que ce cas trouve sa réalisation pathologique dans certaines affections du diabète insipide. Dans cette maladie, il y a émission d'une urine légère, non sucrée, sans augmentation concomitante de pression artérielle générale.

Il arrive souvent que l'urine charrie des quantités

visibles d'inosine, parfois aussi de grandes quantités d'urée très supérieures à la normale. Cela provient de ce que beaucoup de malades mangent trop, exactement comme de nombreux diabétiques.

La dilution du sang par l'absorption excessive d'eau est souvent, dans certains cas, la cause de la polyurie; mais dans d'autres cas, elle ne paraît pas en résulter.

Les causes de cette maladie sont complètement inconnues. Elle est parfois héréditaire. Nous ne connaissons pas de modifications anatomiques. Tout ce que l'on a trouvé se bornait aux affections les plus variées du cervelet, du pont de Varole ou de la moelle allongée. Cela concorde d'abord avec les recherches expérimentales.

Depuis Claude Bernard et Eckhard nous savons que la lésion de ces parties cérébrales peut provoquer de la polyurie sans sucre. Nous ne savons pas quelles sont les régions spéciales qui doivent être atteintes pour cela. Nous savons aussi peu comment des lésions peuvent provoquer une crue urinaire. Cependant les connaissances actuelles nous permettent d'admettre les influences vaso-motrices.

La paralysie des nerfs rénaux produit précisément la polyurie. C'est une hypothèse applicable peut-être à une partie des phénomènes; mais elle ne saurait expliquer tout.

Nous ne saurions nous dissimuler qu'il doit y avoir dans les coulisses une foule de facteurs inconnus. Entre le diabète sucré et l'insipide il y a certainement des rapports. L'hypothèse en question ne nous renseigne pas sur la polyphagie de certains diabétiques affranchis d'émission de sucre.

Lorsque les quantités de sang qui parcourent les artères rénales se trouvent diminuées, l'émission d'urine baissera aussitôt; la quantité d'urée en fera autant. La teneur de l'urine en éléments figurés s'élèvera proportionnellement. On peut donc dire que l'élimination totale d'éléments figurés n'est pas diminuée proportionnellement à l'urine.

On ne connaît pas comment chaque élément se comporte, sauf en ce qui concerne le chlorure de sodium et l'urée.

La diminution des quantités du sang parcourant le rein a d'abord lieu lorsque les vaisseaux rénaux sont sténosés parallèlement à une élévation de pression vaso-motrice générale. C'est le cas de l'asphyxie, l'empoisonnement par la strychnine, les accès épileptiques et éclamptiques. Et alors malgré l'élévation générale de pression artérielle, il y a moins d'urine émise que dans la normale.

Nous trouvons les mêmes conditions lorsque la rapidité du courant sanguin du rein baisse dans des vaisseaux rénaux dilatés, consécutivement à une diminution de pression artérielle ou une augmentation de pression veineuse. Le premier cas a lieu dans les paralysies vaso-motrices et la faiblesse du ventricule gauche.

La pression dans la veine rénale peut être élevée soit localement par sa thrombose ou celle de la veine cave inférieure, ou bien par la pression dans toutes les autres veines concomitantes à une faiblesse du ventricule droit. Cela peut se présenter aussi par une diminution inspiratoire du thorax. L'effet atteindra son maximum dans une combinaison ou dans une coïncidence de diminution de pression artérielle et d'augmentation de pression veineuse; car alors il en résultera un minimum de vitesse du courant. Ce cas est certainement le plus fréquent. Ces conditions se trouvent remplies dans la faiblesse simultanée des deux ventricules. Mais ce phénomène est aussi la règle dans la majorité des maladies du cœur, myocardite, endocardite, péricardite, ou lorsque le cœur en général s'affaiblit. Par suite, il se produit une diminution dans la quantité du courant sanguin, vers les parties enflammées.

On sait que le ralentissement du courant sanguin est dans la nature des troubles inflammatoires de la circulation. Ce ralentissement expliquerait la diminution des urines dans toutes les néphrites où l'influence des parties saines n'est pas prédominante. Nous avons déjà dit de quelle manière l'élimination des éléments figurés de l'urine se produit dans ces conditions.

En dehors de cela, on rencontre fréquemment dans les urines des éléments qui en sont généralement absents à l'état normal, notamment les albumines du sérum.

La raison de cette infraction est probablement dans les modifications des épithéliums rénaux. Aussi faudrat-il examiner cette question plus tard en détail.

Résistances à la sécrétion des urines.

Dans nos études précédentes, nous avons admis que l'émission d'urine ne rencontre pas de la part des vaisseaux sanguins et des épithéliums rénaux un obstacle à sa sortie du rein. Mais cette émission sera impossible si l'orifice des petits canaux urinaires ou des grandes voies se trouve obstrué à n'importe quel point.

Dans le rein il se produit des tissus conjonctifs rétractés et des masses solides qui se précipitent dans les petits canaux urinaires, et engorgent leurs orifices à tel point qu'ils ne sauraient plus être charriés par les urines arrivant derrière eux. Ce sont des hémo-globine, bilirubine de l'acide urique, de la chaux, et des cylindres uriques.

Sans doute, hormis l'hémoglobine, on n'a pas établi encore qu'aucune de ces matières gênât l'émission d'urine. On ne sait même pas exactement, si elle se trouve dans les petits canaux urinaires parce qu'elle les engorge, ou bien parce que le courant urinaire est trop faible pour les emporter.

Dans les voies urinaires, tous les processus qui rétré-cissent ou obstruent les orifices, contribuent à ce phé-nomène de gêne, tels les concrétions, les tumeurs et les cicatrices.

S'il faut étudier l'influence de ces états sur l'élimi-nation générale des urines, tout dépendra si leur action est unilatérale ou bilatérale. Dans le premier cas, le rein du côté malade agira beaucoup moins que dans la normale, mais l'effet général sur l'organisme sera compensé par un afflux supplémentaire de matières urinaires dans l'autre rein. Celui-ci travaillera donc davantage et s'hypertrophiera.

Dans le rein pathologique (Conheim), le trouble dépendra de la gravité de la résistance. S'il excède la pression de 60 millimètres de mercure environ, l'élimination cessera totalement. Jusqu'à cette limite, les quantités d'urine sortant du rein diminueront en raison de la pression adverse.

On n'a pas encore établi d'une façon sûre comment l'émission d'urine se comporte.

D'abord, elle est inaltérée tant que la dilatation des canaux peut compenser l'écoulement défectueux. En-suite, l'urine est probablement résorbée par les canaux du rein, lequel devient œdémateux. Enfin, l'élimination est altérée, les canaux urinaires encombrés compriment notamment les veines et diminuent, par suite, la pression et la vitesse sanguine dans les artères rénales. L'urine émise devient albumineuse.

Lorsque l'occlusion des canaux urinaires persiste, le rein s'atrophie rapidement par suite de l'hydroné-phrose même moyenne.

Nous observons de tous autres phénomènes lorsqu'un uretère est périodiquement ouvert et fermé. L'émission d'urine n'en souffre alors que peu. Le canal urinaire a le temps de se dilater amplement et il se produit des sacs hydro-néphrétiques.

II

LES CELLULES DU REIN

Nous acquérons une connaissance parfaite des rapports intimes entre ce que nous avons dit et ce qui va suivre, si nous admettons comme motif complémentaire des troubles de l'émission d'urine, une lésion des membranes filtrantes du rein.

Nous avons déjà dit souvent que les différents paren-chymes se comportaient différemment en présence des troubles de l'afflux du sang. Les épithéliums du rein supportent ces troubles très mal à ce qu'il paraît, et ils sont extrêmement sensibles aux variations de la composition du sang.

De quelle membrane s'agit-il?

On aura à décider entre les endothéliums des vaisseaux, les membranes basilaires et les épithéliums des glomérules et des petits canaux. Mais il est très difficile de se décider, et cela est impossible dans la plupart des cas ; finalement d'ailleurs cela n'a pas grande importance. Car le cas le plus fréquent est que ces parties sont affectées en même temps, soit sous l'action d'une même cause, soit qu'elles dépendent l'une de l'autre.

Probablement, les lésions des endothéliums vascu laires sont de la moindre importance : l'expérience géné rale le démontre. Dans toutes les glandes, l'essentiel ce sont les épithéliums et non pas les vaisseaux. Ensuite, on a observé des maladies étendues des parois vasculaires dans le rein (dégénérescence amyloïde) sans constater de modifications d'urine, qui d'habitude se présentent tout d'abord (albuminurie).

La question ne saurait avant tout être résolue d'une façon générale. D'après toutes nos expériences, il est probable que les différentes matières éliminées dépen dent de certaines régions des membranes.

Tout d'abord, il y a l'eau.

Dans toutes les variétés de troubles des membranes, troubles de dégénérescence ou d'inflammation, l'élimina tion de l'eau est diminuée tant que les modifications de circulation mentionnées au premier chapitre n'arrivent pas à la rescousse. D'après ce que nous savons, les épi théliums des glomérules agissent d'une façon prépon dérante sur l'eau. La diminution d'élimination d'eau dépendra donc d'abord de l'intensité du trouble épithé lial, et ensuite de son étendue.

Dans les inflammations des reins, le parenchyme n'est jamais entièrement atteint à la fois. Enfin, cette diminu tion dépendra de l'état de la circulation.

L'élimination de l'eau du sang sera augmentée par les glomérules restés sains ou peut-être par les glomérules malades, suivant la mesure dans laquelle l'élévation de pression artérielle s'exercera.

On peut donc dire que, par exemple, dans les inflammations aiguës et étendues, la quantité d'urine est presque toujours minime.

Dans les inflammations chroniques, c'est l'influence d'une puissance plus forte du cœur qui se fait principalement sentir.

Les malades atteints de néphrites, dont le processus local est peu étendu et dont la pression artérielle est fortement élevée, éliminent même plus d'urine que les gens sains.

C'est la faiblesse du cœur qui exerce naturellement dans tous les cas l'influence la plus pernicieuse.

Somme toute, la totalité des éléments figurés se comporte probablement comme l'eau. Il est probable que leur élimination est subordonnée aux mêmes conditions. C'est du moins à supposer, bien que nous n'en sachions pas plus long.

Les éléments se présentent isolément de façon variable. Nous possédons des expériences sur une grande série d'entre eux. L'élimination de l'azote dépend des mêmes causes que l'eau, sans que l'on puisse établir de parallèle fixe. Il y a donc rétention dans les néphrites aiguës et attitude très variable dans les néphrites chroniques. Il faut admettre la même oscillation dans l'élimination de tous les autres éléments de l'urine (Noorden).

Albuminurie. On est beaucoup mieux renseigné sur l'apparition dans l'urine de matières qui, chez l'homme sain, n'aban-

donnent pas le sang et la lymphe. Il s'agit ici tout d'abord
des albumines du sérum (albuminurie).

Alors que, jusque dans ces derniers temps, on considérait l'urine de l'homme sain comme franche d'albumine, d'aucuns paraissent avoir démontré qu'il y passe
des traces d'albumine comme des traces de glucose dans
ses éléments normaux. On ne sait pas encore comment
ils parviennent dans l'urine.

Sénator estime qu'ils sont filtrés par les glomérules.
Il est vrai qu'on ne pourrait pas les y trouver non plus,
même à l'état coagulé. Leur quantité pour cela serait
trop faible.

Ce qui me paraît combattre vigoureusement cette
hypothèse, c'est que l'albumine de l'urine normale est
certainement d'une autre nature que celle du sérum
sanguin. L'homme sain évacue avec son urine un corps
mucilagineux qui appartient probablement aux nucléo-
albumines. On ne sait pas encore d'où il provient[1].

On trouve chez l'homme franc de toute néphrite ou
de toute autre maladie, et surtout chez les enfants et
chez les jeunes gens, des quantités abondantes d'albumine que l'on peut démontrer sans autre préparation
spéciale de l'urine (0,5 p. 1000). En général il en est ainsi
chez 25 p. 100 de tous les mâles (albuminurie physiologique).

On indique comme cause de l'élimination de ces
grandes quantités d'albumine l'absorption de nourriture, les mouvements musculaires, les bains froids, les
émotions psychiques, sans que nul ne soit d'accord sur
la véracité de ces causes étiologiques, et sans que nous

---

[1] Peut-être des cellules expulsées ? Vu les rapports étroits entre la
nucléo-albumine et l'albumine celluleuse ce serait possible (Noorden).

en saisissions les rapports, de même que nous ignorons pourquoi certains individus évacuent des quantités d'albumine par l'urine sans être soumis à ces facteurs.

On est amené plutôt à admettre, avec Leube, des modifications dans les membranes filtrantes. Cependant il faudrait, à l'appui de cette hypothèse, prouver que les corps pénétrant dans l'urine sont uniquement l'albumine et la globuline du sérum du sang. Or, cette preuve n'est pas faite pour la totalité des cas en question. On ne trouve que des données incomplètes sur la nature de l'albumine éliminée qui sont insuffisantes pour établir un jugement définitif.

Jusqu'ici, on peut tranquillement classer dans ce groupe remarquable tous les phénomènes les plus obscurs et les plus hétéroclites.

Dans certains cas, l'élimination d'albumine apparaît dans des périodes régulières le plus souvent pendant le jour (albuminurie cyclique). Généralement, on l'a remarqué dans l'enfance chez les sujets pâles. Mais ces cas remarquables ne sont pas non plus très clairs.

Il semblerait, qu'en l'occurrence, les causes mentionnées plus haut et surtout le passage du corps de l'horizontale à la verticale exercent une certaine influence. Quelques chercheurs ont considéré ces causes comme déterminantes. Donc, les cycles ne seraient qu'apparents.

Cette variété de l'albuminurie ne serait plus alors une maladie spéciale; elle appartiendrait au groupe précédent. Par contre, d'autres prétendent que dans toute une série de cas, le cycle n'est pas toujours influencé par une de ces causes, qu'il y a aussi coexistence des troubles des échanges généraux, et que les corps albuminoïdes éliminés ne sont pas identiques à ceux du sang, mais ressortissent de la nucléo-albumine.

Cela me paraît être un point bien décisif.

Si cette hypothèse se confirme, c'est que nous avons affaire en réalité à une maladie spéciale.

Nous trouvons encore de l'albuminurie dans des occasions nettement déterminées en dehors de ces états si incertains et si variables, il s'agit des altérations des cellules rénales et des membranes. Nous pouvons, dès le début, faire abstraction des endothéliums vasculaires. Leur nature est de se laisser traverser par l'albumine.

Les membranes basilaires et les épithéliums empêchent en revanche le passage de l'albumine dans l'urine de l'homme sain. Ces deux groupes ne sauraient être séparés.

Parmi ces épithéliums, ceux des glomérules sont les plus sensibles. C'est chez eux, que l'élimination d'albumine se produit presque toujours en premier. Ce n'est que sous l'effet supplémentaire des lésions que les épithéliums des tubuli contorti se trouvent modifiés. Il est difficile de dire dans quelle mesure ils sont poreux à l'albumine. Car lorsqu'à la suite de l'altération des glomérules l'albumine a fini par pénétrer dans les canaux urinaires, on ne peut pas savoir, à l'examen de cette albumine, si elle est originaire des parois des tubuli. De prime abord, il n'y a pas de motifs pour que les épithéliums troublés des tubuli n'éliminassent pas de l'albumine comme les autres cellules pathologiques des glandes. Malgré cela, le fait que les dégénérescences épithéliales, dans l'empoisonnement par la cantharide, ne sont pas toujours compliquées d'albuminurie, ce fait doit éveiller notre attention.

La nature nécessaire des lésions, qui doivent exister pour que l'albumine puisse passer, n'est connue ni morphologiquement ni chimiquement. Dans certains cas d'albuminurie par lésion des membranes, l'anatomie ne révèle absolument rien.

Les dégénérescences granulo-graisseuses sont sans rapport non plus avec l'albuminurie. Elles ne font qu'accuser les effets d'une lésion quelconque.

Certains chercheurs attribuent une importance, pour les épithéliums des tubuli contorti, à la perte des épithéliums ciliaires. Je n'ai pas eu l'impression que cela se produisait en réalité. La disparition des cils épithéliaux (?) est un phénomène très fréquent; on le constate aussi sans albuminurie. Quelles sont les circonstances qui rendent donc les épithéliums poreux au sang?

Ce sont d'abord les troubles de la circulation, qu'ils soient de nature locale ou générale. A notre avis, ces troubles seront efficaces lorsque les quantités de sang, qui parcourent le rein, baissent dans l'unité de temps jusqu'à un certain point. Cette limite n'est pas établie exactement. Et il est peu probable qu'elle soit égale chez des individus différents.

Les dominantes sont ici les rétrécissements des veines rénales, les augmentations de pression veineuse partant des poumons ou du cœur, les modifications de pressions artérielles, qui troublent les quantités contingentes, les spasmes des vaisseaux rénaux (coliques de plomb, convulsions épileptiques et tétaniques), les stades algides du choléra, l'élévation de pression des voies urinaires; tout cela agit dans le même sens.

Il est à supposer que les épithéliums laissent passer

de l'albumine, lorsqu'ils ne reçoivent plus certains aliments en quantité suffisante ou bien lorsque les produits de décomposition s'accumulent.

On croit posséder, dans la diminution de pression sanguine, une explication suffisante de la présence de l'albumine parallèle aux troubles de la circulation. Cette hypothèse remplace toute explication des lésions de la paroi vasculaire, qui demeurent encore obscures.

Runeberg nous a démontré que les solutions d'albumine filtrent mieux sous une pression modérée que sous une forte pression, et il a attribué la plupart des albuminuries à l'abaissement de la pression sanguine.

On pourrait, à ce moment, présenter des objections. D'abord l'albuminurie ne dépend pas de l'abaissement mais de la rapidité de la pression. Ensuite, elle ne disparaît pas immédiatement après le rétablissement de la circulation, mais quelques heures après seulement.

Pour que les cellules puissent fonctionner à nouveau normalement, il faut qu'elles se rétablissent. Ce fait paraît être le plus important.

En ce qui touche les coliques saturnines et l'épilepsie, on ne voit en somme pas pourquoi la pression artérielle serait au-dessous de la normale dans le rein, pendant ou après l'accès. Par contre, il apparaît clair, à première vue, que les volumes affluents sont beaucoup plus petits. Ensuite, il faut considérer que la comparaison entre les membranes d'animaux morts et les cellules vivantes n'est pas un procédé dont les conclusions soient bien admissibles.

Si on leur accorde un droit de cité nous ne contesterons pas que la théorie de Runeberg confirme, dans beaucoup de cas, l'apparition de l'albuminurie. Malgré cela, il nous semble que la cause déterminante se trouve dans les modifications épithéliales.

S'il est permis de rapporter les lésions des cellules, par les troubles circulatoires, à une auto-intoxication, cela confirmera la théorie, suivant laquelle, les poisons d'origine sanguine issus d'un autre organe agissent dans le même sens.

A ce moment, nous retrouvons l'étroite connexité de chaque cause qui influence la composition de l'urine. Les membranes sont tout simplement lésées parce que la composition du sang est modifiée.

La cause en est d'abord à des poisons variés, qui sont introduits dans le corps (sels métalliques, matières balsamiques), et ensuite aux toxines que les microorganismes y sécrètent.

Les nombreuses albuminuries, qui accompagnent les maladies infectieuses, appartiennent à cette catégorie aussi bien que certaines dégénérescences mystérieuses, par exemple celle de la néphrite gravide.

Nous n'avons plus qu'un petit pas à franchir pour arriver aux inflammations.

Beaucoup des poisons en question s'étendent, sous un effet puissant, bien au delà des lésions des cellules parenchymateuses. Lorsque cette lésion consiste dans toutes sortes de dégénérescences granuleuses et adipeuses, il s'y ajoute fréquemment des phénomènes inflammatoires, une porosité anormale des vaisseaux et des exsudations interstitielles.

Une grande série de poisons qui, partant du sang, atteignent le rein, provoquent un commencement d'inflammation dans cet organe.

Nous ne connaissons pas les conditions dans lesquelles

il se produit parfois des modifications purement parenchymateuses et d'autres fois des modifications interstitielles dès le début.

Là aussi il faut encore mentionner les toxines de microbes connus ou inconnus. Nous rappellerons à ce sujet
les néphrites, qui se développent souvent consécutivement à des maladies infectieuses.

Même pour une partie des inflammations rénales, qui
sont d'apparence primitive et qui apparaissent comme
maladies autonomes, on a pu dans ces derniers temps
trouver une probabilité d'infection. Dans certains cas,
les microbes pénètrent directement dans le rein et le
lèsent localement (pyémie). Le plus souvent, on n'y
trouve pas de bacilles et l'on impute alors l'inflammation
à l'effet des substances chimiques, en considérant que
les toxines du sang sont presque toutes éliminées par
le rein et qu'elles lèsent nos organes en partie, dans le
cours de ce processus.

D'après les expériences de nos meilleurs cliniciens
les néphrites sont déterminées par des influences de
froid intense s'exerçant sur la peau. Des humectations
violentes, un contact prolongé de la surface du corps
avec la terre froide en seraient la cause. Il y a évidemment quelques rapports mystérieux entre la peau
et le rein. Mais sa manière d'être est complètement
obscure et les hypothèses émises jusqu'à présent sont
sans fondement aucun.

Dans tous les cas énumérés, l'albumine qui passe dans
l'urine, dérive du sang. On ne saurait se refuser à
admettre qu'il s'y ajoute peut être, parfois, de petites
quantités de corps albuminoïdes solubles dans le sang et
provenant d'épithéliums nécrosés, comme, par exemple,

19

la globuline. Mais quel que soit leur rôle, nous n'avons aucune connaissance là-dessus.

Dans son essence, l'albumine est composée de fibrine et de globuline séreuse. Les proportions quantitatives de ces deux corps albuminoïdes varient extraordinairement. En tous cas, il passe beaucoup plus d'albumine que de globuline dans les urines. On ne connaît pas exactement le rapport entre ces deux corps albuminoïdes et le sérum. On voit donc que les épithéliums rénaux se comportent, en l'occurrence, comme les membranes animales nécrosées. L'albumine passe aussi plus facilement à travers ces membranes que la globuline.

Nous ne savons pas d'où dépend, dans chaque cas, le coefficient d'albumine (rapports entre albumine et globuline). En tous cas, comme Hoffmann l'a démontré, l'extension de la maladie est de plus grande importance que sa nature. Ce n'est que dans l'engorgement que ce coefficient est toujours bas. C'est dans des cas extrêmement rares que l'on a rencontré une seule variété d'albumine isolée. La cause de ce curieux phénomène échappe jusqu'à présent à toute hypothèse.

Le total de l'albumine émise dans une journée ne dépend pas de la quantité d'urine. La nature et l'extension des troubles des membranes sont les causes dominantes.

En dehors de cela, il existe encore d'autres conditions. L'élévation des quantités d'albumine dépend aussi des causes qui produisent parfois l'albuminurie chez les gens sains, c'est-à-dire les mouvements musculaires. Ce fait est d'une grande importance pour le diagnostic clinique. Mais il n'est pas encore possible de l'interpréter.

Il est très curieux autant qu'obscur que les épithéliums pathologiques retiennent un autre élément du sang, qui ne les traverse normalement qu'à la proportion de traces, même lorsque ces épithéliums sont malades. On n'a jamais observé que le sucre passât dans le sang uniquement par suite d'un trouble des épithéliums. On ne pourrait l'expliquer que par le fait que la dextrose est éliminée régulièrement par la paroi des tubes contournés en S. C'est là que se produit l'élimination du sucre, comme les expériences sur les reins diabétiques l'ont démontré. Et même ils ne le font passer que dans l'urine lorsqu'ils fonctionnent eux-mêmes normalement et qu'ils trouvent dans le sang les excitations appropriées. Le fait, qu'ils ne passent que par traces dans le transsudat du glomérule, ne peut s'expliquer que par la constitution particulière des membranes vivantes.

Les épithéliums malades laissent passer aussi les éléments figurés comme les autres muqueuses. Les hématies et les leucocytes peuvent circuler à travers la couche épithéliale enflammée ou engorgée et se mélanger à l'urine.

III

LA COMPOSITION DU SANG

Nous avons pu mentionner à plusieurs reprises l'importance de la composition du sang dans l'élimination des urines.

Les matières étrangères au sang passent dans le rein et gênent l'activité des cellules. Nous aurons à examiner maintenant les corps, qui partant du sang, modifient la sécrétion urinaire sans modifier la constitution des membranes filtrantes.

On peut dire que les substances, qui ont passé dans le sang, se retrouveront en quantité d'autant plus abondante que leur teneur y aura été plus élevée, à condition que le rein travaille sans encombre.

Là aussi, les conditions de l'organisme sain et malade se touchent. Cela s'applique d'abord à l'eau. Qui boit beaucoup, urine beaucoup, seulement la sécrétion de l'eau du liquide introduit à l'excès est d'une durée différente chez les uns et les autres.

Dans certains cas de diabète insipide, le rapport paraît être le suivant : les malades ont une soif intense, y satisfont et produisent ainsi des quantités d'urine anormale. On peut en conclure avec certitude que la privation de liquide guérit le diabète en quelques jours. La polyurie du diabète sucré découle de ce principe.

Lorsque la teneur d'eau du sang diminue, la quantité d'urine baisse. Celui, qui ne boit que peu, résorbe peu ou il sécrète de grandes quantités de liquide par d'autres surfaces que celle du rein; il n'émet que très peu d'urine. Après une transpiration abondante, des mouvements corporels puissants, le séjour à l'air sec, et dans les troubles intestinaux nombreux, la sécrétion urinaire baisse. Dans tous ces cas, la sécrétion de l'eau est bien plus diminuée que celle des éléments figurés. L'urine en sera plus concentrée, son poids spécifique s'élèvera. C'est l'opposé de ce que nous trouvons dans la polyurie où l'urine devient graduellement plus légère et plus aqueuse.

On ne saurait dire, d'une façon générale, comment se comporte l'échange des éléments figurés. Nous ne sommes renseignés que sur l'urée et l'azote total, dont

les quantités absolues sont toujours parallèles à la
sécrétion aqueuse. La raison de cette propriété particulière régulatrice du sang ne nous est pas connue.
Nous ne saurions invoquer d'autre explication que celle
suivant laquelle les épithéliums des glomérules opèrent
la sélection des éléments, comme toutes les autres cellules glandulaires; mais on voit bien que cela ne dit rien.

A côté de l'eau il y a encore beaucoup d'éléments
figurés, qui provoquent des sécrétions des cellules
rénales. Il faut ranger parmi ceux-ci de nombreux éléments de l'urine normale.

Pour chacun d'eux, les épithéliums éprouvent une
sensibilité spéciale. Chaque élément sera bien sécrété
selon sa teneur dans le sang, mais dans l'élimination
de toute matière « urinable », la dominante n'est pas
donnée par sa proportion supplémentaire dans le sang,
mais dans le sérum.

Les épithéliums rénaux sont organisés pour répondre
à une certaine concentration de chaque élément dans le
sang. Si cette concentration est dépassée, cet élément
sera représenté proportionnellement dans l'urine.

Lorsque la teneur d'un élément dans le sang est au-
dessous de la normale, sa sécrétion par le rein sera
réduite au minimum. C'est cette propriété qui constitue cet organe comme le véritable gardien du sang.
Elle élève l'examen des urines pour le médecin à la
hauteur d'une des plus importantes méthodes. Car
celui-ci apprend, par la proportion de chaque élément
dans les sécrétions, combien d'entre eux ont été introduits dans l'organisme et combien celui-ci en a formé.

A côté de ces éléments aptes à accompagner l'urine,

le sang sécrète de l'eau et, avec elle, une grande quantité d'éléments figurés. Nous autres médecins thérapeutes nous avons utilisé ce phénomène et nous introduisons dans le corps des substances diurétiques pour en éliminer l'eau. Cette sécrétion d'eau aura lieu en raison des éléments introduits. Elle est parallèle à l'hyperhémie du rein et souvent à l'augmentation de la pression sanguine.

Mais ces deux affections ne sont certes pas le facteur dominant de la diurèse. Au contraire, on ignore comment celle-ci se produit.

Il est probable que les diurétiques excitent les cellules éliminatrices, mais on ne sait pas lesquelles. Les conditions du sucre sont encore ici très curieuses.

Comme nous avons déjà dit, il n'en passe que des traces dans l'urine des gens sains, bien que le sang normal en contienne jusqu'à 0,3 p. 100. Le rein éliminera du sucre en raison directe de l'excès qui s'en trouvera dans le sérum.

C'est parce que le sang sera riche en sucre, que l'urine du diabétique contiendra des quantités plus ou moins grandes de glucose. Et ce sont encore les épithéliums des tubes en S qui, grâce à leurs mystérieuses propriétés, essayent encore ici de maintenir la composition du sang dans une proportion constante.

Il y a beaucoup de corps, qui parviennent journellement dans notre intestin, pénètrent dans le sang et l'abandonnent par les reins lorsqu'ils ne sont pas assimilés par les tissus.

Beaucoup d'entre eux se produisent dans les processus chimiques des organes. Eux aussi quittent le sang grâce à l'activité des reins. Cet organe délivre le corps de beaucoup de substances inutiles et nuisibles, il serait

impossible de dire tous les éléments qui dans les maladies se forment dans le corps et apparaissent dans les
urines ; mais ce n'est pas ici le lieu de le faire.

L'apparition de ces substances dans les urines indique
tout bonnement qu'elles se trouvaient déjà dans le sang
sans pouvoir être utilisées par les organes. Le chapitre
des échanges donne les indications principales.

Encore quelques mots sur les albumines.

Nous avons déjà dit que le rein retient soigneusement
les éléments albuminoïdes particuliers au sérum du sang.
Ce n'est pas le sort de toutes les albumines qui circulent
dans le sang. Leur apparition dans l'urine en présence
d'un rein sain dépendra de la mesure dans laquelle l'organisme peut les employer en vue de ces échanges. C'est
le seul critérium qui apparaisse comme déterminant.

En effet, parmi les matières albumineuses que l'on a
introduites artificiellement dans le sang, beaucoup ont
été retenues par le rein. Il n'y en a qu'un petit nombre
qui aient passé dans les urines : par exemple, l'albumine
pure de l'œuf, la caséine et l'hémoglobine. Le blanc
d'œuf non modifié est résorbé même parfois intégralement après une introduction abondante dans l'estomac,
et se trouve ensuite évacué par les urines.

C'est à se demander si dans l'organisme pathologique
il ne peut pas se produire des variétés albuminoïdes
non assimilables pour l'organisme et qui abandonnent
le sang en passant par le rein.

Nul ne saurait contester cette hypothèse, car nous
savons que des microorganismes sécrètent des toxines
albuminoïdes.

Il est possible que de toute une série d'albuminuries
pathologiques bénignes s'engendrent de cette façon.

On serait peut-être renseigné en étudiant plus étroitement la nature des albuminoïdes évacués.

Parmi les corps albuminoïdes non assimilables il faut
compter les albumoses. Elles passent dans l'urine dès
qu'elles se trouvent en quantité suffisante dans le sang.
Dans la digestion, cela ne se présente jamais, car là
les albumoses et les peptones sont déjà transformées à
nouveau en albumine par la muqueuse résorbante.

Peut-être, l'absence de cette transformation est-elle
imputable, dans certains cas, à une lésion de la muqueuse. C'est ainsi que l'on pourrait s'expliquer l'albuminurie qui s'observe dans le cancer de l'estomac et les
tumeurs typhiques purulentes.

Mais dans d'autres circonstances et dans de nombreux
processus pathologiques, les albumoses passent dans le
sang, d'abord, lorsque certaines fractions de l'organisme,
surtout des leucocytes, se décomposent. On ne sait pas
toujours dans quelles mesures ces éléments s'y produisent ou deviennent libres. En tous cas, on les
trouve dans l'urine lors de l'involution de l'utérus, dans
l'atrophie jaune du foie, à la fin des résolutions pneumoniques. Ensuite, elles se produisent dans les maladies
infectieuses et les suppurations, peut-être, dans les deux
cas, sous l'action de microorganismes qui, nous le savons,
élaborent des peptonoïdes. Mais, nous ne savons pas à
quel endroit précis du rein ces albumoses opèrent leur
transmigration.

Nous avons dit que les cellules malades de cet organe
laissent passer aussi les éléments figurés du sang. Mais
il en passe aussi à travers l'organe sain, notamment
des microorganismes du sang.

Ce passage se produit certainement dans les glomé-

rules, car dans l'espace capsulaire on peut les observer.
Il arrive ainsi que dans les maladies infectieuses il n'est
pas rare de voir l'urine contenir l'agent pathogène. Dans
ces cas, le rein peut rester intact ou en souffrir.

IV

L'URÉMIE

Quelles sont les influences que les troubles d'élimination des urines peuvent exercer sur l'organisme?

Chez les malades, il arrive souvent que le rein n'est
plus en état de conserver au sang sa composition normale. Il est compréhensible qu'il peut en résulter des
inconvénients variés pour l'organisme.

Parmi les éléments, qu'il peut perdre par la faute du
rein, il n'y a à mentionner que l'albumine du sérum.
Car, tous les autres éléments ne se rencontrent en grandes
quantités dans l'urine que parce que les tissus n'en
avaient pas l'emploi.

Les pertes d'albumine sont toujours relativement
faibles et ne s'élèvent jamais au-dessus de quelques
grammes par jour. Toutes les observations concordent
sur ce point que l'élimination de l'albumine ne saurait
à elle seule provoquer la cachexie.

Mais il est une autre question, c'est de savoir si le
sang n'en est pas influencé. (Pour cela, voir au chapitre
du sérum.)

Ce qui est plus fréquent que la sécrétion abondante,
c'est la sécrétion insuffisante des éléments sanguins.
Cette rétention entraîne de son côté une série de troubles.

Dans le cours des maladies du rein il se produit fréquemment des états particuliers qui donnent une impression parfaite d'une intoxication des organes les plus divers. Ces phénomènes connus sous le nom d'urémie sont extrêmement variés, mais il est une série de symptômes qui reviennent toujours fréquemment. Ce sont d'abord les troubles du sensorium.

Les malades deviennent apathiques sur toute l'échelle jusqu'à la plus profonde torpeur. Il existe rarement des états d'excitations psychiques. Il se produit des convulsions épileptiformes locales ou générales et fréquemment aussi des paralysies de certains membres. Parfois, ces malades deviennent aveugles sans aucune lésion des yeux. L'activité cardiaque lente et irrégulière au début s'accélère ensuite fortement, la respiration devient profonde et périodique. Il se produit des vomissements suivis de selles. Ce sont là les phénomènes les plus importants; on les observe isolés ou réunis, ils cessent soudainement ou graduellement. La plupart de ces phénomènes semblent indiquer une maladie cérébrale où on ne trouve pas généralement des lésions anatomiques.

L'explication de ces états offre encore les plus grandes difficultés malgré les très nombreuses recherches. De tout temps on les a considérés comme des intoxications et l'on a cru que certains éléments qui, chez l'homme sain, passent dans les urines y seraient restés et auraient déployé leur action néfaste.

Le fait que dans les néphrites il y a, en effet, souvent une rétention d'éléments par le rein et que certains corps sont inégalement éliminés par le rein pathologique, semblerait confirmer cette théorie.

Cette élimination inégale est surtout importante à

retenir parce que l'on a utilisé la coïncidence de l'augmentation de diurèse et de l'urémie contre la possibilité
d'une intoxication urinaire. D'autre part, l'explication
en sera notablement entravée par le fait que l'on a constaté fréquemment de l'anurie pendant plusieurs jours
sans aucun symptôme urémique quelconque.

S'il fallait maintenant, à l'appui de cette question
d'intoxication, se prononcer sur l'existence d'un élément caractéristique générateur de phénomènes urémiques, après son introduction dans l'organisme et qui
serait incomplètement éliminé dans l'urémie, s'il fallait
décider cela, nous avouerions d'abord notre impuissance.

Tous les éléments que l'on croyait tenir enfin se sont
évanouis à la première critique sérieuse. C'est ainsi qu'il
est advenu de l'urée et de ses produits de conversion
connus, ainsi que des sels potassiques.

L'urée est certainement inoffensive dans les doses
en question. Une augmentation notable d'urée dans le
sang peut se maintenir pendant des jours, sans provoquer de phénomènes urémiques, et les conversions en
carbonates d'ammoniaque supposées par Frerichs n'ont
pas lieu dans les tissus.

Les sels potassiques sont évidemment toxiques, mais
leurs effets ne sont pas ceux de l'urémie. D'ailleurs, on
ne les trouve pas augmentés dans le sang des urémiques.

Tout récemment, on a opiné pour la créatine et
l'acide urique en tant que poisons nerveux. Cependant
on ne sait pas si les urémiques les retiennent.

Quant aux autres expérimentateurs, ils en ont absolument nié la présence.

Nous ne connaissons pas une seule substance que
nous puissions rendre responsable de l'urémie. On

pourrait penser qu'il y en a plusieurs, et surtout que c'est la coopération de plusieurs qui en est responsable. Mais avant tout, on doit considérer, ce me semble, qu'il existe dans l'urine des corps organiques sous forme de traces et dont la nature inconnue possède probablement des propriétés toxiques. Comme nous le savons par de nombreux travaux émanant surtout de savants français, l'urine possède des propriétés toxiques issues, partie de corps connus, partie (environ 30 p. 100) de corps inconnus.

La toxicité de l'urine varie et s'élève souvent dans les maladies. Nous ne savons absolument pas comment ces éléments particuliers s'y comportent. Il faut songer en outre que le rein lui-même est le terrain d'échanges importants.

A la suite des processus qui entraînent l'urémie (néphrite, hydronéphrose), le tissu rénal est lésé, suivant l'avis de tous. Nul ne sait l'importance de ce fait, ni quelles sont les matières qui, à ce moment, pénètrent dans la circulation et qui n'en sont plus éliminées. Seules de nouvelles recherches peuvent faire avancer la question. Mais elles seront très difficiles, parce qu'il peut s'agir ici de corps qui, même sous forme de traces, produisent les plus violents phénomènes.

Dans les chapitres respectifs, nous avons traité les conséquences des troubles de sécrétion d'urine pour ce qui concerne la circulation et le sang.

V

LES VOIES URINAIRES

L'urine sécrétée par le rein peut être encore modifiée dans sa constitution par une affection des voies urinaires. Il s'agit ici principalement des inflammations de la région rénale et de la vessie, dont la corrélation est intime.

Lorsque l'état du rein est pathologique, l'urine diminuée passe dans la vessie et l'infecte. D'autre part, les inflammations de la vessie se répandent très facilement vers le rein par les uretères. Ailleurs ces derniers organes sont atteints d'inflammation par voie du rein. Peut-être l'urine charrie-t-elle aussi parfois des substances irritantes ou bien des concrétions, et lèse les parois.

Nous avons déjà touché les rapports entre la vessie et la région rénale.

Lorsqu'une urine irritante s'écoule du rein, celui-ci en est affecté. Il se peut alors que des parois soient lésées par des inflammations provenant d'organes voisins, ou par des calculs. Mais l'importance et la fréquence de ces phénomènes sont très au-dessous de l'action partant du canal de l'urètre. Lorsque celui-ci est primitivement atteint, le processus se répand fréquemment à rebours vers la vessie. D'abord, les micro-organismes pénètrent de l'atmosphère dans la vessie par le canal urétral.

On croit que dans la paralysie du sphincter de la vessie, des bacilles remontent la masse liquide stagnante

du canal de l'urètre. En tous cas, ils y sont encore
plus souvent introduits par la sonde. Et ils y parviennent fatalement lorsque la vessie est en communication
directe avec l'air.

La question de savoir si les microbes immigrés peuvent se développer dans cet organe dépendra spécialement de la façon dont la vessie se vide. La stagnation
de l'urine provoquée par les retrécissements du canal
de l'urètre, par l'hypertrophie prostatique et par la
paralysie du muscle expulseur, favorise leur développement de la meilleure manière. Or, ce qu'il y a de plus
grave, c'est que la stagnation et le cathétérisme coïncident toujours.

Par le mélange de sécrétions inflammatoires la vessie
peut devenir moins acide, et même neutre. C'est la
meilleure occasion d'éliminer toute une série de sels.

Lorsque des microorganismes pénètrent dans l'urine
stagnante, il se produit les transformations les plus
variées, et correspondant à la variété des microbes
envahisseurs. En tous cas, il n'en est pas de plus
fréquentes que celle connue sous le nom de fermentation alcaline de l'urine.

Certains microbes ont la propriété de réduire une
partie de l'urée en carbonate d'ammoniaque. Le soufre,
qui se trouve dans l'urine à l'état organique amorphe,
peut produire de l'hydrogène sulfuré. Une partie de
ces éléments, par exemple l'ammoniaque, modifie la
réaction de l'urine et lèse la paroi vésicale de la façon
la plus grave. Il est possible aussi que ces éléments
soient résorbés par la muqueuse pathologique et entraînent une intoxication générale.

Nous avons déjà mentionné plus haut à diverses

reprises la formation de concrétions. Nous savons qu'elles se développent d'une façon autonome dans les reins, la région rénale et dans la vessie. Très souvent elles sont entraînées des parties élevées vers les régions plus basses.

Les calculs urinaires se composent des substances les plus variées, l'acide urique, les urates, l'oxalate de chaux, des terres carbonatées et phosphatées, surtout des phosphates tribasiques ; on a même remarqué des calculs purs et composés.

Quoi qu'il en soit, ces groupes calcaires sont toujours réunis par une charpente de substances organiques albuminoïdes. Jamais ces calculs ne sont simplement accolés l'un à l'autre. Leurs rapports avec la charpente sont variables. D'abord ils peuvent former un conglomérat si intime qu'on ne saurait les distinguer à l'œil nu ; ensuite ces formations calcaires sont distribuées en fibres radiaires, donc en même temps en écailles concentriques et finalement elles peuvent être rétribuées sans aucun ordre.

Pour que des concrétions puissent se produire dans les voies urinaires, deux conditions sont nécessaires. Si la substance fondamentale albuminoïde est éliminée il n'y a plus d'agglomérats. Si les deux substances trouvent un terrain favorable, les calculs se formeront autour de n'importe quels noyaux de cellules mortes ou de tissus nécrosés. Tout peut leur servir de centre : les mucilages, un corps étranger quelconque, des colonies de bactéries, des spermatozoaires, etc. Mais il ne faut pas oublier que la présense d'un corps étranger ne détermine pas à elle seule la formation de calculs. Il peut s'incruster quelque part, mais il ne se produit de concrétions que lorsque les conditions voulues sont remplies.

Comment se produit la charpente albuminoïde, comment les agglomérats sont-ils sécrétés? Il vaudra mieux traiter séparément chaque groupe de concrétions.

Les calculs composés uniquement ou principalement d'acide urique ou de ses sels sont les plus fréquents. Ils peuvent se produire à tout âge et précisément dans la jeunesse. La plupart du temps les concrétions d'acide urique se produisent dans le rein lui-même, et probablement déjà dans l'enfance.

Chez de nombreux nouveau-nés, l'acide urique est éliminé par des épithéliums rénaux nécrosés dans les petits canaux (infarctus d'acide urique).

Ebstein suppose que les cellules meurent par l'effet toxique de cette substance. On ne sait pas encore dans ce cas s'il se forme davantage d'acide urique, ou s'il s'en élimine plus facilement.

Parmi les causes connues pour favoriser l'élimination d'acide urique par l'urine, on ne saurait invoquer en faveur du processus interne des voies urinaires qu'une teneur abondante de cette substance et du phosphate de soude acide.

Cette dernière substance neutralise probablement l'alcalinité des urates et provoque la sécrétion d'acide urique. Nous ignorons si cela se produit dans le cas en question, et il faudra être d'autant plus prudent dans ces opinions que l'on aura vu davantage combien les conditions de solubilité de l'acide urique sont encore obscures.

En tous cas, ces infarctus d'acide urique sont généralement chassés du corps par l'urine. Malheureusement nous ne savons pas comment et combien de temps ils séjournent dans la région rénale ou dans la vessie, et s'ils y déterminent la formation de gros calculs : il est simplement probable que les calculs d'acide urique de l'enfant sont en rapport avec ces ·infarctus.

Qu'il existe ou non, il se peut que plus tard des épithéliums expulsés constituent la base des calculs. La question essentielle sera toujours de savoir d'où provient la substance qui sert de charpente ? pourquoi l'acide urique est-il éliminé ? Sur ce dernier point nous ne sommes pas mieux fixé que dans l'infarctus de l'acide urique. Nous ne savons en somme rien de précis.

La nucléo-albumine, de l'urine normale participe-t-elle à la formation de la charpente ? ou bien l'albumine provient-elle des parois des voies urinaires ? Ebstein opine pour cette dernière hypothèse. C'est un catarrhe épithélial qui le produirait.

On pourrait penser que les origines des concrétions irritent les parois des tubes rénaux ou de la vessie. Mais il manque précisément tous les phénomènes d'irritation muqueuse. L'urine n'accuse pas de modification et ce catarrhe est inconnu dans sa nature.

La même difficulté se présente sur la question de l'origine des oxalates. Mais nous sommes mieux renseignés sur celle des concrétions phosphatées. Elles renferment souvent soit des noyaux d'urates, qui apparemment proviennent du bassinet, soit des corps étrangers introduits artificiellement dans la vessie. C'est l'endroit classique pour le développement de cette variété de

20

concrétions. Pour cela, il faut que l'urine soit alcaline.

Nous avons vu qu'elle l'est souvent à la suite de la cystite. Dans cette affection, des produits inflammatoires pénètrent en même temps dans l'urine. Ils pourraient ainsi être la cause de cette charpente. Et afin que les calculs urinaires deviennent plus grands, il ne faut pas que leur noyau soit charrié au dehors.

Cette condition est souvent remplie aussi dans la formation des calculs phosphatés, car la cystite se développe le plus souvent à la suite de processus qui gênent l'évacuation de l'urine. Dès lors, il est possible d'arriver à comprendre : la question est de savoir si ces causes-là sont suffisantes, ou bien s'il n'y a pas encore ici des rapports obscurs.

Les concrétions composées rarement de cystine ou de xanthine sont une chose toute particulière.

Ces deux substances sont presque indissolubles. La cystine est un sulfuride qui ne se trouve probablement jamais dans l'urine, mais qui est absorbé dans le sang et se trouve éliminé par le rein, lorsque dans l'intestin il se déroule des processus bactériens très intéressants, mais que nous n'avons pas à décrire ici. Afin qu'il puisse se produire des calculs cystiques avec cette matière, il faut que la formation de la charpente soit possible dans les voies urinaires.

Il arrive aussi probablement chez les cystinuriques que des dépôts se produisent facilement à cause des difficultés de dissolution de cette substance. La xanthine partage cette dernière propriété avec la cystine; mais contrairement à elle, elle est un élément de l'urine normale. On ignore les conditions de sa sécrétion.

Les dangers des calculs urinaires sont semblables à

ceux des concrétions biliaires. Les calculs durs, rabo-
teux, surtout ceux formés d'oxalates de chaux, peuvent
irriter la muqueuse et provoquer des inflammations dans
cet organe ou sa région. Lorsque des calculs volumineux
pénètrent dans les uretères, ils provoquent des coliques,
des accès de fortes douleurs et des vomissements.
Lorsque l'occlusion des deux conduits urinaires ou de
l'urètre dure plusieurs jours, il se produit certainement des phénomènes de rétention d'urine conduisant
à la mort.

Les concrétions vésicales provoquent souvent des
troubles particuliers d'évacuation d'urine avant d'en
arriver à ces états malins. En se postant devant l'orific
urétral elles gênent, au début, l'écoulement de l'urine ou
interrompent son cours. Les malades ressentent souvent
alors une sensation de pression dans la vessie, comme
nous l'avons décrite pour l'intestin dans les maladies du
rectum. Cette sensation particulière n'est pas exclusive
aux calculs. On la trouve dans toutes les affections du
col vésical, inflammations, tumeurs et autres. La dominante ne sera pas la nature, mais bien le siège et l'intensité du processus pathologique. Les conditions sont
exactement pareilles à celles de l'intestin.

Les affections de la vessie provoquent une excitation
permanente à l'évacuation de l'urine. On est contraint
de s'y rendre fréquemment. La vessie se contracte
puissamment, et chaque fois on n'émet qu'une trace
d'urine, attendu que dans les courtes pauses il ne s'ins-
tille que peu d'urine dans la vessie. Les forts ténesmes
de la vessie infligent au malade les plus épouvantables
tourments.

Il n'est pas rare de ressentir des douleurs dans la

paroi vésicale surtout lorsque les maladies de la muqueuse coïncident avec de fortes contractions musculaires. La modification de la muqueuse produit précisément à ce moment de fréquentes et de puissantes excitations des muscles. Il faut admettre que les mouvements et les compressions de la muqueuse malade, s'ajoutant aux contractions de la vessie, provoquent les douleurs. Il est probable qu'ici aussi comme dans les convulsions de l'intestin ce sont les nerfs des muscles qui sont les facteurs pincipaux.

CHAPITRE VIII

LE SYSTÈME NERVEUX

SYMPTOMES GÉNÉRAUX

Si nous devions essayer d'étudier sur le système nerveux la nature des troubles les plus importants de la même façon que ceux des autres organes, ce chapitre réclamerait certainement un plus grand développement que tous les autres réunis, car nous distinguons dans les maladies du système nerveux deux grands groupes de maladies.

Dans son ensemble, cet organe domine d'abord principalement, comme tous les autres, les processus corporels et principalement ceux de la motilité et de la sensation. En outre, il dirige aussi d'autres manifestations connues sous le nom de phénomènes psychiques.

La caractéristique de ces manifestations est de produire chez l'individu la conscience et d'englober tout ce que l'on peut interpréter comme développement ultérieur de cette faculté. Il est indubitable que la séparation de ces deux directions fonctionnelles du système nerveux est purement conventionnelle. Cependant, cette division correspond bien au niveau de nos connaissances et spécialement en pathologie.

Nous avons l'intention d'éviter autant que possible l'étude des maladies psychiques. Ce n'est que trop souvent que la difficulté de la séparation se fera sentir.

Les troubles corporels, que nous avons l'intention d'étudier, sont d'abord ceux qui portent sur une certaine fonction, étant déterminés par une lésion de certaines régions (symptômes locaux), car ce qui caractérise le système nerveux, c'est que toute fonction est subordonnée à l'intégrité de certaines fibres, de certaines combinaisons, ou de certaines cellules ganglionnaires.

Dans un autre cas, les phénomènes dépendent d'une maladie de tout le système nerveux central et nous les appelons alors les symptômes généraux. La caractéristique est ici la coordination des symptômes les plus variés et qui se produit lorsqu'en présence d'une lésion déterminée intéressant le corps tout entier, certaines régions succombent plutôt que d'autres.

La vitalité du système nerveux central dépend d'abord de la circulation. Malheureusement, nous ne sommes virtuellement pas renseignés sur les conditions quantitatives. L'abolition de l'afflux du sang provoque des phénomènes très caractéristiques tels que des mouvements respiratoires puissants (par l'influence du centre respiratoire), convulsions générales des muscles du corps et des vaisseaux, par l'élévation de la pression sanguine, irritation du nerf vague et troubles de la conscience.

Le système central ne supporte l'anémie aiguë que pendant des secondes ou tout au plus des minutes. Lorsque cet organe n'est pas pourvu de sang frais dans ce court espace de temps, il meurt avec des phénomènes de paralysie. Ces symptômes se représentent chaque

fois que l'afflux du sang vers le cerveau baisse au-
dessous d'un certain niveau, peu importe la cause
(pertes de sang, cessation de l'action cardiaque, compression des vaisseaux par le liquide cérébro-spinal).

Le facteur véritablement dominant de cette anémie
aiguë est le défaut d'oxygène, car ce défaut est commun à toutes les causes. Il endommage certaines parties du cerveau d'une façon différente. Les régions les
plus sensibles pour le centre respiratoire sont l'écorce
cérébrale et la moelle allongée.

Les états passagers d'inconscience connus sous le
nom de syncopes sont attribués généralement à des
anémies cérébrales. Ils peuvent atteindre comme l'on
sait des personnes saines d'ailleurs, à la suite d'influences psychiques. On les rencontre le plus souvent
chez les jeunes filles anémiques et chez les vieillards
atteints de dégénérescence des artères cérébrales.

Syncopes.

Dans ces syncopes, les malades perdent la conscience,
ce qui les fait choir et ils demeurent quelque temps
avec le visage pâle, une respiration calme, sans cyanose,
ni aucun autre phénomène de réaction. Les appareils de
la moelle allongée accomplissent donc tranquillement
leurs fonctions sans excitation, sans paralysie ; seule
la partie cérébrale semble déprimée comme par un léger
narcotique.

Il n'est pas probable qu'il s'agisse ici d'une diminution de la circulation dans tout le cerveau, car autrement on trouverait des phénomènes issus de la moelle
allongée. S'il y avait véritablement des troubles de la
circulation, il n'y aurait pas que des parties du cerveau
intéressées.

Cela semblerait confirmé par une série de phénomènes, d'autant plus qu'en réalité les anémiques ont de
fréquentes modifications de l'état vasculaire dans les
limites de certaines régions. Ensuite dans l'artério-sclérose, il se produit très facilement des troubles circulatoires locaux. S'il y avait donc présence de ces troubles,
il s'agirait de sténose vasculaire partielle (convulsions,
obstructions, sclérose parétique).

Il faudrait des recherches plus exactes pour établir
jusqu'à quel point ils existent.

Les phénomènes de nature plus générale que l'on
rencontre en permanence chez les anémiques sont très
difficiles à élucider. Il s'agit soit d'états de dépression,
sensations de lassitude, soit de phénomènes irritatifs,
maux de tête, bourdonnement d'oreilles, clignotements
des yeux, vertiges.

Nous pouvons faire abstraction de la dyspnée et des
vomissements.

Ces deux phénomènes ne se présentent que dans les
cas graves et sont certainement imputables aux troubles
nutritifs de la moelle allongée.

Les autres phénomènes sont déterminés, dit-on, par
une pauvreté de sang de tout le cerveau. Cette interprétation n'est pas non plus à dédaigner. Car bien que
les symptômes soient différents, l'absence d'oxygène
dans le cerveau ayant été sûrement constatée, cette
absence ne s'accuse ici que très lentement et doucement. Les phénomènes violents font défaut et l'on
pourrait très bien imputer ces phénomènes d'irritation
à la nutrition défectueuse permanente. Il n'est pas
nécessaire pour cela de s'en tenir à l'absence d'oxygène.

Il ne peut certainement pas être question ici d'un

simple défaut d'oxygène, car dans les maladies du cœur et des poumons qui en sont compliquées (au point de produire des irritations du centre respiratoire), ces phénomènes caractéristiques manquent totalement. Néanmoins, en dehors de l'oxygène, il peut intervenir d'autres facteurs nombreux. Il faudrait donc déterminer d'abord, si tous ces phénomènes ne sont pas de nature périphérique.

Cela serait parfaitement probable d'après nos connaissances actuelles sur les organes sensoriaux en question. Nous ne serions plus obligés alors d'émettre des hypothèses particulières pour expliquer les grandes différences de phénomènes de l'anémie cérébrale aiguë.

Mais les conditions de la lymphe sont aussi d'une grande importance pour le cerveau. Le cerveau et la moelle épinière baignent dans un liquide qui est à l'état constant d'échange par sécrétion et résorption.

Il n'y a pas lieu ici d'entrer dans les détails des avantages qui en découlent, ni de dire combien la pression des parties centrales ainsi que celle des nerfs partant de la base du cerveau se trouvent ménagées de la façon la plus soigneuse dans la grande variété des mouvements.

Ce liquide accompagne les vaisseaux cérébraux, à partir de l'espace subarachnoïdal jusqu'au fond du cerveau. Ce point est aussi très important, car toutes les oscillations de la pression sanguine, qui se présentent si fréquemment, ne peuvent ainsi influencer directement le cerveau, qui est très sensible.

La pression du liquide est positive dans la normale et varie beaucoup selon les individus; elle dépend en partie de la pression sanguine, mais avant tout de la réciprocité, de la résorption et de la sécrétion, et représente la tension avec laquelle les éléments du système nerveux central accomplissent leurs fonctions.

Dans l'état pathologique, la pression augmente d'abord, lorsqu'il se produit, dans l'intérieur de la boîte cranienne, des agents compresseurs quelconques, tels que des tumeurs se développant dans les tissus, ou exerçant une pression du dehors, des hémorragies, etc., et aussi lorsque les parois membraneuses ne cèdent pas suffisamment ou qu'il n'y a pas résorption de liquide, compensant le rétrécissement de l'espace.

Mais les limitations d'espace ne sont pas seules à provoquer la compression cérébrale. Elle peut être produite aussi par des troubles de résorption et sécrétion de liquides, comme il s'en présente facilement dans les inflammations des méninges. Enfin des sécrétions de liquide, consécutives à des tumeurs cérébrales (voir *Cancer du péritoine avec ascite*) apportent aussi leur contingent de pression. A ce moment, la pression augmente dans l'espace arachnoïdal, et par suite dans tout le cerveau, et se répand dans toutes les directions au moyen du liquide et de la substance nerveuse.

Ce processus se traduira par des troubles de fonctionnements psychiques, des céphalalgies et des vertiges. La pression se répandra le long de la gaine du nerf optique jusque dans la papille de ce nerf. Il se développera pour des motifs non encore élucidés, des phénomènes inflammatoires, c'est-à-dire le tableau connu de la papillite.

La pression cérébrale acquiert son importance propre lorsque la tension du liquide céphalo-rachidien excède celle des artères affluentes, c'est-à-dire lorsque la

compression vasculaire, autrement dit l'anémie, s'ajoute
à la compression du cerveau.

C'est alors qu'apparaissent les phénomènes de l'anémie, qui sont les anomalies de la respiration, inconscience, convulsions générales, irritations du nerf vague,
vomissements.

Par cela même, le début de ces symptômes de compression cérébrale « directe » dépendra de deux circonstances ; d'abord, de l'élévation de la pression céré-
bro-spinale et ensuite de l'abaissement de la tension
vasculaire.

Tout ce qui pourra augmenter la pression préexistante ou pourra diminuer la pression sanguine, pourra
également engendrer les symptômes de compression
cérébrale aiguë. Dès qu'elle intervient, elle est inapte à
diminuer autrement qu'avec grande lenteur, car il ne
suffit que d'une pression très basse pour entretenir
cette compression.

Si ce que nous avons dit nous donne une certaine
notion de la nature de la pression cérébrale, nous ne
saurions en dire autant d'une autre altération du
système nerveux central, c'est-à-dire de la commotion cérébrale. Par ce nom, on désigne certains symptômes généraux du système nerveux central provoqués
par une secousse plus ou moins forte de l'organisme.
Les malades sont sans conscience, pâles, tous les muscles
volontaires sont relâchés, la respiration est faible, le
pouls mou, petit et ralenti ou bien accéléré. Il se
produit souvent des vomissements.

Commotion cérébrale.

Nul ne saurait méconnaître la grande ressemblance
de cet état avec celui de la syncope. L'absence de lé-

sions anatomiques est commune aux deux phénomènes.

Dans la commotion, il s'agit certainement d'un abaissement d'activité cérébrale, qui atteint différents degrés, suivant les cas. Dans les cas bénins, c'est l'écorce cérébrale qui est surtout intéressée (troubles de la conscience, parésie). Dans les cas graves, ce sont aussi les parties profondes dans la moelle allongée (région de la circulation et de la respiration). Dans les cas les plus malins, l'abolition de toutes les fonctions vitales importantes peut être suivie de mort.

Mais il est parfaitement inconnu comment ce processus pathologique intéressant se produit. On devrait se demander si la commotion mécanique du système nerveux central peut produire ce phénomène. Nous pencherions plutôt pour une influence psychique puissante. Aucune des deux hypothèses n'est à rejeter. Mais ce qu'il faut exclure à coup sûr, c'est un trouble soudain de circulation. D'abord Koch et Filhène ont pu produire ce phénomène sur des animaux exsangues. Ensuite, les conséquences de l'anémie sont tout autres, comme nous l'avons déjà démontré.

Les lésions n'ont pas besoin d'être anatomiquement grossières. Il suffit d'une légère altération des cellules nerveuses, du cylindre-axe, ou de la partie superficielle de la substance grise pour provoquer des troubles semblables.

I

TROUBLES DE LA MOTILITÉ

Il se produit des troubles de motilité lorsque les organes distributeurs du mouvement sont atteints par un processus pathologique quelconque. Il s'agit ici des formes nerveuses partant des régions mystérieuses où la volonté détermine des mouvements et qui aboutissent aux dernières ramifications des nerfs dans les muscles et autour d'eux ainsi qu'aux os et aux articulations; c'est un long chemin, sur le parcours duquel les mouvements peuvent être influencés, et où, par conséquent, il peut se produire de nombreux troubles.

Ces troubles eux-mêmes diffèrent selon la nature des influences.

La propriété d'exécuter certains mouvements peut être entièrement abolie (paralysie) ou bien la force du mouvement peut n'être qu'affaiblie (parésie). Les mouvements sont exécutés avec une modification de coordination des muscles quantitativement ou qualitativement; c'est alors l'ataxie.

Il peut y avoir à côté du mouvement volontaire des impulsions qui en provoquent d'autres indépendamment de la volonté, ou en déterminent même de tout opposés; ce sont les tremblements et les convulsions.

Les connaissances intimes des troubles de motilité manquent encore pour la plupart, parce que la genèse des mouvements volontaires est encore obscure dans son essence pour ce qui touche les points délicats.

Nous avons conscience de pouvoir par notre volonté mettre en mouvement certaines régions de notre corps autant que l'ordre de nos os, articulations et muscles le permet. Nous pouvons le faire à notre guise dans n'importe quelle direction de l'espace.

Ce qui est variable pour la volonté, c'est la direction, la vitesse et la force de ces changements de lieu.

L'exécution détaillée du mouvement se produit indépendamment de la volonté et, en général, par un certain nombre de muscles dont chacun devra être innervé dans un ordre, une durée, une force déterminés, et un certain moment.

Tout cela se produit indépendamment de la volonté, de même que celle-ci communique une impulsion à un appareil qui nous est inconnu, et qui accomplit le mouvement. A ce moment, le cervelet joue probablement un rôle particulier.

Nous étudierons d'abord, les mouvements, dont l'impulsion part de la volonté.

Parésie et paralysie. Il se produit de la parésie ou de la paralysie lorsque l'influence de la volonté sur les contractions des fibres musculaires est troublée ou abolie. La forme et l'étendue de la paralysie sont déterminées suivant la portion pathologique de l'appareil moteur.

Le trouble des préparations psychiques du mouvement peut provoquer d'abord une parésie. En l'occurence, toute la voie conductrice et motrice partant des circonvolutions jusqu'aux muscles a été trouvée normale. L'aspect de ces paralysies ne se différencie guère de l'état sain. L'expérience de tous les jours démontre déjà que l'état de nos sensations et de nos idées a la plus grande influence sur l'exécution de nos mouvements. On connaît la facilité et la force de ces mouvements dans le sentiment individuel de la force et dans l'humeur joyeuse, de même que l'on connaît la lourdeur et la faiblesse de ces mouvements accomplis sous une dépression psychique. Par suite, ce n'est pas une conclusion hardie de dire que des obstacles psychiques absolus s'opposent à l'excitation motile de certaines parties du corps de façon que l'effet de la volonté devient insuffisant pour provoquer des mouvements.

Cette théorie sera surtout plausible pour ceux doués anormalement de dispositions psychiques et chez qui le pouvoir de l'imagination et des sensations est extrêmement puissant.

Il est plutôt impossible de localiser ces paralysies hystériques. Leur cause est beaucoup plus éloignée encore que les ganglions des noyaux centraux, c'est tout ce que l'on peut dire. Leur siège « suprême » est révélé par leur forme. Nous ne pouvons pas contracter volontairement tel ou tel muscle isolé.

Tout ce que nous pouvons faire c'est de donner l'impulsion au déplacement de certaines parties du corps. L'exécution partielle de ce mouvement échappe à la volonté. Par suite, les paralysies psychiques n'atteignent jamais des muscles isolés, mais des membres entiers ou des parties connexes par fonctionnement. Parfois, les muscles peuvent accomplir certains mouvements coordonnés alors que d'autres lui sont interdits totalement. Par exemple, un malade pourra remuer les jambes mais ne pourra pas marcher, il pourra remuer les muscles des mains mais ne pourra écrire.

La région extrême où nous pouvons localiser les troubles moteurs, pour les deux côtés, c'est la circonvolution centrale avec ses grandes cellules ganglionnaires !

C'est de là que les excitations parviennent aux fibres musculaires par les cellules ganglionnaires des cornes antérieures à travers les voies connues. De nombreuses lésions peuvent influencer cette longue voie. La mesure, dans laquelle les conduits seront intéressés par ces lésions, déterminera l'influence sur la motilité.

Lorsque ces voies sont totalement détruites (coupées, déchirées ou écrasées), la conductibilité est naturellement totalement abolie. La pression et la tension des fibres conductrices affaiblissent aussi la fonction très facilement.

Les fibres motrices sont probablement plus sensibles à la pression que les fibres sensitives. Il peut intervenir comme causes des troubles des pressions venant de tumeurs, inflammations, hémorragies, et ensuite des affections des cellules ganglionnaires et des fibres elles-mêmes. Les inflammations causées par des micro-organismes et leurs toxines (encéphalites, myélites, névrites), les dégénérescences provenant de troubles de la circulation ou de poisons chimiques (plomb, syphilis, etc., etc.) peuvent également exercer une influence funeste.

Mais il y a aussi des affections musculaires qui peuvent provoquer des troubles de leur propre motilité. Après les maladies infectieuses (typhus, diphtérie), ou bien en présence de contractions ou d'autres causes inconnues, il se développe des dégénérescences parenchymateuses et des inflammations interstitielles.

La motilité de l'individu peut être complètement abolie par des affections des os et des articulations, même si tout l'appareil moteur, depuis l'organisation psychique et la circonvolution centrale jusqu'aux muscles, est parfaitement sain.

Nous avons déjà dit que, pour l'accomplissement d'un mouvement, la volonté ne sélectionnait pas les muscles nécessaires, mais qu'elle agit sur l'ensemble d'un appareil chargé du détail. Lorsque cela ne se produit pas d'une façon normale, lorsque des muscles isolés sont innervés à un moment inopportun dans un ordre ou une durée anormaux, ou bien par une force portant à faux, le mouvement à accomplir sera modifié. La portion mise en mouvement ne peut exécuter le mouvement déterminé par suite de l'innervation anormale du muscle (ataxie). Le tableau d'ensemble de l'ataxie différera selon le degré des troubles particuliers.

A un degré moyen, le mouvement recherché pourra encore être accompli, bien que par des détours, avec une dissipation de force inutile et sous une forme disgracieuse. Mais lorsque les innervations anormales se produisent violemment, l'exécution des mouvements peut être rendue impossible de toute façon.

Cette ataxie se présente dans la maladie de nombreuses portions du système nerveux. On ne sait absolument pas quelles parties doivent être attaquées pour produire l'ataxie. Nous savons simplement que la marche devient ataxique lorsque le pont cérébelleux est lésé.

Nous ne sommes pas renseignés non plus sur le mode de coordination des muscles. Il est certain que les muscles ne sont pas isolément innervés par l'écorce, mais que c'est de là que partent les mouvements indispensables pour accomplir la coordination de certains muscles. Donc, la corticalité cérébrale coordonne elle-même jusqu'à un certain degré.

Naturellement, il ne faudra pas priser trop haut cette faculté de coordination de la corticalité, en ce qui concerne l'homme. Car de nouvelles recherches ont démontré que plus on monte dans l'échelle animale, plus les mouvements déterminés par les régions de la corticalité sont réduits.

Il est une autre coordination, plus grossière, déterminée par la communauté d'origine de certaines fibres radicales partant des cornes antérieures. En outre, tout dépend de la coordination fonctionnelle des muscles, qui se produit dans les régions les plus diverses du système central, en descendant de la corticalité jusqu'à la moelle épinière.

Nous connaissons déjà toute une série de centres, c'est-à-dire de régions où les muscles sont coordonnés en vue de certains mouvements. Nous savons qu'il en existe déjà pour certains d'entre eux chez le nouveau-né : celui-ci tète et respire ; certains animaux se mettent à courir immédiatement après leur naissance.

Il y a de nombreux réflexes, dont le processus exige une coordination extrêmement soignée, dans laquelle chaque muscle intéressé subit même pendant l'accomplissement des mouvements une innervation s'accommodant à la force et à la nature de l'excitation. Il faudrait d'abord connaître le mécanisme de ces réflexes, avant de pouvoir se faire une idée de la coordination dans les mouvements volontaires. Car il n'est ni facile ni exact de séparer les réflexes des volontaires. Dans ces derniers, la volonté seule dépend de nous; quant à l'exécution, nous l'abandonnons à des appareils qui s'en chargent tous seuls.

Au début, certains mouvements isolés sont coordonnés par nous, grâce aux sens tels que l'œil, l'oreille et la sensation du toucher et de la motilité, ainsi que par le contrôle de la conscience. Et lorsque ce mécanisme a souvent fonctionné, cette coordination s'établit involontairement.

Cela se présente dans les mouvements les plus simples comme dans les plus compliqués à la façon des réflexes, comme par exemple, jouer du piano. On ne saurait dire, d'après l'état actuel de nos connaissances, si en réalité tous les mouvements antérieurement exécutés le sont par la coordination de certains conducteurs comme, dans les mouvements automatiques compliqués et les réflexes, ou bien si l'exécution est toujours réglementée par la périphérie.

Nous savons certainement que la conservation de la sensibilité consciente domine l'intégrité de nos mouvements volontaires. Mais il est indubitable que la sensibilité consciente n'a aucune importance dans la conservation de la coordination au sens défini ci-dessus (coordination et graduation de l'innervation musculaire). Nous y voyons l'absence de tous rapports entre l'ataxie et les troubles de sensibilité.

Nous rencontrons l'incoordination la plus forte en présence d'une sensibilité parfaitement normale, et nous trouvons aussi l'abolition complète de sensation consciente sans aucune ataxie. Nous ne savons pas si la disparition d'impressions sensibles, qui n'atteignent pas le seuil de la conscience, peuvent produire l'ataxie. Nous n'avons d'abord aucune bonne méthode d'investigations de la sensibilité inconsciente.

Dans les cas célèbres d'anesthésie générale, des parties sensibles étaient encore présentées la plupart du temps, comme le démontre la conservation des réflexes. Il n'y a que chez le malade de Spath que les réflexes font toujours défaut et là le malade n'était pas ataxique. Là aussi, l'étude des mouvements réflexes pourrait être d'un grand secours.

Nous en connaissons qui peuvent être produits en quelque sorte de deux côtés, c'est-à-dire par la volonté et par des excitations sensibles.

Si l'on pouvait savoir comment dans ces mouvements la coordination est déterminée, il y aurait un grand pas de fait. Il faudrait apprendre, tout d'abord, s'il est même permis de parler en général d'un mécanisme de la coordination et s'il n'y a pas là des contingences variées actionnant des mouvements de diverses natures et de diverses origines.

Nous ne sommes aucunement en état, vu nos connaissances actuelles, de donner une théorie de l'ataxie. Nous y tenons d'autant moins que Ewald et Luciani nous ont fait connaître de nouvelles influences sur la précision des mouvements dans certains états du labyrinthe de l'oreille et du cervelet. On ne saurait dès aujourd'hui juger la portée de ces travaux.

Ces influences semblent surtout dominer dans les mouvements qui, bien qu'imprimés par la volonté, s'accomplissent dans leur ensemble presque indépendamment de la conscience, tels que marcher ou se tenir debout.

L'ataxie d'origine du cervelet, suivant Luciani, se

ramène principalement à trois causes. D'abord l'asthénie, où tous les mouvements sont exécutables, mais avec une force inférieure. Ensuite l'atonie, où le tonus musculaire naturel reposant sur les transformations constantes des excitations périphériques manque ou est très affaibli. Le tonus des antagonistes faisant défaut, tous les mouvements s'accomplissent en projections. Ensuite vient l'astasie, où les contractions des muscles ne s'exécutent pas régulièrement, mais par tremblements et oscillations.

Un autre cas vient s'ajouter à ceux-ci, c'est que lorsque la réglementation sous-corticale des mouvements est troublée, la conscience intervient elle-même. Elle essaie d'émettre des impulsions, qui d'habitude s'accomplissent sans son secours direct. La volonté travaille alors beaucoup plus lentement et plus gauchement que les appareils sous-corticaux, comme chacun le sait par lui-même et les mouvements sont alors beaucoup plus maladroits.

Bien que l'influence des troubles sensibles soit douteuse pour le développement de l'ataxie, il n'en est pas moins établi que l'usage délicat du torse et des membres en vue de nombreux mouvements volontaires est gravement paralysé par les anomalies de la sensation.

Il s'agit ici principalement des sensations de la vision, de l'équilibre, du toucher, de la pression, de la position et des mouvements. Chacune d'elles peut être largement compensée par les autres; et parmi ces causes compensatrices, le sens de la vue joue certainement le plus grand rôle, de telle façon que les troubles ne se manifestent distinctement que si pour une raison quelconque le fonctionnement du sens compensateur lui-même se trouve paralysé.

Mais ici aussi, il faut le répéter, toutes les variétés de mouvements ne se comportent pas de la même façon.

Il est parfaitement clair que l'absence d'impressions sensibles est ressentie autrement par de nouvelles innervations compliquées que par les mouvements dont nous avons hérité de nos ancêtres, et que nous avons exécutés depuis le début de notre existence. Aussi pourrait-on contester à quiconque tout droit d'expliquer en général l'influence des sensations sur les mouvements. En effet, cela n'est pas possible dans l'état actuel de nos connaissances et nous sommes forcés de nous borner à communiquer des exemples isolés de cette influence.

Ainsi, par exemple, dans le trouble du toucher, les innervations au moyen desquelles certains objets devront être tenus ou des surfaces devront être appréciées, seront impossibles, dès que l'œil cessera de suivre chaque mouvement. Lorsque le sentiment de la position et de la motilité est abaissé, tous les mouvements délicats, dont l'exécution réclame la connaissance de la position des choses ou des parties du corps dans l'espace, ces mouvements seront gênés ou impossibles sans le contrôle constant des yeux. On devine combien ces troubles peuvent devenir graves.

Le sourd-muet dont l'appareil équilibrant est troublé se meut très bien dans l'espace tant que ses mouvements sont contrôlés par les yeux. Mais si on les lui bande, les mouvements les plus simples deviendront incertains. Le tabétique anesthésique vacille ou tombe dès qu'il ferme les yeux. On pourrait augmenter les exemples.

Il résulte de tout cela que la diminution des sensations porte atteinte à l'accomplissement des mouvements, et que la conservation de certaines influences sensibles est nécessaire à certaines actions musculaires.

Pour les mouvements en question, la falsification des sensations a la même importance que l'abaissement. Lorsque l'œil nous renseigne à faux, comme cela se produit après une récente paralysie du muscle optique (sensations musculaires et rétine, ne donnent pas des indications concordantes) nous cherchons alors tous les objets dans l'espace au mauvais endroit et nous n'exécuterons pas bien les mouvements que nous faisons vers eux.

Falsification des sensations.

La locomotion du corps est troublée au maximum lorsque l'équilibre n'est pas conduit régulièrement, mais dans un sens anormal par les organes sensoriaux des canaux semi-circulaires ou du petit conduit.

Nous verrons que les phénomènes d'excitation partant de ces organes et de leurs organes connexes provoquent la sensation de vertige, naturellement au moyen de la corticalité. Si ces phénomènes subsistent c'est qu'il y a des fausses réglementations, provoquant le vertige. Il faut y ajouter la correction volontaire dérivant de la corticalité sensitive. On comprend qu'il se produit alors des vacillations puissantes, lorsque le corps devra conserver son équilibre dans les mouvements en question.

Dans des cas très prononcés, ces vacillations peuvent être puissantes, au point de rendre inexécutable tout mouvement du torse et même de la tête. Nous rencontrons ce phénomène dans les maladies récentes et irritantes du labyrinthe (Ménière), et dans certaines parties du cerveau (cervelet et tubercules quadrijumeaux).

Absence de réflexes. Dans les cas étudiés jusqu'ici, il a été question de sensations qui atteignent notre conscience dans la plus grande partie. Mais très souvent elles exercent leur action à son approche. Il est probable que nos mouvements peuvent encore être influencés par l'absence de réflexes qui n'ont pas la propriété d'arriver jusqu'à la conscience. Malheureusement nous ne savons que très peu de chose là-dessus, attendu que l'absence large de réflexes est toujours compliquée de paralysies ou troubles de sensations conscientes.

On ne sait pas comment les mouvements se comportent après l'abolition de toutes les impressions sensibles. Dans ces cas, l'âme est souvent influencée, hypnotisée d'une façon particulière. Quelques individus observés s'endormaient après la disparition de toute sensation consciente ou tout au moins ne pouvaient plus exécuter le moindre mouvement (paralysie de la conscience musculaire). Cela doit dépendre de l'hypnotisation ; en tout cas le phénomène n'est pas commun. Un de mes malades, privé de toute sensation consciente et de tout réflexe, agitait ses bras après avoir fermé les yeux d'une façon vive et désordonnée, comme un aveugle.

Élévation des réflexes. Le trouble des mouvements volontaires provoqué par l'élévation des réflexes est très caractéristique. Comme on le sait, les excitations de la peau et du périoste ainsi que les tiraillements des tendons et ligaments, provoquent des contractions de certains muscles et cela de façon réflexe par l'intermédiaire de la moelle épinière.

Lorsque la moelle est séparée du cerveau par n'importe quel processus pathologique (la lésion du cordon latéral est la plus importante, le reste est inconnu), la vivacité de ces contractions musculaires réflexes en est augmentée. La plus petite irritation suffira pour provoquer des convulsions tétaniques. Comme dans tout mouvement volontaire, beaucoup de tendons et de ligaments, notamment ceux des antagonistes, se trouvent tiraillés, la contraction volontaire de beaucoup de muscles sera paralysée dans la mesure où elle cherchera à progresser. Les mouvements sont raides, gauches et peuvent devenir impossibles en cas d'augmentation des réflexes.

Dans une série de cas, notre volonté peut autoriser ou empêcher l'exécution de toute une série de mouvements que nous connaissons sous le nom de réflexes. Il faut admettre que les fibres de la volonté appartiennent aux régions de la substance grise, qui produisent la marche de certains mouvements sous l'impulsion de certaines sensations.

Nous voyons apparaître des troubles de nos mouvements volontaires, lorsque les appareils réflexes sont lésés, ou lorsque les liaisons du cerveau et des appareils réflexes sont affectées. Nous avons déjà parlé de la déglutition et de ses troubles. L'évacuation de l'intestin et de la vessie appartiennent aussi à ce groupe.   *Appareils réflexes.*

Les régions de la moelle lombaire, qui dominent ces deux processus, reçoivent des excitations sensibles, par exemple de la vessie. La nature exacte de ces excitations n'est pas déterminée.

L'état de remplissage et de tension de l'organe n'en est certainement pas le seul déterminant, car nous urinons des quantités variables de liquide, sous le même besoin d'uriner; et dans les inflammations de la muqueuse vésicale, les plus petites quantités d'urine provoquent déjà la même sensation que les quantités énormes (ténesme). Certaines variétés de concentration d'urine et surtout l'urine acide provoquent la même sensation.

Dans les maladies du système nerveux, on observe de nombreux troubles de ces réflexes. On peut former des suppositions sur les modifications de fonctionnement qui pourraient être déterminées par de certaines localisations du processus anatomique. Malheureusement, nous manquons de recherches précises.

Lorsque les fibres, par lesquelles la volonté autorise ou empêche l'arrivée des réflexes, sont interrompues, l'évacuation se produit purement par action réflexe, comme chez l'enfant. Lorsque le sphincter et l'expulseur sont paralysés en même temps, l'urine s'écoule goutte à goutte pendant que la vessie est pleine.

Toutes les autres variétés de troubles fonctionnels n'ont pas été attribuées à des modifications anatomiques déterminées par des observations exactes. Mais nous sommes autorisés à supposer que la rétention d'urine intervient lorsqu'une partie quelconque de l'arc réflexe est détruite ou que l'expulseur est paralysé, tandis que l'incontinence pure doit être une conséquence de la parésie du sphincter.

Il est une série de mouvements propres à l'homme et qui sert à communiquer à autrui les produits de son intellect. La parole, la lecture, et l'écriture accomplissent ce but en commun. Elles sont étroitement liées entre elles et les troubles de ces trois fonctions sont également et intimement connexes.

II

TROUBLES DE LA PAROLE

C'est en examinant les troubles de cette série particulière de mouvements que l'on aperçoit le mieux la
corrélation intime entre les manifestations psychiques
et physiques du système nerveux. Par ces mouvements,
l'homme exprime la nature de son activité psychique, de
ses sensations et de ses idées. Par suite, les deux directions sont données par cette définition.

Il est clair que le langage doit être troublé dès
que l'exécution des mouvements nécessaires à l'émission des sons est gênée par l'altération des appareils
tels que la musculature respiratoire, le larynx, les
muscles buccaux, leurs nerfs ou leurs noyaux nerveux.

Le trouble est ici purement mécanique et parfaitement subordonné à la nature et à l'extension de la
maladie des appareils. C'est ainsi que les malades parlent sans son, lorsque les cordes vocales ne sont pas
tendues. Les asthmatiques parlent avec des pauses
entre les syllabes parce qu'ils sont tenus à de fréquentes inspirations et qu'ils ne peuvent faire de pauses
entre chaque mouvement respiratoire (langage coupé).

Les lèvres ne peuvent pas prononcer le *b* lorsque
leur mobilité devient douloureuse. Le palais troublé ne
prononcera pas l'*r*. Peu importe que la cause de la
maladie soit dans le muscle, le nerf ou dans les substances centrales grises de la moelle allongée.

Lorsque la motilité pure des muscles, os et membranes

est intacte, il peut se produire d'autres troubles du langage, parce que leur coopération nécessaire à la formation des lettres est paralysée dans la formation du mot.

Nous sommes ici dans des conditions identiques à certaines paralysies.

La motilité des jambes et des pieds peut être parfaitement intacte alors que la marche sera impossible. La réunion des sons, des syllabes et des mots se produit dans la corticalité cérébrale; cette réunion est subordonnée à l'intégrité de la troisième circonvolution gauche du front. On ne sait pas comment se représenter le processus, c'est-à-dire si en vérité la coordination des sons se produit dans cette région comme elle se produira à d'autres endroits pour la marche et la déglutition, etc., ou bien si cette région est un point de concentration ou de transit de nombreuses et importantes fibres intermédiaires. Sa destruction totale entraîne la perte du langage. Il n'est plus possible ni de parler spontanément, ni répéter après autrui, ni parler à haute voix. Avec cela, la compréhension des signes de la voix et de l'écriture reste intacte (aphasie motrice).

Aphasie motrice.   Il est très intéressant d'étudier les rapports entre la faculté de parler et les autres mouvements expressifs de l'âme.

Certains malades atteints d'aphasie motrice par une lésion de la troisième circonvolution du front peuvent encore copier, mais non pas écrire sous la dictée. On voit par là que les rapports entre les terminaisons du nerf optique et l'endroit où le mouvement de l'écriture est coordonné, ne passent pas par les circonvolutions de

Broca, tandis que les liaisons avec le nerf acoustique
le font parfaitement.

Ces rapports intéressants se manifestent encore par
des variations nombreuses de la faculté du langage
qui différeront suivant le siège de la lésion, dans le
voisinage de ce centre moteur et suivant que par les
variations du siège, certaines voies de communication
seront maintenues et d'autres troublées. C'est ainsi que
nous connaissons une abolition du pouvoir linguistique
volontaire accompagnée tantôt d'une faculté de répéter, tantôt compliquée de son absence.

Ces différences sont parfaitement compréhensibles,
car une organisation aussi compliquée que la parole
volontaire n'est possible qu'à l'aide de nombreuses
relations et de nombreux appareils.

Lorsque la région motrice de la circonvolution de
Broca n'est pas détruite, mais qu'elle est simplement
troublée, la formation des mots est défectueuse. Des
syllabes manquent, des lettres se trouvent interverties ;
le mot sonne à peu près, mais pas absolument exact.
On assiste alors aux troubles les plus remarquables.
Dans certains cas, seuls certains mots, certains sons,
certains bruits, sont restés intacts et se trouvent em-
ployés pour toutes les manifestations.

Le trouble du langage dans la paralysie progressive
est très caractéristique. Là aussi, la liaison des syllabes,
la formation des phrases est troublée. Des lettres et des
syllabes exactes sont omises et d'autres fausses leur
sont substituées. Les syllabes dont l'exécution est difficile se trouveront surtout répétées, déplacées et au
besoin omises.

Dans certains cas, il se produira des troubles analogues

aux troubles de coordination des autres mouvements volontaires. En l'occurrence, les muscles producteurs des sons seront innervés avec intensité à un moment inopportun.

Les mouvements respiratoires appelés à alimenter le thorax de l'air expiré pendant la conversation ne le sont plus d'une façon appropriée. Au lieu de la tétanie courte de certains groupes musculaires, il se produit de longues convulsions. C'est de cette façon que le langage se trouve modifié dans le bégaiement, trouble de nature absolument motrice.

Les raisons de son apparition sont parfaitement inconnues. Nous savons simplement que les images et les excitations périphériques ont une grande influence sur son intervention.

Nous avons à ajouter ici encore un trouble du langage où la formation des syllabes, etc., est certainement normale grâce à la corticalité cérébrale, de même que l'exécution de chaque syllabe est parfaitement conservée dans l'appareil. Seule, la juxtaposition rapide des syllabes est gênée. Et l'hypothèse qui considère ce langage scandé comme provoqué par une communication défectueuse entre la corticalité et la moelle allongée concorde assez avec l'idée que nous pouvons nous faire de cette affection.

Par opposition à ces troubles moteurs du langage, nous appelons troubles sensoriaux ceux où la compréhension du langage se trouve primitivement lésée, et où l'exécution ne le devient que parce qu'elle est impossible faute de compréhension. Nous sommes obligé d'admettre qu'à l'emplacement où le nerf acoustique se termine, dans la corticalité cérébrale, nous devons admettre l'existence de tableaux, des images de souvenir pour les sons de la parole, et qui y sont accumulés au fur et à mesure de l'instruction.

Lorsque les régions, où ces images sont conservées *Aphasie sensorielle.* (première et deuxième circonvolution temporale gauche) sont détruites, la compréhension de la parole disparaît. Ces malades entendent tout aussi bien que les gens sains, mais ils ne comprennent pas ce que l'on dit. Pour employer une locution familière, leur langue maternelle leur paraît de l'hébreu. Nous aurons des variétés d'aphasie sensorielle, selon que certaines voies, qui conduisent à ces régions du lobe temporal ou qui en proviennent, et qui les mettent en communication avec toutes les parties du cerveau, seront lésées. Cette aphasie différera, suivant les rapports nombreux que les endroits en question possèdent pour exécuter les mouvements expressifs connexes, tels que chanter et écrire. Chez tous ces malades, le langage volontaire est troublé, mais non pas de telle façon que les exécutions motrices en soient lésées, mais en ce que les rapports entre le son de la parole et l'importance de l'objet, qui sont fixes pour l'homme sain, se trouvent interrompus. Il emploiera alors des mots et des syllabes faux (paraphasie).

Le degré du trouble est très variable. Il dépendra d'abord de l'intensité de la lésion et aussi des habitudes de l'individu. Quelques-uns se comporteront certainement d'une façon différente suivant ce qui, chez eux, est le plus important pour la réalisation du langage. Pour la plupart, c'est la représentation imagée de la musique du mot, il faut que ces images soient associées, pour que les paroles prononcées soient employées à ce qu'elles veulent dire.

C'est pour cela que l'on voit ces troubles paraphasiques chez la plupart des hommes atteints de la surdité des paroles. Cependant, cela ne s'applique pas à tous.

Chez d'autres, la déterminante sera représentée certainement par des images optiques du souvenir, comme par exemple chez les sourds-muets. Chez ceux-ci, une lésion de la première circonvolution temporale n'entraînerait pas de troubles du langage volontaire.

Il y a peu de choses aussi attrayantes que de s'occuper des variétés des troubles du langage, par rapport aux autres variétés de mouvements d'expression. Chacune d'elles peut, en principe, être troublée de la même façon que le langage. Nous n'avons essayé d'expliquer le plus important de ces troubles que par un seul exemple.

Il est de la plus haute importance d'étudier les rapports divers entre ces troubles, parce que nous ne saurions être mieux renseignés autrement sur la nature du langage de l'écriture, de la lecture et du chant.

Paraphasie. Nous avons déjà dit que la paraphasie accompagne des troubles de rapport entre la région sensorielle et motrice du langage.

La paraphasie se présente ensuite comme un trouble psychique, lorsque l'attention n'est pas dirigée sur ce que l'on veut dire, ainsi que dans de nombreuses maladies du cerveau, dans de nombreux passages de l'état physiologique au pathologique. Son origine est compréhensible dans les cas où le centre sensoriel du langage ou bien la liaison entre les circonvolutions temporale et frontale sont troublés. Dans tous les autres cas, cette origine est obscure.

L'oubli des mots reste également obscur. Dans ce trouble amnésique, nous rencontrons des rapports similaires entre l'état normal et l'état paraphasique. Même l'homme sain a souvent « le mot sur le bout de la langue ». Mais il comprend ce mot dès qu'on le lui dit, et il est affranchi dès lors de tout trouble. Cette amnésie est fréquente, elle n'est pas liée à un arrêt simple de certains endroits et de certains conduits, et peut à son tour devenir la cause de troubles de langage étendus, comme Grashey l'a montré.

Le plus grand trouble de langage est représenté par la mutité complète. Elle peut d'abord être ramenée à des troubles de l'âme. Nous n'avons pas à examiner ce phénomène ici.

Elle peut provenir ensuite d'un trouble de la puissance auditive, qui empêche l'acquisition des images musicales. Comme, en général, nous ne reformons les mots que d'après les images auditives, il est compréhensible que les enfants atteints de surdité deviennent muets. Ils apprennent de suite à parler lorsque les impressions optiques les aident à produire les mouvements nécessaires. La mutité absolue se produit aussi lorsque l'adulte a perdu le souvenir des images auditives, ainsi que les phénomènes moteurs. Le malade alors ne comprend plus rien ni ne peut plus rien dire.

III

PHÉNOMÈNES D'EXCITATIONS MOTRICES

En étudiant les troubles de coordination, nous avons déjà remarqué qu'il peut se produire des mouvements indépendants de la volonté. Nous avons vu des cas, où l'appareil destiné à la contraction d'un certain nombre de muscles dans un ordre et avec une force échelonnés ne fonctionnait pas avec précision et que, par suite, certains muscles se contractaient d'une façon anormale. En outre, nous avons vu que dans une série de maladies il se produit des mouvements musculaires qui représentent une oscillation rythmique, autour d'un axe déterminé (tremblements).

Le nombre proportionnel des mouvements, leur étendue, la quantité des muscles atteints, tout cela diffère suivant les cas.

Tandis que, parfois, le bout des doigts est seul à trembler, c'est dans d'autres cas, tout le reste du corps qui vacille.

Il est très important de savoir que, dans certaines maladies, les phénomènes d'excitation ne se présentent que lorsque les membres en question sont remués volontairement, alors que, dans d'autres, ces phénomènes se produisent aussi pendant le repos.

Ce qui est très curieux, c'est que le tremblement cesse pendant le sommeil.

C'est dans les maladies les plus différentes que nous constatons le tremblement. Les empoisonnements chroniques jouent un rôle étiologique important, mais il est inutile d'entrer ici dans des détails, car nous n'en tirerions rien sur la nature des tremblements.

Il ne peut se produire que lorsque des excitations sont exercées alternativement sur le fléchisseur et sur l'extenseur des articulations.

Il est évident qu'à chaque mouvement autour d'une articulation, le fléchisseur et l'extenseur sont innervés ensemble; mais on ne saurait dire actuellement ce qui produit ces innervations rythmiques. Il faudrait savoir d'abord comment la contraction des mouvements volontaires se produit.

Dans une autre série de cas, il se produit des contractions involontaires des muscles striés, de forme tétanoïde. Celles-ci ne représentent pas autre chose qu'une augmentation sans doute très forte des réflexes.

Augmentation des réflexes.

Nous avons déjà vu, par l'intermédiaire des parties centrales, qu'on peut provoquer des mouvements dans certains groupes musculaires par l'irritation des nerfs sensibles de la peau, des tendons, etc. Chez les gens sains, ces irritations doivent avoir une certaine force avant d'arriver à produire un mouvement.

Nous avons dit également que la séparation des nerfs du cerveau favorise notablement l'excitation des réflexes. En outre, certains poisons exercent une influence sur la force des réflexes, par exemple, la strychnine et les toxines du bacille tétanique.

Par la strychnine, l'excitabilité des centres réflexes de la moelle épinière est au début très augmentée et ensuite tellement modifiée que les excitations les plus petites, la plupart du temps à peine perceptibles, suffisent à provoquer des convulsions tétaniques. Nous ne savons pas comment cela s'accomplit.

Ce qui démontre que dans tous ces états les convulsions sont d'ordre réflexe, c'est que, après une administration très faible des poisons, les réflexes n'interviennent qu'à la suite d'excitations très fortes, et que, dans tous les cas, les muscles seront d'autant plus calmes que la peau sera préservée de toute excitation.

En premier lieu, c'est le cas du tétanos humain; celui provoqué artificiellement chez les animaux semble se comporter différemment. Chez eux, l'influence des productions sensibles ne se présente pas d'une façon aussi décisive. D'ailleurs, il se différencie par de nombreux points de celui de l'homme.

Dans un troisième groupe de phénomènes d'irritation, il intervient, dans les accès, des contractions de groupes musculaires plus ou moins nombreux. On assiste à toutes les transitions, entre la plus faible secousse de certain doigt et les mouvements les plus violents du corps tout entier. Dans ces convulsions, nous avons des déplacements de certaines parties du corps (clonus), au moyen de contractions et de relâchements alternatifs des muscles, aussi bien qu'une immobilité rigide dans une position fixe (tonus), par suite de contractions tétaniques de certains groupes musculaires. Les mouvements convulsifs peuvent partir d'un point et se répandre sur tout le reste du corps. Le tonus et le clonus peuvent alterner dans une série plus ou moins régulière.

Il faut naturellement attribuer l'origine de ces convulsions à des excitations des voies motrices ou des ganglions, produites par des processus pathologiques.

En effet, il n'est pas douteux que des secousses convulsives des groupes musculaires, dont les voies passent près du foyer de la maladie, peuvent être produites par les points les plus variés du système central (convulsions des jambes dans les maladies de la moelle épinière et de la moelle cervicale, convulsions dans les extrémités unilatérales dans les lésions de la face interne des vertèbres, secousses dans certains membres dans la maladie de l'écorce cérébrale).

Il est donc certain que les portions les plus diverses peuvent engendrer des convulsions dans des groupes de muscles déterminés, bien que cela se produise avec une fréquence et une facilité variables suivant le point de départ. Cela se produit par exemple plus fréquemment sous l'influence de l'écorce que par n'importe quel endroit. Tous les médecins savent que l'apparition de convulsions est du ressort symptomatique des affections de l'écorce. On ne sait pas quelle est, dans ses détails les plus ténus, la nature anatomique de l'affection qui produit les irritations convulsives.

En dehors de ces convulsions anatomiquement justifiées, nous en trouvons encore dans lesquelles les lésions anatomiques sont absentes ou se trouvent dans des états tels à ne pouvoir être rendus responsables des convulsions.

Dans ces états aussi, les irritations convulsives frappent certains groupes musculaires ou bien le corps tout entier. C'est ainsi que les empoisonnements, les infections et même l'anémie cérébrale aiguë provoquent des convulsions.

Dans d'autres cas, la cause de l'accès convulsif est totalement inconnue. Mais nous savons que les individus en question se trouvent dans des états particuliers d'échanges organiques ou du système nerveux, et dans lesquels les convulsions apparaissent facilement (rachitisme, état épileptique).

Epilepsie. On ne sait pas dans quelles mesures le rachitisme prédispose précisément aux convulsions. L'état épileptique est une modification extrêmement compliquée du système nerveux, et pour la connaissance de laquelle nous possédons les moindres rudiments. Cette modification est transmissible par hérédité et entraîne de nombreux troubles, particulièrement dans la sphère psychique.

Brown-Séquard et Westphal ont provoqué chez les animaux des états similaires et peut-être identiques. Chez certains animaux, surtout des cobayes, on peut provoquer des états épileptiformes par des lésions du système nerveux central ou périphérique, ou bien par des commotions violentes sur la tête (coups de marteau).

Ces états durent des mois, pendant lesquels, il se produit des convulsions soit spontanément, soit par l'irritation de certaines portions de la peau. La prédisposition à ces états est également héréditaire chez les animaux. Nous ne pouvons nous faire aucune idée de leur nature.

Comme nous l'avons dit, les convulsions de l'épilepsie humaine se présentent sans cause connue. Peut-être, une anémie cérébrale soudaine joue-t-elle un rôle important. En général, ces convulsions débutent par une sensation anormale de nature psychique ou physique (aura). Immédiatement après, interviennent l'inconscience et des convulsions d'abord toniques puis cloniques.

On a fait de nombreuses recherches sur les animaux, pour savoir de quelles portions du cerveau émanaient les convulsions épileptiques. Nous avons appris ainsi avec certitude que les convulsions toniques et cloniques pouvaient être engendrées par de nombreuses portions du cerveau, par exemple par le pont cérébelleux et par les régions motrices et sensibles de l'écorce. Parmi ces régions, l'écorce du cerveau joue le plus grand rôle. Les convulsions, qui se produisent lorsqu'on l'irrite, subsistent après l'irritation. Elles ont une grande analogie avec les accès épileptiques de l'homme, avec les accès rudimentaires aussi bien qu'avec les accès développés. Les avis des savants sont encore partagés sur les nombreuses particularités de ces convulsions corticales chez les animaux.

Pendant que, par exemple, Ziehen voit une différence entre les points d'origine du tonus et du clonus et qu'il place ce dernier dans l'écorce et le premier dans les parties plus profondes, Unverricht préconise énergiquement l'origine corticale pour les deux états.

L'analogie de ces convulsions cortico-cérébrales avec les convulsions épileptiques de l'homme fait supposer que celles-ci devaient également partir de l'écorce. En effet, on ne saurait méconnaître que la fréquence des accès initiaux, l'extension des accès suivant la position de régions corticales motrices et le début fréquent par l'aura sensible, l'inconscience compliquée de convulsions, on ne saurait méconnaître que ces phénomènes militent en faveur de l'écorce, comme origine des convulsions humaines, tout au moins dans un grand nombre de cas.

Mais on ne saurait émettre cette hypothèse avec trop de prudence. Nous ne savons pas si les convulsions épileptiques partent toujours d'un endroit unique, ni si cet endroit est l'écorce.

Nous ne pouvons pas nous occuper ici des autres phénomènes d'excitations motrices, entraînant des contractions musculaires coordonnées (chorée, athétose), parce qu'on ne sait rien sur la nature de leur origine. Nous pouvons encore moins parler des convulsions doublées de mouvements expressifs, car ces mouvements sont subordonnés à des troubles psychiques.

IV

TROUBLES DE LA SENSIBILITÉ

Il est extrêmement difficile d'étudier les troubles de la sensibilité dans le cadre d'une pathologie générale.

La nature de la sensation dépend d'abord de celle de l'irritation, et ensuite de l'état de l'appareil récepteur et des voies conductrices et enfin de la constitution des parties cérébrales, où l'excitation de l'appareil terminal ou des nerfs atteint le domaine de la conscience. C'est la dernière partie, entre toutes celles de l'appareil total, qui est la plus importante. C'est là que se déroulent ces processus mystérieux que suivant notre programme nous sommes tenus à exclure de cette étude. La pathologie des sensations attend encore son historiographe, qui devra être en même temps clinicien et psychologue.

Mais l'étude des autres portions corporelles de l'appareil infiniment plus simple se heurte aux plus grandes difficultés.

Car, si jamais l'usage moderne, qui consiste à étudier dans les symptômes pathologiques, plutôt leur apparition, leur importance diagnostique, voire jusqu'à leurs causes de préférence à la nature même de leur origine, si jamais cet usage se trouve infirmé, c'est bien ici.

Les troubles de la sensation de la peau sont en partie des phénomènes d'irritation, en partie des phénomènes paralytiques.

La cause de ces derniers peut résider, comme dans les phénomènes moteurs, sur tout le parcours, depuis la terminaison du nerf dans l'écorce jusqu'à leur partie terminale dans la peau même. Si la terminaison de l'organe est lésée ou si le nerf est interrompu dans son parcours par n'importe quel processus pathologique, enfin si les appareils récepteurs de l'écorce sont troublés, les excitations exercées sur la peau ne seront que peu ou pas ressenties, de même que les sensations des parties profondes, muscles, tendons, os, ne seront pas transmises si leurs nerfs sont interceptés.

Dans certains stades de la maladie de la moelle épinière ou des voies périphériques, la transmission a encore lieu, mais elle exige le multiple du temps ordinaire. On ignore la nature que doit avoir la lésion pour produire précisément ce phénomène. Chose curieuse, le ralentissement de transmission attaque le plus fréquemment la sensation de la douleur.

Nous avons déjà dit qu'à lésion égale, les nerfs sensitifs sont plus résistants que les moteurs. Parmi les qualités multiples du sens de la peau, chacune d'elles peut être abaissée pour son compte dans les affections des nerfs périphériques ou des centres nerveux. Le signe local qui est normalement lié à chacune des autres qualités sensitives peut disparaître et abandonner le terrain aux autres. Ce fait est du plus grand intérêt, car il est de nature à appuyer l'opinion des auteurs qui admettent la présence de nerfs différents pour la transmission de différentes qualités.

Il existe des transitions infinies entre la sensation normale et l'abolition radicale de toute sensation. Chaque cas particulier sera jugé d'après l'extension et l'intensité de la lésion des nerfs en question.

Nous ne pouvons entrer ici dans la description d'autres troubles très particuliers qui sont la sensation double en présence d'une excitation simple, persistance de la sensation et perversion des sensations, attendu que l'on ne saurait rien dire de précis sur l'essence de ces choses si profondément remarquables.

Aux sensations partant de la peau s'ajoutent celles des muscles, tendons et articulations. Ces sensations réunies, surtout les dernières, nous renseignent abondamment, par exemple sur la force et la direction des mouvements et sur la forme des objets. Les sensations des parties profondes sont en principe troublées dans les mêmes circonstances que celles de la peau. Lorsque certaines qualités sont abolies, alors que d'autres sont maintenues, il se produit des compensations étendues avec le secours de la vue et de l'ouïe.

Les influences remarquables, que l'abolition de toute impression sensoriale peut avoir sur notre activité psychique n'est pas à étudier ici (voir les travaux de Strümpell et Ziemssen). Il faut considérer toujours que des phénomènes hypnotiques peuvent entrer aussi en ligne de compte.

On ne connaît que fort peu de chose sur l'élévation
de la sensibilité. Le plus souvent on a observé de l'hyperesthésie, et celle-ci encore le plus souvent dans les
états anormaux des terminaisons centrales des fibres
aboutissant à l'écorce du cerveau. Nous voyons tous
les jours certaines gens, à l'esprit facilement irritable,
être excessivement sensibles aux excitations extérieures.
Nous trouvons cela aussi à l'état pathologique, surtout dans l'hystérie. On ne saurait méconnaître ici les
connexités intimes existant entre cet état et le domaine
psychique. Les maladies périphériques en sont rarement
la cause qui est plutôt attribuable à des affections des
nerfs ou de la peau. La sensation douloureuse est augmentée aux surfaces dont la peau est tendre et fine.

Nous ne savons pas de quelle nature doit être la lésion
des voies périphériques pour produire l'hyperesthésie.
Dans toute une série des cas, cette affection est la somme
de nombreuses impressions qui seraient trop faibles isolément pour produire des impressions douloureuses.
Naunyn les a rencontrées chez les malades de la moelle
épinière. A ce moment, les nerfs douloureux se comportent comme les nerfs réflexes sains. Il faut de fréquentes
impulsions pour provoquer l'effet.

Les phénomènes d'irritation sensible s'expriment par
des sensations qui ne sont pas déterminées par des
irritations normales, d'origine extérieure et influençant
les nerfs terminaux, mais par des excitations anormales
consécutives à des processus pathologiques.

Les phénomènes d'irritation doivent être d'une nature
dépendant des régions pathologiques de l'appareil sensitif. Ce n'est que dans les maladies des nerfs terminaux que l'on rencontre la sensation des démangeaisons.

Hyperesthésie.

Que je sache, elle n'a jamais été rencontrée dans les affections des voies nerveuses. On ne sait pas comment elle se produit.

Dans la plupart des maladies de peau, les malades sont tourmentés par cette sensation. Les érosions syphilitiques et les excoriations cutanées, par exemple les cancers plats, ne démangent pas. D'où vient cette différence? Il se produit une sensation de démangeaison sans que l'on puisse remarquer à l'œil nu des modifications de la peau. Dans certains cas, nous en connaissons la cause (ictère, diabète); dans d'autres cas, nous l'ignorons.

Paresthésie.   Les paresthésies sont les plus rapprochées comme qualité aux démangeaisons. On ne les rencontre pas dans les maladies exclusives de la peau mais dans celles des nerfs sensibles (inflammations, dégénérescences, compression). Nous ne savons pas si ces sensations peuvent dériver aussi des affections des centres nerveux. On ignore tout autant la nature des filets nerveux qui produisent les paresthésies. Il s'agit de sensations qui ne se présentent jamais sous l'excitation de l'appareil terminal sain. Elles se rapprochent surtout des sensations du toucher.

On rencontre parfois des phénomènes d'irritation provenant des nerfs transmetteurs de la température, par exemple la sensation de brûlure ou de froid. Cependant, il est remarquable que généralement ces sensations portent déjà le caractère de la douleur, conformément au fait que des excitations des nerfs sensibles à la température entraînent de la douleur.

La douleur se produit par l'irritation des terminaisons ou du parcours des fibres douloureuses de la peau jusqu'à leur entrée dans la moelle épinière, c'est-à-dire au delà des ganglions spinaux.

La douleur.

On ne sait pas avec certitude comment les fibres douloureuses du système central se comportent en présence des irritations. Il faut reconnaître que toute une série d'expériences conteste la possibilité de provoquer des douleurs dans l'organe central par des irritations extérieures. A l'appui de ce principe, il faut mentionner l'insensibilité du cerveau dans les opérations chirurgicales. Mais d'un autre côté, ce fait n'aurait guère d'analogie compatible avec nos idées complémentaires.

Nous devons admettre absolument que les fibres douloureuses de la moelle épinière se modifient totalement. Il est certain que les nerfs sensitifs de l'intérieur des parties centrales sont extrêmement difficiles à exciter mécaniquement. Ce qui produit la douleur, ce sont d'abord les influences physiques ou chimiques sur les fibres douloureuses et qui tendent à modifier leur structure ou leur composition. Il y a ensuite les troubles dont la nature pour le moment échappe encore complètement à nos connaissances (modifications dites névralgiques). Il est, en outre, probable que la douleur peut se produire dans les terminaisons centrales des nerfs douloureux par l'imagination, comme il peut se produire des paralysies psychiques dans les organes moteurs. En réalité, il n'est pas possible, chez les hystériques, de distinguer sûrement entre ces douleurs et l'hyperalgésie.

Jusqu'ici, nous n'avons parlé que des sensations douloureuses de la peau. Chacune d'elles porte ici une marque locale caractéristique. Sur les muqueuses visibles, cette marque devient déjà beaucoup plus incertaine. Dans les extrémités dont les parties principales nous sont révélées par le toucher, la douleur vers ces parties principales pourra encore être localisée. Par contre, dans les organes internes dont la situation et la coordination nous sont inconnues, le trait local est extrêmement vague en supposant que ces parties contiennent des fibres douloureuses.

Ce signe local nous indique la coupe transversale, et nous savons que la douleur ne réside pas dans la peau mais plus profondément. Nous ne sommes pas plus renseignés que cela.

Les séreuses (par exemple la plèvre, le péritoine), les muqueuses et les muscles sont les organes dont il s'agit. Les grands organes parenchymateux sont en partie dépourvus de fibres douloureuses. Ce qui a été dit sur les irritations douloureuses des nerfs de la peau s'appliquera à celles des organes mentionnés après.

Vertige.   Il est une forme de troubles sensitifs que nous avons encore à mentionner, c'est la sensation de vertige.

Sous ce nom on comprend deux choses différentes. D'abord on désigne ainsi des accès d'inconscience rapides et passagers. Et ensuite on entend par là cette sensation particulière du trouble de l'équilibre que chacun connaît. Nous jugeons les rapports de notre corps avec les objets ambiants, et notre position dans l'espace d'après les renseignements de nombreux organes sensibles. L'influence dominante appartient à la vue, ensuite viennent l'ouïe, le toucher et la sensation de position et de mouvement, et ensuite viennent les renseignements que les organes sensoriaux du rocher nous font parvenir.

Ces organes jouent certainement le plus grand rôle comme de nombreuses expériences sur les animaux et des observations sur les sourds-muets l'ont démontré. Si on les transporte dans un milieu où les sensations de la vue et de la peau sont abaissées, par exemple si on les plonge dans l'eau, ils perdront toute faculté d'orientation. Par un long exercice, on obtiendra que les jugements fournis par ces différents organes sensoriels se relient et s'accommodent entre eux. De tous ces organes partent notamment de nombreux réflexes vers la musculature du corps, et cela à l'état permanent.

Ces muscles commencent par faire le nécessaire pour que le centre de gravité de notre corps soit toujours soutenu dans de certaines limites et ensuite ils maintiennent la concordance des renseignements des différentes parties du corps. Car les excitations éprouvées par l'un placent les autres dans une position telle que les objets extérieurs provoquent en eux les sensations convenables. Ainsi, à chaque mouvement de la tête et du torse correspondent des mouvements déterminés des yeux.

Lorsque certains renseignements font simplement défaut, ils peuvent être largement compensés par d'autres organes. Mais lorsqu'un homme reçoit de plusieurs endroits des renseignements de conscience discordants, par conséquent contradictoires, il éprouvera l'impression du vertige. Cette impression se produit dans de nombreuses circonstances. Malheureusement sa genèse ne nous est connue que dans un très petit nombre de cas.

Nous trouvons le vertige dans les paralysies des muscles optiques à développement rapide. Dans ces cas, les sensations de la rétine d'un côté et celles des muscles de l'autre côté donnent des renseignements discordants sur l'espace.

Le plus grand rôle, même pour l'apparition de la sensation de vertige, est rempli indubitablement par les organes des canaux semi-circulaires et dans le sac et l'utricule.

Lorsqu'il se produit dans ceux-ci ou dans leurs relations nerveuses centrales des états pathologiques compliqués d'excitation des parties sensibles, des sensations de vertige accompagnées de mouvements musculaires apparaissent alors. Ce vertige existe toujours dans les cas malins de la maladie de Ménière. Dans les cas bénins, il n'intervient qu'en présence de mouvements physiques, donc lorsque ceux-ci provoquent eux-mêmes des irritations plus fortes.

Les relations du nerf vestibulaire semblent passer par le cervelet. Cela confirmerait l'expérience d'après laquelle les maladies du cervelet provoquent des phénomènes vertigineux absolument analogues.

Il pourrait s'agir ici principalement des affections du pont du cervelet et ensuite de phénomènes irritatifs mais non paralytiques. Car les maladies des hémisphères cérébelleuses se déroulent pour nous sans symptômes. C'est ainsi que les chiens privés de cervelet, et chez qui les phénomènes irritatifs ont disparu, ne paraissent pas souffrir du vertige ainsi que Luciani l'a démontré. Les cas d'atrophie du cervelet observés chez l'homme ne démontrent pas davantage que l'absence du cervelet produit le vertige.

Naturellement on présuppose que l'écorce du cerveau y est intéressée et qu'il s'agit d'un processus conscient. C'est là que réside la dernière cause de cette sensation.

C'est ici que cette sensation se produit lorsque les renseignements en question arrivent par les organes sensoriels. On ne saurait émettre que des hypothèses sur la façon dont il faut comprendre les autres sensations nombreuses du vertige qui se présentent dans les affections cérébrales diffuses, dans la tension cérébrale, les affections gastriques, l'anémie, les troubles de la circulation et autres circonstances.

V

L'INFLUENCE DU SYSTÈME NERVEUX SUR L'ÉTAT NUTRITIF DES TISSUS

Il est indubitable que la maladie des appareils nerveux exerce une influence pathologique sur la nutrition de certains organes. Comme nous savons, les fibres nerveuses se détruisent dès qu'elles sont séparées de leurs cellules ganglionnaires respectives. Cela se comprend, car toute partie de cellule, dont la liaison avec le noyau est coupée, meurt certainement. On ne connaît pas exactement les détails. C'est ainsi que nous ignorons encore où sont situées les cellules respectives d'une série de nerfs.

Les muscles striés se comportent exactement comme les nerfs. Eux aussi meurent dès qu'ils sont séparés des cellules ganglionnaires de la corne antérieure qui les innervent (atrophie dégénérative).

Ce fait est beaucoup plus difficile à interpréter que le premier. Il ne s'agit plus de portions d'une cellule, mais de deux cellules dont chacune a son noyau et qui

23

appartiennent à des tissus différents. On se demandera tout d'abord si cette observation a des analogies.

Quel est le rôle des muscles du cœur et de l'intestin ? Que je sache, ceux-ci n'ont jamais été séparés de leurs nerfs. En outre, ils possèdent d'eux-mêmes dans l'intérieur de leur musculature de grandes quantités de cellules ganglionnaires. On ne saurait extirper celles-ci.

Quant à leur disparition on ne l'a pas encore observée, sauf dans l'intestin. Mais ici les nerfs et les muscles étaient toujours dégénérés en même temps. Nous savons pertinemment que l'état nutritif des cellules des glandes salivaires et des testicules dépend de l'influence des nerfs. Si les nerfs respectifs sont coupés, ces glandes périront. Par suite, les fibres musculaires et les cellules de certaines glandes se présentent sous une même forme.

L'essentiel en principe est de savoir si les lésions des nerfs troublent l'état nutritif des organes en abolissant leur fonctionnement, ou bien si elles exercent une influence nutritive spécifique indépendante de la fonction.

Essayons d'abord de tirer des muscles et des glandes l'explication nécessaire.

Lorsque les muscles sont paralysés par des lésions cérébrales, le trouble de nutrition grave qui se produit n'est pas du tout semblable à celui consécutif à sa séparation des cellules de la corne antérieure. Ils perdent en volume, mais leur structure anatomique reste inaltérée dans son essence. Cette observation semblerait appuyer l'insignifiance du fonctionnement. Mais ce n'est là qu'une apparence, car dans toutes les maladies cérébrales, seules certaines formes de l'innervation sont

troublées, notamment la forme volontaire. Aussi le
muscle n'en sera-t-il pas réduit à l'inaction pour cela.

Il est indubitable que des réflexes nombreux provoqués par la périphérie et le centre agissent en permanence sur des groupes étendus de muscles. Ce fait
devra être retenu même par ceux qui nient le tonus
réflexe général du muscle. Donc, les muscles sont excités
par cela d'une façon extrêmement fréquente, indépendamment de la volonté. Mais avant tout, et cela nous
paraît plus important encore, il n'est absolument pas permis de ne voir la fonction des muscles striés que dans
la production d'atrophie visible. Il est plutôt certain que
le tissu musculaire remplit encore d'importantes fonctions dans les échanges organiques. Il suffit de rappeler
ses rapports avec la production de chaleur.

Nous voyons que le muscle apparemment inactif,
mais encore relié aux nerfs, a des échanges organiques
totalement différents à celui privé de nerfs. On peut en
conclure que le premier est actif comparativement au
second.

Mais cette fonction thermique du muscle dépend du
système nerveux ; nous n'en connaissons pas d'ailleurs
qui n'en dépendraient point. Dès lors, on comprend
beaucoup mieux les rapports intimes entre la moelle
épinière et l'état nutritif du muscle. Le fonctionnement
et la nutrition sont inséparables.

Les conditions sont exactement les mêmes dans les
glandes salivaires et les testicules. Ces deux organes
aussi sont uniquement mis en mouvement par le système
nerveux ; eux non plus ne tardent pas à s'atrophier après
leur séparation de la moelle épinière, ou de la moelle
allongée.

Il en résulte que les troubles graves de nutrition des muscles, glandes salivaires et testicules, doivent être considérés comme coïncidant avec la diminution des fonctions et que l'on peut les ramener à celles-ci.

Bien que nous ayons vu que l'activité des muscles striés ne cesse pas en présence de lésions cérébrales, cette activité en est en tout cas diminuée (il est toute une série d'innervations qui sont supprimées). Aussi, dans les maladies cérébrales, se produit-il pour ce motif un abaissement de l'état nutritif de ces muscles. Cet abaissement est la suite logique de l'inactivité et se rencontre dans tous les états qui affaiblissent ou abolissent les innervations musculaires de la volonté. Cette atrophie simple se comporte en présence de la rapidité de son développement, des conditions électriques et de la structure du parenchyme musculaire d'une façon toute différente que les atrophies dégénératives dont nous avons parlé. Les quantités de sang qui parcourent le muscle sont beaucoup plus grandes pendant son activité que dans le repos. Nous savons que les fibres musculaires accommodent leur volume à la somme de travail à accomplir. Tout cela nous fait comprendre l'atrophie du muscle dans la diminution de son activité.

Dans certains cas particuliers où la liaison entre les fibres musculaires et les cellules de la corne antérieure est intacte, nous voyons en outre intervenir l'atrophie simple si rapidement qu'il est impossible d'admettre la paralysie volontaire comme cause exclusive. Comme Quincke l'a démontré, des lésions cérébrales du muscle entraînent parfois de fortes atrophies simples. Sur ce point les causes sont encore obscures. En effet on n'a jamais découvert jusqu'ici des rapports certains entre la nature du trouble cérébral et le développement de l'atrophie musculaire.

Outre cela, les maladies articulaires provoquent parfois une atrophie de même nature, dans certains muscles voisins de l'articulation. Elle est beaucoup plus forte, elle intervient beaucoup plus rapidement que la diminution de volume après la paralysie des mouvements volontaires. Et cependant, elle n'est que simple. La réaction qualitative et électrique ainsi que la structure anatomique demeurent inaltérées.

Pour expliquer cette atrophie, il faut se rappeler qu'elle n'accompagne pas constamment des modifications articulaires. Aussi l'hypothèse de Strümpell, suivant laquelle les processus inflammatoires de l'articulation se répandent sur le muscle et l'altèrent, est parfaitement acceptable, car les nombreux cas d'arthrite sans modifications musculaires indiquent que la présence des rapports mystérieux entre l'articulation et la nutrition du muscle n'est tout au moins pas probable.

La dystrophie musculaire présente enfin un trouble remarquable de la nutrition musculaire. Dans cette maladie, il s'agit de la disparition de fibres musculaires, qui se produit directement ou après un stade hypertrophique préalable de ces fibres.

La plupart des savants sont d'avis qu'il s'agit là d'un trouble primitif du muscle. Erb n'exclut pas totalement l'hypothèse d'une origine spinale. Indubitablement, les fibres musculaires ne se comportent pas dans cette maladie, et cela dans la majorité des cas, comme s'ils étaient dégénérés, tant au point de vue anatomique qu'électrique. Mais ils accusent plutôt une simple atrophie. Cela est tellement certain que la plupart du temps le système nerveux a été trouvé libre.

Ces deux constatations sembleraient rendre très probable la nature primitive et myopathique de la maladie.

Dans certains cas, la graisse interstitielle de certains muscles se développe à un si haut degré que leur volume peut en augmenter (pseudohypertrophie). L'origine et l'importance de cette hyperplasie graisseuse sont inconnues. A première vue, nous ne saurions lui attribuer une influence destructive sur les fibres musculaires, car elles manquent le plus souvent. Et il n'est pas probable que deux causes entrent en jeu pour la destruction d'un muscle.

On ne sait sur les causes de la disparition du muscle qu'une chose : c'est que les prédispositions héréditaires y jouent un rôle décisif.

Par suite, les différentes circonstances dans lesquelles l'atrophie des muscles se constitue, ne nous forcent pas, jusqu'ici, c'est notre avis, à admettre une influence trophique, particulièrement indépendante de la conservation de la fonction ; quant aux autres tissus, les conditions sont beaucoup plus compliquées et beaucoup moins claires.

On trouve chez les enfants atteints de polymyélite antérieure, que le développement du squelette s'opère en général d'une manière défectueuse, lorsque les muscles des extrémités s'atrophient et restent en retard sur la croissance. Ce genre de troubles dans la croissance osseuse est beaucoup plus faible dans les paralysies infantiles déterminées par des affections cérébrales. On ne saurait interpréter ce phénomène avec certitude. On pourrait supposer que l'atrophie complète des muscles

qui accompagne la maladie de la corne antérieure
entraîne l'absence de toutes les irritations, tiraillements,
pressions et mouvements des os, et que aussi le courant
sanguin devient extrêmement minime dans les membres
paralysés par l'origine spinale.

Néanmoins, il faut tenir compte de ce que chez les
adultes on n'a, que je sache, jamais constaté des lésions
des os, consécutives à des lésions des cornes antérieures, ou des fibres radicales antérieures (polymyélite,
atrophie musculaire, myélite, névrite). Donc, des influences diverses doivent présider à la conservation et
à la croissance des os.

Malgré cela, on trouve très bien dans certaines
affections spinales (tabès, syringomyélite) des troubles
nutritifs des os et des articulations. On a trouvé à ce
moment une fragilité anormale des diaphyses, et des
affections curieuses des terminaisons des articulations
entraînant les anomalies les plus singulières de la taille.
Les modifications anatomiques des articulations ne sont
pas là autre chose que celles de l'arthrite déformante
chronique.

Dans une partie des cas, son origine n'oppose pas
de difficultés aux recherches, surtout lorsque ces
arthrites peuvent être imputées à l'abolition du sens
de la température et de la sensibilité. Les malades, qui
ne ressentent de douleurs dans aucune lésion, ne
remarquent pas non plus des légers troubles des tendons
et des articulations, ils se servent de leurs membres
comme auparavant, et, ainsi qu'il a été prouvé, leur
impriment les plus graves modifications.

La question est de savoir si l'on peut expliquer toutes
les affections articulaires névropathiques de cette façon.

Les observations, que nous possédons, n'en donnent pas le droit ; c'est ainsi que l'on a décrit certains malades chez lesquels il s'est développé en quelques jours une destruction articulaire de la plus haute gravité, sans que l'on ait pu démontrer préalablement chez eux la moindre petite lésion. Dans ce cas, il doit s'agir d'influences particulières extrêmement obscures. C'est ce que nous devons admettre également pour les cas où l'amincissement et la fragilité des diaphyses se produisent.

Charcot croyait avoir trouvé, dans certains groupes cellulaires des cornes antérieures, des régions, d'où l'état nutritif des articulations et des os se trouve dominé.

Ces constatations ne se sont pas répétées, et l'on ne sait pas encore quelles fonctions physiologiques il faut attribuer à ces groupes cellulaires.

Les conditions de la peau sont identiques à celles du squelette. Dans le cortège des troubles cérébraux ou de la moelle épinière, on observe toutes les variétés d'exanthèmes, nécroses ou tumeurs, exactement comme dans le décubitus. Ces constatations sont d'une valeur inégale dans leur importance pour notre question.

Dans la plupart des cas, les anomalies de la nutrition accompagnent celles de la sensibilité, notamment celles de la douleur et de la température. Il n'est pas douteux qu'elles suffisent déjà par elle-mêmes à provoquer les plus profondes modifications de la peau.

Nous n'avons pas besoin de développer ce sujet plus longuement. Il nous suffit de renvoyer à ce que nous avons dit sur les articulations. Quant à l'origine du décubitus, il faut encore insister sur ce point, c'est que les malades ont très souvent des paralysies des sphincters. La pollution permanente de la peau par les urines et les excréments altèrent celle-ci de la façon la plus grave. Il faut penser aussi que les emplacements nécrosés sont généralement exposés à de fortes pressions. Et la question se représente à nouveau ainsi : Faut-il considérer les paralysies de la sensibilité douloureuse et de température, ainsi que l'incontinence vésicale et rectale, comme cause suffisante, dans tous les cas d'excoriation cutanée, dite névropathique, ou par décubitus ?

Certains savants allemands surtout penchent vers la positive ; les autres, par exemple Charcot, maintiennent énergiquement la négative. Il est certain que les cas où l'on ne peut expliquer les troubles de la peau par des causes connues sont très rares.

Aussi, est-il extrêmement désirable que cette question fondamentale soit élucidée par des travaux communs.

On a remarqué à la suite de troubles nerveux toute une série d'autres modifications de la peau. Nous n'avons pas à entrer dans les cas attribuables aux influences vaso-motrices ; car, si l'origine de ces éruptions particulières (urticaire, érythème avec ou sans exsudations) est encore obscure, elles ne représentent en principe rien d'incompréhensible et n'ont rien de commun avec l'état nutritif. Ce qui nous intéresse ici, ce sont les cas où il n'y a pas abolition d'influences nerveuses, mais où il existe une irritation inflammatoire des fibres qui atteint simultanément son organe terminal, c'est-à-dire la peau, comme par exemple l'herpès zoster.

Là non plus, les rapports directs ne sont pas clairs.

On trouve de très nombreuses névrites sans affection cutanée.

On ne sait pas pourquoi cette affection se produit précisément dans certains cas, ni quelles sont les fibres nerveuses intéressés, lorsque la peau devient simultanément pathologique, ni si la lésion des ganglions spinaux détermine ce phénomène. Tout cela est aussi peu connu que la nature de l'affection cutanée.

On ne sait notamment pas d'une façon certaine s'il se produit des nécroses primitives dans la peau avec réactions inflammatoires, ou bien si ce ne sont des phénomènes d'irritations primitives.

Nous n'avons rien à dire ici sur les autres troubles de la peau, des cheveux et des ongles qui se produisent dans le cours des maladies nerveuses et qui, paraît-il, leur sont connexes. Nous n'en dirons rien parce que l'on n'en sait rien.

Par contre, nous mentionnerons encore par quelques mots la façon dont il faut se représenter l'influence du système nerveux, sur l'état nutritif des cellules, dans les cas où il n'y a pas prédominance des causes connues et plusieurs fois mentionnées déjà.

Faut-il croire réellement qu'il puisse exister des influences trophiques indépendantes des influences fonctionnelles du système nerveux dans le sens le plus large du mot? Faut-il croire que des cellules peuvent exercer leurs fonctions sans lui, alors qu'elles ne sauraient vivre sans lui être rattachées ?

Cette hypothèse correspond-elle à toutes nos autres connaissances sur les cellules? On est certainement amené à penser que nos connaissances sur les rapports entre l'influence des nerfs et la fonction des cellules sont encore très faibles, que l'on ne saurait qualifier de définitifs les examens relativement grossiers des troubles fonctionnels que nous avons mentionnés.

Ce qu'il faut avouer avant tout, c'est que toutes les conditions sont extrêmement compliquées. Les communications importantes de Gaule et de Fleiner ne nous ouvrent-elles pas précisément la perspective des immenses difficultés qu'il nous reste encore à vaincre? Les ganglions spinaux et le grand sympathique apparaissent ici certainement comme région, en rapport intime et important avec la peau et les muscles.

Il ne s'agit plus ici d'une véritable présidence à la nutrition, mais de rapports les plus compliqués, peut-être en partie de rapports réflexes. La coopération de nombreuses portions du système nerveux central et périphérique est en partie d'une certaine importance. Il nous suffit de les indiquer.

Aussi intéressante que soit leur étude, les difficultés qui s'opposent à leur connaissance sont encore beaucoup trop grandes.

Quelques mots encore sur un état pathologique compliqué de troubles de nutrition très vifs. Ce n'est pas que nous soyons d'avis que tout a ici pour point de départ des troubles du système nerveux, mais au contraire c'est parce que nous voulons suivre la vieille habitude et parce que l'insertion de ce sujet dans un autre chapitre ne se ferait guère sans une certaine difficulté.

Nous voulons parler des troubles nutritifs que l'on rencontre dans le cortège des maladies du corps thyroïde. Il est démontré aujourd'hui que lorsque le tissu thyroïdien est éloigné de la sphère des échanges, il se produit d'abord des phénomènes graves issus du système nerveux, ainsi que de la nutrition de l'organe. Plusieurs causes y contribuent.

L'âge de l'individu, la rapidité avec laquelle la fonction thyroïdienne disparaîtra, détermineront la priorité d'apparition de l'un ou l'autre phénomène. Si cela se produit rapidement, il interviendra des tremblements et des accès convulsifs particuliers, similaires, mais non pas identiques à ceux du tétanos. Parfois, on observe simultanément de vives augmentations de température. Les convulsions peuvent s'emparer des muscles respiratoires et entraîner la mort.

Malgré l'ablation chirurgicale du corps thyroïde, les symptômes nerveux graves font défaut chez un très grand nombre de malades ; c'est ce qui a fait douter de l'importance pathogénique de cet organe pour ces états. Néanmoins, il faut réfléchir, qu'à côté de l'organe principal, on trouve généralement plusieurs glandes thyroïdes accessoires.

Lorsqu'elles existent, l'ablation du corps thyroïde n'équivaut pas à l'élimination réelle du tissu du corps. C'est ce qui détermine le développement des phénomènes consécutifs.

Par contre, si la fonction du corps thyroïde disparaît graduellement, ou bien si dans les premiers temps après l'opération on n'y pallie par des moyens artificiels (transplantations de glandes thyroïdes, injections de sucs glandulaires), il se produit des troubles nutritifs sur la peau, les ongles, dans les os et autres organes. La peau devient épaisse, d'un glissement laborieux, boursouflée. Il s'accumule un corps mucilagineux dans le derme. Les fibres de tissus conjonctifs s'épaississent, les cheveux tombent ; il s'ajoute à cela des troubles de l'intelligence, elle décline graduellement, l'obnubilation intellectuelle se complique de faiblesse motrice, de paralysie et de troubles de la sensibilité.

Tous ces phénomènes consécutifs ont la plus grande ressemblance avec ceux du myxœdème, maladie particulière que l'on rencontre rarement en Allemagne et plus souvent en Angleterre.

Cette maladie a de nombreux rapports avec le crétinisme. Cela est d'autant plus important que dans ces deux maladies le corps thyroïde manque ou est malade. Les différences des tableaux symptomatiques pourraient s'expliquer par l'intensité variable et la nature des lésions thyroïdales, ainsi que par les différences de temps et d'âge, pendant lesquels elles se développent.

Nous sommes autorisés dès lors à considérer ces trois états comme une conséquence de l'affection du corps thyroïde. On ne connaît pas encore les rapports intimes des symptômes, ni dans quelle mesure ils dépendent de l'absence de la glande thyroïde.

Il est probable qu'en présence d'un fonctionnement défectueux du corps thyroïde, il s'est produit des modifications du sang. D'après les théories modernes, nous dirions : il s'est accumulé dans cet organe des éléments toxiques qui provoquent les troubles anatomiques et fonctionnels.

BIBLIOGRAPHIE [1]

I. — LA CIRCULATION

Pathologie de la circulation.

BAMBERGER, STOKES, FRIEDREICH, v. DUSCH, FRAENTZEL. — Manuel des maladies du cœur.

COHNHEIM. — Pathologie générale; 2ᵉ édit , I.

TRAUBE. — Dissertations réunies.

VIERORDT. — Diagnostic des maladies internes. Leipzig, 1892.

VON BASCH. — Physiologie et pathologie de la circulation. Vienne, 1892.

LÉVY. — La compensation des lésions valvulaires du cœur. Berlin, 1890.

O. ROSENBACH. — Articles sur les maladies du cœur, dans la Realencyclopédie, d'Eulenbourg.

O. ROSENBACH. — Archives de pathologie expérimentale, 9.

VON FREY. — Archives de médecine clinique, 46.

KREHL et ROMBERG. — Archives de path. expér., 30.

HESSE. — Du mécanisme des valvules du cœur. Archives de His et Braun, 1880.

KREHL. — Archives Dubois, 1889.

— Dissertations de la Société scientifique saxonne, 1891.

LENHARTZ. — Rôle du ventricule gauche dans la sténose mitrale. Revue hebd. de médecine de Munich, 1890, n° 22.

DUNBAR. — Arch. de méd. clin., 49.

BAUMBACH. — Arch. de méd. clin., 48.

---

[1] Nous donnons tous les titres des ouvrages en français.

W. Muller. — La condition quantitative du cœur humain.
    Leipzig, 1883.

Cohnheim   ⎞ Pathologie.
Zander   ⎟ Revue de méd. clin., 4.
Traube   ⎟ Dissertations réunies.
Wagner. E. ⎠ Le mal de Bright, 1882.

Riegel. — Pression artérielle dans les maladies du rein. Berlin,
    Revue clinique, 1882, n° 23.

Riegel. — Conférences de Volkman, n°s 144, 145.

Friedlaender. — Archives Dubois.

Riegel. — Revue de méd. clin., 7.

Ewald. — Arch. de Virchow, 71.

Sotnitschewsky. — Arch. de Virchow, 82.

Oertel. — Thérapeutique des troubles de la circulation, 4e édi-
    tion ; Leipzig, 1891 ; bibliographie de l'hypertrophie car-
    diaque après les efforts physiques.

Leyden. — Revue de méd. clin.

Sommerbrodt. — Berlin. Revue clinique, 1889, n° 5.

Seitz. — Les efforts excessifs du cœur. Berlin, 1875.

— Archives de méd. clinique, 12.

Fraentzel. — Les maladies cardiaques idiopathiques. Ber-
    lin, 1890.

Krehl. — Archives de méd. clin., 48.

Maximowitsch et Rieder. — Arch. de méd. clinique, 46.

Munzinger. — Arch. de méd. clinique, 19.

Bauer et Bollinger. — Sur l'hypertrophie idiopathique du cœur.
    Discours solennel. Munich, 1893.

Bollinger. — Travaux de l'institut pathologique de Munich.
    Stuttgard, 1886.

— Revue de méd. allem., 1884, n° 12.

Krehl. — Archives de méd. clinique, 48.

Von Recklinghausen. — Pathologie générale de la circulation
    et de la nutrition. Stuttgart, 1883.

Bollinger. — Revue hebd. de médecine, 1886.

Tigershedt. — Arch. scandinaves de physiologie.

Von Basch. — Congrès de médecine int., 1889.

Tangl. — Archives de Virchow, 116.

Krehl. — Arch. de méd. clin., 46.

Romberg. — Arch. de méd. clin., 48 et 49.

Krehl. — 48.

KELLE. — 49.

ISRAEL. — Congr. de méd. int., 1892.

BUHL. — Communication à l'institut pathol. de Munich, 1878.

KREHL. — Arch. de méd. clin., 51.

VALLER. — Arch. Dubois, 1878.

FRAENTZEL. — Conférences sur les maladies du cœur.

ROMBERG. — Arch. de méd. clin., 48 et 49.

Sur la tachycardie.

BRUGER. — Annales de la Charité, 1888.

PROEBSTING — Arch. de méd. clin., 31.

HONIGMANN. — Revue hebd. all. de méd., 1888, 45.

FRAENTZEL. — Annales de la Charité, 1889.

NOTHNAGEL. — Wiener med. Blaetter, 1887, n°s 1 à 3. Dissertation à la Société de méd. int. Berlin, 26 janvier 1891.

RIEGEL. — Ralentissement du battement cardiaque. Revue de méd. clin., 17.

GROB. — Ralentissement du battement cardiaque. Revue de méd. clin., 17.

STRUBING. — Revue hebd. all. de méd., 1893, n°s 4 et 5.

Troubles rythmiques du cœur.

TRAUBE. — Travaux.

NOTHNAGEL. — Arch. de méd. clin., 17.

SOMMERBRODT. — Arch de méd. clin., 19, 23.

RIEGEL. — Arch. de méd. clin., 18, 20.

SCHREIBER. — Arch. de path. expér., 7.

KNOLL. — Comte rendu de séances de Vienne., 66. c.

HEIDENHAIN. — Arch. Pfluger, 5.

Pouls inégal.

KUSSMAUL. — Revue Berl. hebd. clin., 1873, n°s 37 et 39.

BAUMLER. — Arch. de méd. clin., 14.

SOMMERBRODT. — Revue hebd. clin de Berlin, 1877, n° 42.

Rythme galopant.

FRAENTZEL. — Rev. de méd. clin., 3.

KREHL. — Arch. Du Bois, 1889.

Lépine. — Compte rendu de la Soc. de biol., 1882.
— Revue de médecine, 1882.
Fraentzel. — Mal. du cœur.
Potain. — Union médicale, 1875-1876.
Kriege et Schmall. — Rev. de méd. clin., 18.

Hémisystolie.

Leyden. — Arch. de Virchow, 44 et 65
Riegel et Lachmann. — Arch. de méd. clin., 28.
Malbranc. — Arch. de Virchow, 20.
Unverricht. — Rev. hebd. de clin., 1890, n° 26.
Revue critique de tous les traités touchant le sujet par Riegel.
     — Voir : Contributions à la théorie de l'irrégularité cardiaque et des dissidences dans l'activité des deux moitiés du cœur. Wiesbaden, 1891.
Dehio. — Archives de méd. clinique, 47.

Battements cardiaques.

Rosenbach. — Articles de la Realencyclopédie.
     —   Art. malad. du cœur.

Angine pectorale.

Huchard. — Maladies du cœur et des vaisseaux. Paris, 1889.
Nothnagel. — Arch. de méd. clin., 3.
A. Fraenkel et O. Vierordt. — Congrès de méd. int., 1891.
     Dissertation id.
        Le rapport critique de Vierordt est à recommander.
Mall. — Arch. Du Bois, 1892.

Influence des sels biliaires sur la circulation.

Roehrig. — Arch. de méd., 4.
Lemit. — Revue méd. de Prague, 2.
Traube. — Dissertation.
W. His Junior.— Trav. de méd. clin. Leipzig, 1893.
Krehl et Romberg. — Id. dans les arch. de pathol. exp., 30.

Pouls veineux.

Riegel. — Arch. de méd. clin., 31.
Goswalt. — Arch. de Pfluger, 25.
Landerer. — La tension histologique. Leipsig, 1884.
Heidenhain. — Arch. de Pfluger, 49.
Lichtheim. — Les troubles de la circulation pulmonaire. Berlin, 1876.
Von Basch. — Congrès de méd. int. 1889.
Grossmann. — Revue de méd. clin., 20.
Von Basch. — Etudes clin. et expériences du laboratoire du prof. von Basch, 1.
Fraenkel. — Revue hebd. de clinique, 1888, n° 15. Annales de la Charité, 1878.
Von Basch. — Controverses contemporaines de clinique, 1887.
Welch. — Arch. de Virchow, 72.
Grossmann. — Revue de méd. clin , nᵒˢ 12 et 16.
Sahli. — Revue de méd. clin., 13, et Arch. de path. expér., 19.
Cohnheim et Schulthess-Rechberg. — Arch. de Virchow, 85.
Samuelson. — Revue de méd. clin., 2.
Bettelheim. — Revue de méd. clin., 20.

Sclérose artérielle et coronaire.

Leyden. — Revue de méd. clin., 7.
A. Fraenkel. — Revue de méd. clin., 4.

Sténose aortique.

Cohnheim. — Pathologie.
Luderitz. — Revue de méd. clin., 20.
Frey. — Arch. de méd. clin., 76.
Rollet dans Hermann : Manuel de physiologie, 4, I, page 276.
Quincke et Pfeiffer. — Arch. d'anat. et de physiologie, 1871.
De Jager. — Arch. de Pfluger.

II. — LE SANG

Von Lunbeck. — Pathol. clin. du sang. Iéna, 1892.
Cohnheim. — Pathol. générale, 1.

HAYEM. — Du sang et ses altérations anatomiques. Paris, 1889.
VON RECKLINGHAUSEN. — Pathol. générale:
LAACHE. — L'anémie. Christiania, 1883..
IMMERMANN. — Manuel de pathol. spéc. et de thérap. de Ziemssen, 13.
HOFFMANN. — Manuel des maladies constitutionnelles.
Discussion au congrès de méd. int., 1872. Comptes rendus de Birch. Hirschfeld, Ehrlich.
REINERT. — Le décompte des hématies. Leipzig, 1891.
FLUGGE. — Revue de biologie, 13.

Des variations de la teneur en hémoglobine.

LERCHENSTEIN. — La teneur d'hémoglobine du sang. Leipzig, 1878.
REINERT. — Le compte des hématies, 1891.

Sur la régénération du sang consécutive à des pertes.

REINERT. — (Voir ci-dessus.)
OPPENHENNER. — Revue hebd. all. de médecine, n° 42.
BUCHNER. — Communications intéressantes au congrès de méd. int., 1892.
MARAGLIANO. — Congrès de méd. int., 1892.

Chlorose.

BUNGE. — Manuel de physiol. chimique. Leipzig.
VON HOESSLIN. Journal de la réunion des naturalistes d'Heidelberg.
GRÆBER. — Du diagnostic clinique des maladies du sang. Leipzig, 1887.
WUNDERLICH. — Manuel de pathol. spéc. et de thérap., 2.
VOGEL. — Dans le manuel de Virchow (pathol. spéc.), 1.
RETHERS. — Berlin. Conférence 1891.
DUNCAN. — Compte rendu de séance de Vienne, 55.
Traité de SILBERMANN. — Revue hebd. clin. de Berlin, 1886, n°ˢ 29, 30.
GRÆBER. — Recherches.
LUNBECK. — Revue hebd. de méd. de Prague, 1891, n° 10.
HEUMEISTER. — Manuel de chimie physiol. Iéna, 1893.
JACOBY. — Arch. de pathol. expér., 28.

Von Hoesslin. — Revue hebd. de méd. de Munich, n° 38.

Sahli. — Correspondance suisse, 1886, n°s 20, 21.

Von Hoesslin. — Revue hebd. de méd. de Munich, 1890, n° 38.

Ehrlich. — Congrès de médecine, 1892.

Gabritschewsky. — Arch. de path. expér., 28,

Klein. — Revue hebd. de méd. de Vienne, 1890, n° 36.

Troje. — Congrès de méd. int., 1892. Dissertation sur les anémies.

Anémies pernicieuses.

Eichhorst. — L'anémie pernicieuse, 1878.

Quincke. — Arch. de méd. clin., 20, 23, 27, 33.
   — Conférences Volkmann, 100.

Cohnheim. — Arch. de Virchow, 68.

Muller. — Conférence. Zurich, 1877.

Silbermann. — Revue hebd. clin. Berlinoise, n°s 29 et 30.

F. Muller. — Annales de la Charité, 14.

Hunter. — Journal britt. de médecine, cit. d'après Virchow, Hirsch, 1890, II, page 334.

Immermann. — Documents dans le manuel de Ziemssen.

Nothnagel. — Arch. de méd. clin., 24.

Resher. — Arch. de méd. clin., 39.

Runeberg. — Arch. de méd. clin., 41.

Schapiro. — Rev. hebd. de méd. clin., 13.

F. Muller. — Annales de la Charité.

Lichtheim. — Congrès de méd. int., 1887.

Griesinger. — Arch. de méd. physiol., 13.

Wucherer. — Arch. de méd. clin., 10.

Sahli. — Arch. de méd. clin., 32.

Leichtentern. — Revue hebd. all. de méd., 1885, n° 28 et 1888, n° 42.

Schapiro. — Revue de méd. clin., 13.

Dehio. — Congrès de méd. int., 1892.

Gram. — Progrès de la médecine, 1884, 1.

F. Muller. — Annales de la Charité, 14, 1889.

Von Noorden. — Annales de la Charité, 16, 1891.

Sur la durée de l'existence des hématies.

Quincke. — Arch. de clin. méd., 27.

Von Hoesslin. — Revue hebd. de méd., 1890, n° 38.

Origine des érythrocites.

Oppel. — Journal central de pathol., 3.
Neumann. — Arch. de Virchow, 119.
Bizzorero et Torre. — Arch. de Virchow, 90.
Neumann. — Revue hebd, de clin. Berlin, 1877, n° 47.
    — Arch. de Virchow, 119.
Litten et Orth. — Revue hebd. de clin. de Berlin, 1877, n° 51.
Eisenlohr. — Arch. de méd. clin., 20.
Birch-Hirschfeld. — Dissertation de Leonhardi.
    — Revue allemande de méd. prat., 1878, n°s 8 et 9.
Litten et Orth. — Revue all: de méd. prat., 1878, n°s 8 et 9.
Ehrlich. — Congrès de méd. int., 1892.
Rindfleisch. — Arch. de Virchow, 121.
H.-F. Muller. — Arch. de méd. clin., 51.
Quincke. — Conférences Volkmann, 100.
    — Discours d'ouverture de Berne, 1878.
Hunter. — Lancet, 1888, cité dans le compte rendu annuel de
    Virchow. Hirsch, 450.
Mott. — Lancet, 1890, cité d'après le compte rendu annuel de
    Virchow-Hirsch. II, page 335.
Quincke. — Arch. de méd. clin., 27, 33.
Ehrlich. — Annales de la Charité, 13.

Leucocytes.

Lœwit. — Contributions à la physiol. et pathol. du sang et de
    la lymphe. Iéna, 1892.
Lœwit. — Compte rendu des séances de Vienne, 92, c.
Schultze. — Dans ses archives, 1.
Rieder. — Contribution à la connaissance des leucocytes, 1892.
Escherich. — Revue hebd. de méd. clin., 1885, n° 10.
Pohl. — Arch. de pathol. expér., 25.
Ehrlich. — Arch. Du Bois, 1879.
    — Revue de méd. clin., 1.
    — Recherche sur l'histologie et la clinique du sang. Berlin, 1891.
Muller et Rieder. — Arch. de méd. clinique, 48.
Von Limbect. — Pathol. clinique du sang.
Buchner. — Revue hebd. de clinique, 1890, n° 47.

Leucémie.

Lœwit. — Compte rendu des séances de Vienne, 92 c. et 95 c.
Virchow. — Traités réunis. Francfort, 1856.
— Ses archives, 5.
Hoffmann. — Manuel.
Fleischer et Pentzolt. — Arch. de méd. clin., 26.
Leube et Fleischer. — Arch. de Virchow, 83.
Ponfick. — Arch. de Virchow, 56 et 67.
H.-F. Muller. — Arch. de méd. clin., 48 et 50.
Neumann. — Revue hebd. de clinique berlinoise 1878, nos 6 à 10.
Sticker. — Revue de méd. clin., 14.
Virchow. — Les tumeurs pathogiques, 2. Berlin, 1863.

Pseudo-leucémie.

Hoffmann. — Manuel.
Wesphal. — Arch. de méd. clin., 51.
Claus. — Sur les lymphomes malins. Discours de Marburg, 1888.
H.-F. Muller. — Arch. de méd. clin., 48.
Ebstein. — Arch. de méd. clin., 44.
Hinterberger. — Arch. de méd. clin., 48.
Westphal. — Revue hebd. de méd., 1890, no 1.

Passage d'une anémie dans l'autre.

Litten. — Revue hebd. clin. de Berlin, nos 19 et 20, 1877.
Fleischer et Pentzoldt. — Arch. de méd. clin., 26.
Virchow. — Traités réunis.
Ponfick. — Arch. de Virchow, 62.
— Congrès de méd. int., 1883.
Stadelmann. — L'ictère.

*Sur les modifications du sang consécutives aux brûlures
de la peau.*

Hoffmann. — Manuels.
Weltli. — Travaux de Ziegler, 4.
Ponfick. — Revue hebd. clin. berlinoise, 1876, no 17; 1877, no 46,
1883, no 26.
Hoppe-Scyler. — Revue de chimie physiol., 5.
Silbermann. — Arch. de Virchow, 119.

Von Lesser. — Arch. de Virchow, 70.
Hoffmann. — Manuel.
Stadelmann. — Ictère.
Afnassiew. — Revue de méd. clin., 6.
Ponfick. — Congrès de méd. int., 1883.
Dittrich. — Arch. de pathol. expér., 29.
Silbermann. — Revue de méd. clin., 11.
Marchand. — Arch. de path. expér., 22 et 23.
    — Arch. de Virchow, 77.
Von Limbeck. — Arch. de path. expérim., 26.
Dittrich. — Arch. de path. expérim, 29.
Silbermann. — Revue hebd. de méd. all., 1888, n° 25.
Lenhartz. — Discours d'ouverture. Wagner. Leipzig, 1887.
Silbermann. — Arch. de Virchow, 117, et Revue de méd. clin., 11.
Landerer. — Arch. de Virchow, 117, et Revue de méd. clin., 47.

Hémoglobinurie.

Hoffmann. — Manuel.
Lichtheim. — Conférences Volkmann, 134.
Ehrlich. — Revue hebd. de méd. all., 1881, n° 16.
Ponfick. — Congrès de méd. int., 1883.
Schmidt. — Du sang, chap. vii.
Silbermann. — Arch. de Virchow, 117.
Bollinger. — Revue hebd. de méd., de Munich, 1886, n°s 5 et 6.
Travaux du Labor., Ludwig.
Worm Muller. — Rapport de la Société scientif. saxonne, 1873.
Von Lesser. — Rapport de la Société scientif. saxonne, 1874.
Cohnheim. — Pathologie générale, n° 1.
Von Recklinghausen. — Pathologie générale.
Bollinger. — Revue hebd. de méd. de Munich, 1886, n°s 5 et 6.
Cohnheim. — Loc. cit.
Recklinghausen. — Loc. cit.
Cohnhein et Lichtheim. — Arch. de Virchow, 69.

Hydrémie.

Becquerel et Rodier. — Recherches sur la compos. du sang.
Becquerel et Rodier. — Nouvelles recherches sur la comp. du sang.
Von Limbeck et Pick. — Revue hebd. de méd. Prague, 1893,
    n°s 12 et 14.

HAMMERSCHLAG. — Revue de méd. clin., 21.

STINTZING. — Congrès de méd. int., 1893.

VON JAKSCH. — Congrès de méd. int., 1793.

KREHL. — Arch. de méd. clin., 51.

BARTELS. — Maladies du rein, dans le manuel de path. spéc. et de thérap. de Ziemssen, 9 vol. 1re éd.

Congrès de méd. int., 1888. Rapport de Leichtheim et Artel. Discussion. Voir Hammerschlag, Revue de méd. clin., 21.

COHNHEIM et LICHTHEIM, *loc. cit.*, n'ont pu provoquer l'œdème par injections de solution salée.

GÆRTNER. — Presse méd. de Vienne. 1883, nos 21 et 22, y est parvenu.

III. — LA RESPIRATION

Pathologie.

TRAUBE. — Travaux.

Régularisation de la respiration.

KNOLL. — Congrès de méd. int., 1886.

MIESCHER. — Arch. Du Bois, 1885.

HERING et BREUER. — Compte rendu de séance, Vienne, 58, II.

Mouvements vibratiles.

KRAFT. — Arch. Pfluger, 47.

VERWORN. — Arch. Pfluger, 48.

NAUNYN. — Arch. de méd. clin., 23.

EDLEFSEN. — Arch. de méd. clin., 20.

FRÆNKEL. — Discussion de cette question, loc. cit.

Asthme bronchique.

TRAUBE. — Travaux.

LEYDEN. — Arch. de Virchow, 54.

— Revue hebd. de médec., 1891.

BIERMER. — Conférence Volkmann, 12.

CURSCHMANN. — Arch. de méd. clin., 32.

Séances du congrès du méd. int., 1885. Rapport de Cursehmann et Riégel.

Curschmann. — Arch. de méd. clin., 32.
Fraenkel. — Congrès de méd. int., 1885.
  — Article : *Asthme* dans l'Encyclopédie d'Eulenbourg.
Wintrich. — Manuel de Virchow, 5.
Riegel et Édinger. — Revue de méd. clin., 5.
Riegel. — Congrès de méd. int., 1885.
Biermer. — Conférences Volkmann, 12.
Einthoven. — Archives Pfluger, 51.
Virchow. — Revue hebd. de clinique berl., 1888, n° 1.
Perls. — Arch. méd. clin., 6.

                        Emphysème.

Virchow. — Revue hebd. clin. de Berlin, 1888, n° 1.
Biermer. — Manuel de Virchow, 5.
Eppinger. — Revue trimestrielle thérapeutiq. de Prague, 1876,
    n° 4.

              Phénomène de Cheyne-Stokes.

Traube. — Travaux, 2 et 3.
Hein. — Arch. de méd. clin., 27.
Sokolow et Luchsinger. — Arch. Pfluger, 23.
Lœwit. — Revue hebd. méd. de Prague, 1880, 47-50.
Unverricht. — Congrès de méd. int., 1892.
Knoll. — Congrès de méd. int., 1886.
Cohnheim. — Path. générale, 2.
Filehne. — Revue hebd clin. de Berlin, 1874. Arch. de path.
    exp., 10 et 11. Revue de méd. clin., 2.
O. Rosenbach. — Revue de méd. clin., 1 et 2.
Kussmaul. — Arch. de méd. clin., 14.
Senator. — Revue de méd. clin., 7.
Litten. — Revue de méd. clin., suppl.
Ries. — Revue de méd. clin., suppl.
Lichtheim. — Arch. de path. exp., 10.

        Sur les quantités d'acide carbonique nécessaires
                    à l'intoxication.

Dreser. — Arch. de path. expér.

Sur l'élimination de l'acide carbonique du sang.

GREHANT. — Compte rendu. 1886.

GAGLIO. — Annales de chimie et de pharmacie. 1886.

GREHANT. — Compte rendu, 76.

VON HŒSSLIN. — Compte rendu de la Société d'anatomie et de physiol. Munich, 1891.

BOHR. — Journal central de physiol., 4.

— Archives scandinaves de phys., 3,

KRAUS et CHVOSTEK. — Revue hebd. de clin. viennoise, 1891. n° 33.

KRAUS. — Revue de méd. clin., 22.

R. MEYER. — Dissert. Bonn, 1892.

BOHLAND. — Revue heb. clin. de Berlin 1893, n° 18.

S. KRAUS. — Arch. de path. exp.. 26.

JAKSCH. — Rev. de méd. clin., 13.

PEIPER. — Arch. de Virchow, 161.

NOORDEM. — Path. des échanges. Berlin, 1893.

KŒLHER. — Arch. de path. exp., n° 7.

THOMA et WELL. — Arch. Virchow, 75.

PICK. — Rev. de méd. clin., 16.

GEPPERT. — Ann. de la Charité, n° 9.

MŒLLER. — Rev. de biol., 14.

NOORDEM. — Path. des échanges. Berlin, 1893.

WALTER. — Arch. de path. exp., n° 7.

H. MEYER. — Arch. de path. exp., n° 14.

MIESCHER. — Arch. du Bois, 1885.

FRÆNKEL. — Arch. de Virchow, 67.

FLEISCHER et PENTZOLDT. — Arch. de Virchow, 1887.

PRAVSNITZ. — Compte rendu de la Société d'anatomie et de physiol. Munich, 1890.

ARAKI. — Rev. de chim. physiol., 15.

Échanges des gaz dans l'empoisonnement par le phosphore.

BAUER. — Rev. de Biol., 7,

H. MEYER. — Arch. de path. exp., 14.

MUNZER. — Journ. cent. de méd. clin.. 1892.

TAUSSIG. — Arch. de path. exp., n° 30.

Intoxication par l'acide cyanhydrique.

GEPPERT. — Rev. de méd. clin., 15.

IV. — LA DIGESTION

BOUCHE ET ŒSOPHAGE

Conheim. — Path. gén., n° 2.
Sticer — L'importance de la salive. Berlin, 188).

Stomatite et ptyalisme mercuriel.

Bamberger. — Manuel de Virchow de path. spéc. et de
thérap., n° 6.
Kirchgaesser. — Arch. de Virchow, 32.
Mering. — Arch. de path. exp., 13.
Mosler. — Rev. heb. de clin. de Berlin, 1866, 16 et 17.
Uffelmann. — Arch. de Méd. clin., 14.

Paralysie bulbaire.

Kayser. — Arch. de Méd. clin., 19.
Kussmaul. — Conférence Wolkmann, 54.

Dilatation fusiforme de l'œsophage.

Strumpell. — Arch. de Méd. clin., 29.

Diverticule.

Zenker et Ziemssen, dans leur manuel de Path. et thér. sp., 7.

Rupture de l'œsophage.

Zenker et Ziemssen. — Comme ci-dessus.

L'ESTOMAC

Bunge. — Chimie.
Neumeister. — Chimie physiol. Iéna, 1893.
Ewald. — Clin. des affections digestives, 1.
Frerich. — Article sur la digestion dans le Dict. de Physiol.
Boas. — Diagnostic des maladies gastriques. Leipzig, 1892.
Léo.—Diagnostic des maladies des organes digestifs. Berlin, 1890.
Leube. — Diagnostics spéciaux. Leipzig, 1889.

Leube. — Dictionnaire de Pathologie spéciale, n° 7.

Martius et Luttke. — L'acide gastrique. Stuttgard, 1892.

Reichmann. — Rev. heb. de Berlin, 1882, 40.

Riegel. — Rev. heb. méd. de Munich, 1885, n° 44.

— Rev. heb. de Méd. clin., 11 et 12.

— Rev. heb. de Méd. allem., 1887, 29.

— Conférences Volkmann, 289.

Honigmann. — Rev. heb. de Méd. de Munich, 1887, 48.

Sticker. — Rev. heb. de Méd. de Munich, 1886, 32-33.

Vente. — Dissert. Giessen, 1890.

Welden. — Conférences Volkmann, 280.

Ewald. — Clin. des mal. de la digest.

Origine des tumeurs de l'estomac.

Conheim. — Path. gén., 2.

Quincke. — Rev. heb. de Méd. allem., 1882, 6.

Matthès. — Travaux Ziégler, 13.

Korzynski et Jaworsky. — Arch. de Méd. clin., 47.

Riegel. — Rev. de Méd. clin., 12.

— Rev. heb. Méd. allem., 1886, 52.

Ritter et Hirsch. — Rev. de Méd. clin., 13.

Gerhardt. — Rev. heb. de Méd. allem., 1888, 18.

Lenhartz. — Rev. heb. de Méd. allem., 1890, 6.

L'acide chlorhydrique de l'estomac malade et sain.

Kahn et Mering. — Arch. de Méd. clin., 39.

Kahn. — Rev. de Méd. clin., 12.

Moritz. — Arch. de Méd. clin., 44.

Klemperer. — Rev. de Méd. clin., 14.

Geigel et Blass. — Rev. de Méd. clin., 20.

Ewald. — Rev. de Méd. clin., idem.

Honigmann et Noorden. — Rev. de Méd. clin., 13.

Veldem. — Arch. de Méd. clin., 23.

Gluzinski. — Arch. de Méd. clin., 42.

Riégel. — Arch. de Méd. clin., 36.

Manassein. — Journ. centr. de Rev. Méd., 1871.

Edinger. — Arch. de Méd. clin., 29.

Salkowsky. — Arch. de Virchow, 122.

Kahn et Mering. — Arch. de Méd. clin., 39.

Martius Luttke. — Loc. cit.

Honigmann. — Rev. hebd. de clin. Berlin, 1893, 15-16.

Rosenheim. — Rev. hebd. de clin. Berlin, 1888, 51-52.

Ewald. — Clin. des affect. digest.

Ogata. — Arch. Du Bois, 1883.

Noorden. — Rev. de Méd. clin., 17.

Bunge. — Chim. Physiol.

Minkowsky. — Trav. de clin. Méd. de Kœnigsberg. Leipzig, 1888.

Kast. — Discours d'ouv. à l'hôp. d'Eppendorf.

Wasbutzki. — Arch. de Path. exp., 26.

Noorden. — Rev. de Méd.'clin., 17.

Schwarzenberg. — Rev. de Méd. rat., 7.

Hofmeister et Schutz. — Arch. de Path. exp., 20.

Oser. — Rev. de Méd. clin., 20.

Rosbach. — Arch. de Méd. clin., 46.

Poensgen. — Les fonctions motrices de l'estomac. Strasbourg, 1882.

Rosenbach. — Conférences Volkmann, 153.

Kussmaul. — Conférences Volkmann, 181.

Traure. — Les symptômes des maladies des appareils respiratoires et de la circulation. Berlin, 1867.

Mering. — Cong. de méd. int., 1893.

Kussmaul. — Arch. de Méd. clin., 6.

Kahn. — Arch. de Méd. clin., 35.

Klemperer. — Cong. de Méd. int., 1889.

Mering. — Gong. de Méd. int., 1893.

Riegel. — Rev. heb. de Méd. allem., 1886, 37.

Pfungen. — Atonie de l'estomac. Vienne, 1887.

Korzynski et Javorski. — Arch. de Méd. clin., 47.

Naunyn. — Arch. de Méd. clin., 31.

Mering. — Cong. de Méd. int., 1893.

Muller. — Annales de la charité, 13, 1888.

Loeb. — Arch. de Méd. clin., 46.

Weissgerber. — Rev. heb. de clin. de Berlin, 1878, 35.

Ruehle. — Trav. de path. et de physiol. exp., 1.

Conheim. — Path. gén.

Mayer. — Manuel de Physiol. d'Hermann, 5.

Hischfeld. — Archives Pfluger, 47.

Hamburger. — Journ. centr. méd. clin., 1890, 24.

Cohn. — Rev. de chim. physiol., 14.

De Bary. — Arch. de path. exp., 20.

Minkowsky. — Trav. de la clin. de Kœnigsberg, 1888.

Miller. — Rev. hebd. de Méd. all., 1886, 8.

— Rev. hebd. de Méd. all., 1885, 49.

Kuhn. — Rev. de Méd. clin., 21.

Hoppe-Seyler. — Arch. de Méd. clin., 50.

Noorden. — Rev. de Méd. clin., 17, et Path. des échanges.

Cahn. — Arch. de Méd. clin., 35.

Bile et suc pancréatique.

Conheim. — Path. gén., 2.

Stadelmann. — L'ictère. Stuttgard, 1891.

Frerichs. — Clin. mal. du foie.

Leiden. — Pathol. de l'ictère.

Charcot. — Maladies du foie et des reins, 1891.

Neumeister. — Chimie physiologique. Iéna, 1893.

Noorden. — Pathologie des échanges. Berlin, 1893.

Stadelmann. — Arch. de Méd. clin., 43.

Peiper. — Rev. de Méd. clin., 4.

Fileune. — Archives de Virchow, 117.

Pisenti. — Arch. de Path. exp., 21.

Naunyn. — Arch. de Physiol., 1868-1869.

Stadelmann. — Arch. de Méd. clin., 43.

Minkovsky et Naunyn. — Arch. de Path. exp., 21.

Stadelmann. — Arch. de Path. exp., 14.

— Arch. de Path. exp., 24.

Epstein. — Arch. de thérap., 8.

Vossius. — Arch. de Path. exp., 11.

Hadelmann. — Arch. de Path. exp., 15 et 27.

Tarchanoff. — Arch. Pfluger, 9.

Neumeister. — Séances de la Soc. de phys. méd. Wurzburg, 1890.

Naunyn. — Clinique sur la lithiase biliaire. Leipsig, 1892.

Frerich. — Maladies du foie.

Naunyn et Furbringer. — Congr. de Méd. int., 1891.

Riédel. — Expériences sur la maladie des calculs biliaires. Berlin, 1892.

Voit. — Discours d'ouv. pour Bischoff, 1882.

Roehmann. — Arch. Pfluger, 29.

Muller. — Rev. de Méd. clin., 12.

ALTMANN. — Arch. de His et Braune, 1889, supplément.

KREHL. — Arch. de His et Braune, 1890.

MALY et EMICH. — Rapports viennois, 87, III.

LEUBUSCHER. — Rev. de Méd. clin., 17.

SCHULEIN. — Rev. de Biol., 13.

FLEISCHL. — Travaux chez Ludwig, 1874.

FREY. — Congr. de Méd. int., 1892.

CONHEIN. — Pathol. gén., 2.

SILBERMANN. — Arch. de clin. infantile, 8.

HOFMEIER. — Revue d'obstétr., 8.

VIOLET. — Arch. de Virchow, 80.

QUINCKE. — Arch. de path. exp., 19.

SCHULTZE. — Dans le manuel des maladies infantiles de Gerhardt.

BIRCH-HIRSCHFELD. — Arch. de Virchow, 87.

HALBERSTAMM. — Dissert. Dorpat, 1885.

NAUNYN. — Arch. d'anat. et physiol., 1868.

FREY. — Congr. de méd. int., 1892.

PIEK. — Rev. de clin. méd. de Prague, 11.

GERHARDT. — Arch. de Path. exp., 30.

BELÒUSSOW. — Arch. de Path. exp., 14.

LEYDEN. — Pathol. de l'ictère.

FRERICHS. — Maladies du foie.

BOUCHARD. — Leçons sur les auto-intoxications. Paris, 1887.

FELTZ et RITTER. — Comp. Rend., 78-81.

MULLER. — Soc. silésienne de progrès patriotique, 1892.

QUINCKE. — Arch. Virchow, 95.

MULLER. — Congr. de Méd. int., 1892.

— Rev. de Méd. clin., 12.

ABELMANN. — Dissert. Dorpat, 1890.

MINKOWSKI. — Arch. de Path. exp., 21.

RIWOSCH. — Trav. de l'inst. pharmacol. Dorpat, 7.

DE BRUIN. — Journ. centr. de Méd. clin., 11-27.

MINKOWSKY. — Arch. de Path. exp., 21.

MULLER. — Rev. de Méd. clin., 12.

L'INTESTIN

BUNGE. — Chimie physiol.

NEUMESTER. — Chimie physiol.

MAC FARDYEN, NENCKI et SIEBER. — Arch. de Path. exp., 28.

CONHEIM. — Pathol. gén.

Nothnagel. — Rev. de Méd. clin., 3, 4 et 7.

Sucksdorff. — Arch. d'hygiène, 4.

Horwath. — Arch. Pfluger, 17.

Bienstock. — Rev. de Méd. clin., 8.

Escherich. — Les progrès de la médecine, 1885, 16-17.

— Trav. de l'Inst. pathol., Munich. Stuttgard, 1886.

Stahl. —- Congr. de Méd. int., 1884.

Briéger. — Ptomaïne. Berlin, 1885-1886.

Kobert. — Manuel des intoxications.

Gaertner. — Rev. méd. de Breslau, 1888, 21-24.

Conheim. — Pathol. gén., 2.

Griesinger. — Maladies infectieuses dans le Manuel de Virchow.

Briéger. — Rev. heb. de clin., Berlin, 1887, 44.

Pfeiffer. — Rev. d'hyg., 11.

Scholl. — Arch. d'hyg., 15.

Hueppe. — Rev. de Méd. allem., 1891, 53.

Gruber. — Rev. hebd. de clin. de Vienne, 1892, 48-49.

Ross. — Rev. hebd. de clin. de Berlin, 1893, 15.

Hoesslin. — Arch. de Virchow, 89.

Lebuscher. — Rev. de Méd. clin., 17.

Baumann et Udransky. — Rev. de chim. physiol., 13.

Councilmann et Lafleur. — John Hopk. Hosp. Rep., III.

Kovacs. — Rev. de Thérap., XIII,

Muller. — Cong. de Méd. int., 1887.

— Rev. de Méd. clin., 12.

Grassmann. — Rev. de Méd. clin., 15.

Mering. — Cong. de Méd. int., 1893.

Schwartzemberg. — Rev. de Méd. ration., 7.

Jacoby. — Arch. de path. exp., 29.

Bokai. — Arch. de path. exp., 23-24.

Nothnagel. — Rev. de Méd. clin., 4.

Trousseau. — Médecine et clinique.

Leichtenstern. — Dans le manuel de Ziemssen, 7-2.

Bamberger. — Manuel de Virchow, 6, I.

Jurgens. — Rev. heb. de clin. Berl., 1882, 357.

Mayer. — Arch. de Virchow, 90.

Leichtenstern. — Séances du congrès de médecine interne, 1889.

Curschmann. — Congrès 1889.

Reichel. — Rev. de chir., 35.

Kœnig. — Leçons de chir.

ALBERT. — Leçons de chir.

GRASER. — Les hernies abdominales. Viesbaden, 1891.

REICHEL. — La doctrine de la hernie étranglée. Stuttgard, 1886.

HERCZEL. — Rev. de Méd. clin., 11.

KIRSTEIN. — Rev. heb. de Méd. clin. allem., 1889, 49.

KADER. — Rev. de chir., 33.

ZUNTZ. — Soc. Berlin. de Méd. int. et Rev. heb. de Méd. allem.,
1884, 717.

TAPPEINER. — Rev. de chim. physiol., 6.

— Trav. de l'inst. pathol. de Munich. Stuttgard, 1886.

TACKE. — Dissert. Berlin., 1884.

NOWACK et BRAUTIGAM. — Rev. heb. de Méd. de Munich, 1890, 38.

RIEDEL. — Corresp. de Thuringe, 1891.

BAGINSKI et STADTHAGEN. — Rev. heb. de clin. Berlin, 1890, 13.

KIRSTEIN. — Rev. heb. de Méd. allem., 1889, 49.

MULLER. — Congr. méd. int., 1887.

V. — LES ÉCHANGES ORGANIQUES.

L'albumine.

VOIT. — Les échanges dans le man. d'Hermann, 6.

NEUMEISTER. — Chimie physiologique.

RUBNER. — Leçons d'hygiène. Leipsig, 1892.

PETTENKOFER et VOIT. — Revue de Biol.

PFLUGER ET SES ÉLÈVES. — Dans ses archives.

NOORDEN. — Man. de pathol. des échanges. Berlin, 1893.

MULLER — Rev. de Méd. clin., 16.

— Congr. de Méd. int., 1889.

KLEMPERER. — Rev de Méd. clin., 16.

— Rev. hebd. de clin. Berlin, 1889, 40.

BAUER. — Rev. de Biol., 8.

STRUMPELL. — Arch. de Méd., 17.

EICHSHORST. — L'anémie pernicieuse, 1878.

OHLMULLER. — Rev. de Biol., 18.

HALLERVORDEN. — Arch. de path. exp., 10 et 12.

CORONDA. — Arch. de path. exp., 12.

STADELMANN. — Arch. de Méd. clin., 33.

WALTER. — Arch. de path. exp., 7.

SCHULTZEN et RIESS. — Ann. de la Charité, 15.

ENGELIEN. — Dissert. de Kœnigsberg, 1887.

BADT. — Dissert. Berlin, 1891.

MUNZER. — Ann. ency. d'Eulenburg, 3ᵉ art. Intoxications aiguës par le phosphore.

MUNZER. — Journ. cent. de méd. clin. 1892, 24.

BAUER. — Rev. de Biol., 7 et 14.

FRAENKEL et ROEHMANN. — Rev. de chim. physiol., 4.

FRAENKEL. — Rev. heb. de clin. Berlin, 1878, 19.

BLENDERMANN. — Rev. de chim. physiol., 6.

NENCKI et SIEBER. — Journ. de chim. prat.. 26.

FRERICHS. — Maladies du foie.

SCHULTZEN et REISS. — Ann. de la char., 15.

ROEHMANN. — Rev. heb. de clin. Berlin, 1888, 43-44.

WOLPE. — Arch. de path. exp., 21.

MUNZER. — Ann. d'Eulenburg, 3.

THOMAS. — Analyses d'urines de Neubauer-Vogel, 9ᵉ édition.

FRERICHS. — Arch. de Muller. 1854.

MUNZER. — Rev. heb. de méd. de Prague, 1892, 34-35.

WEINTRAUB. — Arch. de path. exp., 31.

STADELMANN. — Arch. de méd. clin., 33.

HOHN, MASSEN, NENCKI et PAWLOW. — Arch. de sciences biol. Saint-Petersbourg, t. I.

HOHN, MASSEN, NENCKI et PAWLOW. — Arch. de path. exp., 32.

MINKOWSKI. — Arch. de path. exp., 21-31.

— Arch. de path. exp., 21.

JAKSCH. — Rev. heb. méd. de Vienne, 1883, 16, 17.

KLEMPERER. — Rev. heb. clin. de Berlin, 1889, 40.

WESTPHAL. — Arch. de méd. clin., 51.

NOORDEN. — Manuel.

STICKER. — Rev. de méd. clin., 14.

FLEISCHER et PENTZOLDT. — Arch. de méd. clin., 26.

HORBACZEWSKI. — Rev. mens. de chim., 1891, 12.

PONFICK. — Arch. de Virchow, 118-119.

— Discours d'ouvert. p. les assist. de Virchow. Berlin, 1891.

La goutte.

GARROD. — Nature et traitement de la goutte. Wurzbourg, 1861.

EBSTEIN. — Contribution à la doctrine de la diathèse urique. Wiesbaden, 1891.

— Nature et traitement de la goutte. Wiesbaden, 1882.

PFEIFFER. — Rev. heb. clin. de Berlin, 1892, 16.

NOORDEN. — Path. des échanges.

HOFFMANN. — Maladies constitutionnelles.

EBSTEIN. — Cong. de méd. int., 1882.

PFEIFFER. — Cong. de méd. int., 1889.

SALOMON. — Annales de la Charité, 5.

JAKSCH. — Rev. de clin. de Prague, 1890.

RUDEL. — Arch. de Pathol. exp., 30.

EBSTEIN. — La goutte.

La graisse.

VOIT. — Manuel Hermain, 6.

BUNGE. — Chim. physiol. 2e éd.

RUBNER. — Leçons d'hyg. Leipzig, 1892.

NEUMEISTER. — Chim. physiol.

NOORDEN. — Manuel.

STRUMPELL. — Manuel, 2e vol.

COHNHEIM. — Path. génér., 1er vol.

EBSTEIN et HENNEBORG. — Cong. de méd. int., 1885.

KÏSCH. — Rev. de méd. chim., 12.

Les glucosuries et le diabète sucré.

FRERICH. — Le diabète. Berlin, 1884.

CLAUDE BERNARD. — Conf. sur le diabète.

HOFFMANN. — Manuel.

BUNGE. — Chim. physiol., 2e éd.

KULZ. — Contrib. à la path. et thérap. du diabète. Marburg, 1874 à 1875.

KULZ. — Le diabète dans le Manuel de Gérhardt.

NAUNYN. — Conférences Wolkmann réunies, 349, 350

MERING. — Trav. sur le diabète phlooridzine. Rev. de méd. clin., 14 et 16.

STOKVIS et HOFFMANN. — Cong. de méd. int., 1886.

SENATOR. — Manuel de pathol. et thérap. sp. de Ziemssen, 13.

MORITZ. — Arch. de méd. clin., 46.

 — Cong. de méd. int.,1891.

HOFMEISTER. — Arch. de pathol. exp., 25.

WORM MULLER. — Arch. de Pfluger, 34.

KRAUS. — Rev. heb. clin. de Vienne, 1891, 46-48.

Scheremetjewski. — Rapp. de la soc. des sciences saxonnes, 1868.

Bunge. — Chim. physiol., II.

Brasol. — Arch. du Bois, 1884.

Schopffer. — Arch. de pathol. exp., 1.

Naunyn. — Arch. de pathol. exp., 3.

Frerichs. — Le diabète.

Moritz. — Rev. heb. de Munich, 1891, 1 et 2.

Hoffmann. — Manuel.

Araki. — Rev. de chim. physiol., 15.

Langendorff. — Arch. Du Bois, 1887.

Bohm et Hoffmann. — Arch. de Pathol. exp., 8.

Kulz. — Travaux.

— Discours d'ouverture. Marbourg, 1890.

Reyher. — Dissert. Dorpat, 1885.

Nencki et Sieber. — Rev. de chimie pratique, 26.

Robin. — Discuss. à l'Acad. de Paris.

Mering et Minkowski. — Arch. de pathol. exp., 26.

Minkowski. — Rev. heb. clin. de Berlin, 1892, 5.

— Cong. de méd. int., 1892.

— Arch. de pathol. exp., 31.

Lépine. — Travaux, 16.

Thiroloix. — Le diabète pancréatique. Paris, 1892.

Hédon. — Travaux divers.

Minkowski. — Rev. heb. clin. de Berlin, 1892, 5.

Lépine. — Le ferment glycolitique et la pathogénie du diabète. Paris, 1891.

Lépine. — Sur la pathogénie du diabète.

— Travaux divers.

Minkowski. — Rev. heb. clin. de Berlin, 1892.

Arthus. — Soc. de Biol. Paris, avril 1891.

Bohm et Hoffmann. — Arch. de pathol. exp., 8.

Gaglio. — Bull. de la Soc. méd. de Bologne, 1891.

Minkowski. — Arch. de path. exp., 31.

Mering. — Cong. de méd. int., 1886.

Frerichs. — Diabète.

Michael. — Arch. de méd. clin., 44.

Hirschfeld. — Rev. de méd. clin., 19.

Mering. — Cong. de méd. int., 1886.

Stadelmann. — Arch. de pathol. exp., 17.

HALLERVORDEN. — Arch. de pathol. exp., 12.

WALPE. — Arch. de pathol. exp., 21.

MINKOWSKI. — Arch. de pathol. exp., 18.

KULZ. — Rev. de biol., 20.

  — Arch. de pathol. exp., 18.

  — Rev. de biol., 23.

H. LORENZ. — Rev. de méd. clin., 19.

KLEMPERER. — Rev. heb. de clin. Berlin, 1889, 40.

JAKSCH. — Acétonurie et diacéturie. Berlin, 1885.

NEUBAUER-VOGEL. — Analyse de l'urine, 9e éd.

KUSSMAUL. — Arch. de méd. clin., 14.

FRERICHS. — Rev. de méd. clin., 6.

  — Diabète.

STADELMANN. — Arch. de méd. clin., 37.

MINKOWSKI. — Arch. de pathol. exp., 18.

KRAUS. — Rev. de clin. méd. de Prague, 10.

WALTER. — Arch. de pathol. exp., 7.

REISS. — Rev. de méd. clin., 7.

SENATOR. — Rev. de méd. clin., supplément.

LITTEN. — Rev. de méd. clin., supplément.

NAUNYN. — Diabète, conférences, Volkmann, 349, 350.

STOKVIS. — Cong. de méd. int., 1886.

FRERICHS. — Diabète.

EBSTEIN. — Arch. de méd. clin., 28.

EHRLICH. — Dans les travaux de Frerich. Rev. de méd. clin., 6.

ALBERTONI et PISENTI. — Arch. de pathol. exp., 23.

FICHTNER. — Arch. de méd. clin., 45.

SANDMEYER. — Cong. de méd. int., 1891.

KULTZ. — Travaux.

LÉO. — Cong. de méd. int., 1889.

  — Rev. de méd. clin., 19, suppl.

E. VOIT. — Rev. de biol., 29.

OPPENHEIM. — Arch. Pfluger, 26.

MÉRING. — Rev. de méd. clin., 14, 16.

KULZ. — Arch. Pfluger, 13.

ABELES. — Journ. cent. des rev. méd., 1885, 26.

MERING. — Arch. Pfluger, 14.

LEWA. — Arch. de méd. clin., 48.

L'ostéomalacie et le rachitisme.

Cohnheim. — Pathol. gén.
Senator. — Manuel de path. sp., 13. Ziemssens.
Pommer. — Rachitisme et ostéomalacie, Leipzig, 1885.
Rehn. — Manuel de Gerhardt.
Monti. — Enc. d'Eulenbourg.
Vierordt. — Cong. de méd. int., 1893.

VI. — LA FIÈVRE

Liebermeister. — Pathologie de la fièvre. Leipzig, 1875.
Recklinghausen. — Pathol. gén.
Wunderlich. — Sur la chaleur individuelle dans les maladies. Leipzig, 1868.
Traube. — Travaux réunis.
Samuel. — La fièvre dans l'enc. d'Eulenburg.
Senator. — Recherches sur le processus fiévreux. Berlin, 1893.
Pfluger. — Ses archives, 12-282-333.
Colosanti. — Ses archives, 14.
Loewy. — Ses archives, 46.
Bonual. — Comp. rendu, 91.
Calberla. — Archives des sciences méd., 16.
Schleich. — Arch. de pathol. exp., 4.
Naunyn. — Arch. de physiol., 1870.
 — Rev. heb. de clin. Berlin, 1869, 4.
Simanowski. — Rev. de biol., 21.
Speck. — Physiol. de la respiration, Leipzig, 1892.
Simanowski. — L. c.
Litten. — Archives Virchow, 70.
Sandero-Ezn. — Compte rendu de la Société des sciences saxonnes, 1867.
Pfluger. — Ses archives, 12 et 18.
Liebermeister, Cohnheim, Recklinghausen, Naunyn. — Arch. de pathol. exp., 18.
Noorden. — Path. des échanges.
Naunyn. — Arch. de physiol., 1870.
Huppert. — Arch. de méd., 1.
Unruh. — Arch. de Virchow, 48.

Traube. — Travaux, 2, 1.

Pipping et Tigerstedt. — Comm. du lab. physiol. de Stockolm, 3.

Strassmann. — Dissert. Berlin, 1880.

Naunyn. — Arch. de physiol., 1870.

— Rev. heb. clin. de Berlin, 1869, 4.

S. Kraus. — Rev. de méd. clin., 18.

Loewy. — Arch. de Virchow, 126.

Leyden et Fraenkel — Arch. de Virchow, 76.

Loewy. — Rev. heb. clin. de Berlin, 1891, 4.

Colosanti. — Archives Pfluger, 14.

Leyden. — Arch. de méd. clin., 7.

Finkel. — Arch. de Pfluger, 29.

Loewy. — Arch. de Virchow, 126.

Liebermeister. — Pathol. de la fièvre.

Leyden. — Arch. de méd. clin., 5.

Rosenthal. — Rev. heb. clin. de Berlin, 1891, 32.

— Travaux internationaux. Berlin, 1891.

Senator. — Le processus fièvreux. Berlin, 1893.

Schulein. — Dissert. Berlin, 1875,

Zuntz. — Archives Du Bois, 1882.

Lilienfeld. — Arch. Pfluger, 32.

Stern. — Rev. de méd. clin., 20,

Pfluger. — Ses arch., 12 et 18.

Colosanti. — Ses arch., 14.

Sanders-Ezn. — Comp. Rend. de la Soc. des sciences saxonnes, 1867.

Voit. — Rev. de biol., 14.

Arosohn et Sachs. — Arch. Pfluger, n° 37.

Zuntz. — Journ. des sc. méd., 1882, 32.

Frey. — Arch. Du Bois, 1885.

Minkowski. — Arch. de pathol. exp., 19.

Geppert. — Rev. de méd. clin., 2.

Kraus. — Rev. de méd. clin., 10.

Bohland. — Arch. Pfluger, 43.

Hallervorden. — Arch. de pathol. exp., 12.

Koch. — Trav. sur la tuberculine. Rev. heb. de méd.
all., 1890, 1891.

Buchner. — Rev. heb. clin. de Berlin, 1890, 10.

Hammerschlag. — Arch. de pathol. exp., 27.

Hildebrandt. — Arch. de Virchow, 121.

Ott et Collmar. — Journ. de physiol., 8.

Girard. — Arch. de physiol., 1886-1888.

Hale-White. — Journ. de physiol., 12.

Richet. — Compte rendu, 98.

Wunderlich. — Chaleur individ.

Quincke et Brieger. — Arch. de méd. clin., 24.

Huppert. — Arch. de méd., 4.

Vierrdot. — Diagnostic clin., 1892.

Unverricht. — Rev. heb. de méd. all., 1887, 21, 22 et 1888, 37.

Klemperer. — Cong. de méd. int., 1890.

Naunyn. — Arch. de pathol. exp., 18.

Hubner. — Rev. heb. clin. de Berlin, 1891, 25.

Hosselin. — Arch. de Virchow, 89.

Gangolphe et Courmont. — Arch. de méd. exp., 3.

Hertz. — Recherches sur la chaleur et la fièvre. Vienne, 1893.

Smidt. — Archives Du Bois, 1881.

VII. — L'ÉLIMINATION DES URINES

Wagner. — Le mal de Bright. Manuel Ziemssen.

Frerich. — Le mal de Bright. Brunswick, 1851.

Cohnhein. — L. c.

Traube. — L. c.

Le courant sanguin.

Laboratoire Ludwig. — Rapport viennois, 48-2.

Heidenhain. — Manuel Hermann, 5, I.

Hermann. — Compte rendu de séance. Vienne, 45.

Minsk et Senator. — Arch. de Virchow, 114.

Fleischer. — Arch. de méd. clin., 29.

Noorden. — Pathol. des échanges.

Hoffmann. — Manuel des mal. const.

Le Gendre. — Traité de méd., I. Paris, 1891.

Kulz. — L. c.

Weill. — Arc. de Virchow, 95.

Claude Bernard. — Leçons de Physiol., 1.

Eckhard. — Contrib. d'anat. et de Physiol., 4, 5, 6.

Ebstein. — Arch. de méd. clin., 11.

Les cellules du rein.

LITTEN. — Rev. heb. clin. Berlin, 1878, 22-23.

FLEISCHER. — Arch. de méd. clin., 29.

NOORDENN. — Rev. heb. méd. allem., 1892, 35.

SENATOR. — L'Albuminurie. Berlin, 1890.

RUNEBERG. — Arch. de méd. clin., 23.

HEIDENHAIN. — Dans le manuel de physiol. Herman, 5, 1.

LEUBE et SALKOWSKI. — La doctrine de l'urine. Berlin, 1882.

MORITZ. — Arch. de méd. clin., 46.

PASNER. — Arch. de Virchow, 104.

HUPPERT. — Analyse des urines d'oiseaux de Neubauer-Vogel, 9°éd.

MULLER. — Travaux de la clinique méd. de Wurzbourg, 1885.

NOORDEN. — Arch. de méd. clin., 38.

SENATOR. — L. c.

LEUBE. — Rev. de méd. clin., 13.

FURBRINGER. — Rev. de méd. clin., 1.

VON PETERSSEN. — Upsala, 1891.

HEUBNER. — Discours au 70° anniversaire d'Hénoch.

SENATOR. — L'albuminurie.

NOORDEN. — Rev. heb. de clin. Berl., 1889, 39.

RIBBERT. — Néphrite et albuminurie. Bonn., 1881.

LITTEN. — Journal central de Sc. méd., 1880, n° 9.

SCHACOWA. — Diss. Bern., 1876.

LITTEN. — Rev. de méd. clin., 22.

RIRBERT. — Néphrite et albuminurie.

LEUBE-SALKOWSKI. — Leçons sur l'urine.

LORENZ. — Rev. de méd. clin., 15.

A. SCHMIDT. — Travaux à l'appui de la physiol. des sécr. d'urines. Diss. Bonn., 1889.

LORENZ. — L. c.

LEYDEN. — Rev. de clin. méd., 22.

LITTEN. — Rev. de clin. méd., 22.

RUNEBERG. — Arch. de clin. méd., 23, 5.
     — Arch. de méd., 18.

LITTEN. — Rev. de clin. heb., 1 et 22.

LEYDEN. — Rev. heb. de méd. clin., 2.

MANNABERG. — Rev. heb. de méd. clin., 18.

HOFFMANN. — Arch. de Virchow, 89.

SENATOR. — L. c.

Fuhry-Snethlage. — Arch. de clin. méd., 17.
Csatary. — Arch. de méd. clin. 47.
Hoffmann. — Arch. de path. exp., 16.
Werner. — Rev. heb. de méd. all., 1883, 46.
Schmuziger. — Rev. heb. de méd. clin., 5.

La composition du sang.

Westphal. — Rev. heb. de clin. Berl., 1889, 35.
Heidenhain. — Manuel de phys. d'Hermann, 5.
Schœndorff. — Arch. de Pfluger, 46.
Conheim et Roy. — L. c.
Mannaberg. — Rev. de méd. clin., 18.
Schroder. — Arch. de path. exp., 22.
Jaksch. — Rev. de méd. clin., 6 et 8.
Neumeister. — Chim. physiol., 242.
Noorden. — Rev. heb. de clin. Berl., 1893, 3.
Neumeister. — Rev. de Biol., 24.
  — Chim. physiol.
Maixner. — Rev. de méd. clin., 8.
Fischel. — Arch. de gynécologie, 24.
Maixner. — Rev. trim. de Prague, 144.

L'urémie.

Landois. — L'urémie. Leipzig, 1890.
Bouchard. — Leçons sur les auto-intoxications. Paris, 1887.
Voit. — Rev. de Biol., 4.
Noorden. — Pathol. des échanges.
Limbeck. — Arch. de path. exp., 30.
Stadthagen. — Rev. de méd. clin., 15.
Bunge et Schmiedeberg. — Arch. de path., exp., 6.

Les conduits urinaires.

Leube. — Arch. de Virchow, 100.
Jaksch. — Rev. de chim. physiol., 5.
Muller. — Rev. de clin. Berl., 1887, 23, 24.
Hoffmann. — Arch. de thérapeutique, 15.
Ebstein. — Nature et traitement des calculs urinaires. Wiesbaden, 1884.
Ebstein. — Manuel de Ziemssen, IX, 2.
Ultzmann. — Chir. allem., 32.

Virchow. — Dissert. réunies.

Ebstein. — L. c.

Pfeiffer, Ebstein. — Leurs ouvrages sur la goutte.

Voit et Hoffmann. — Rev. de ch. analyt., 7.

Roehmann. — Rev. de chim. physiol., 5.

Rudel. — Arch. de path. exp., 30.

Neumeister. — Chim. physiol.

Thomas. — Analyse des urines de Neubauer-Vogel, II.

Ebstein. — Arch. de méd. clin., 30.

Stadthagen et Briéger. — Rev. heb. de clin. Berl., 1889. 16.

VIII. — LE SYSTÈME NERVEUX

Strumpell. — Path. de thérap. spéc., 2. Leipzig.

Vierordt. — Diagn. des mal. int. Leipzig.

Mœbius. — Diagn. des mal. nerveuses. Leipzig, 1886.

Goldscheider. — Diagn. des mal. nerveuses. Berlin, 1893.

Blocq et Onanoff. — Séméiologie et diagn. des mal. nerveuses. Paris, 1892.

Ferrier. — Conférences sur la localisation du cerveau. Leipz., 1892.

Naunyn et Schreiber. — Arch. de path. exp., 14.

Falkenhain et Naunyn. — Arch. de path. exp., 22.

Bergmann. — Chir. allem., 30.

Leyden. — Arch. de Virchow, 27.

Deucher. — Rev. de chir., 35.

Koenig. — Chir. spéc.

J. Koch et Filehne. — Arch. de clin. chir., 17.

Mœbius. — Journal centr. de neurothéraphie, XI, 1888.

Strumpell. — Manuel.

Vierordt. — Manuel.

Leyden. — Article « Tabes » dans le dict. d'Eulenbourg.

Goldscheider. — Rev. de méd. clin., 15.

Erb. — Manuel Ziemssen de path. et thér. 2° éd., XII.

Schroeder van der Kolk. — Structure et fonct. de la moelle épin. Brunswick, 1855.

Gad. — Art. « Coordination » dans Eulenbourg.

Erb. — Journal centr. de neurologie.

Vierordt. — Rev. heb. de clin. Berl., 21.

Rumpf. — Arch. de méd. clin., 46.

Spath. — Diss. Tubingen, 1864.

Ewald. — Les terminaisons du nerf opt. Wiesbaden, 1892.

Luciani. — Le cervelet, 1892.

Exner. — Arch. de Pfluger, 48.

Schuppel. — Arch. de thérapeutique, 15.

Winter. — Diss. d'Heidelberg, 1882.

Strumpell. — Arch. de méd. clin., 22.

Ziemssen. — Arch. de méd. clin., 47.

Heyne. — Arch. de méd. clin., 47.

Goldscheider. — Rev. de méd. clin., 15.

Stern. — Arch. de psych., 17.

Kussmaul. — Les troubles du langage. Leipzig, 1885.

Lichtheim. — Arch. de méd. clin., 36.

Grashey. — Arch. de psychiatrie, 16.

Naunyn. — Congrès, 1887.

Strumpell. — Manuel.

Vierordt. — Manuel.

Vernicke. — Maladies du cerveau.
  — Progrès de la méd., 1885, p. 824 ; 1886, 371 et 463.
  — Les complexus sympt. de l'aphasie. Breslau, 1874.
  — Congrès, 1890.

Grashey. — Arch. de psychiatrie, 16.

Goldscheider. — Rev. de méd. clin., 15.

Leyden. — Tabès dans Eulenbourg.

Westphal. — Rev. de clin. Berl., 1871, 38.

Nothnagel. — Manuel Ziemssen, 12.

Kussmaul et Tenner. — Les recherches de Moleschott, 3.

Ziehen. — Arch. de psychiatrie, 17 et 21.

Binswanger. — Congrès de méd. int., 1888.
  — Arch. de psychiatrie, 19.

Unverricht. — Congrès de méd. int., 1887.
  — Arch. de méd. clin., 44 et 46.
  — Arch. de psychiatrie, 14.
  — Conférences réunies de la clin. de Dorpat. Wiesbaden, 1893.

Vernicke. — Maladies du cerveau.

Nothnagel. — Arch. de Virchow, 44.

Blumenstok. — Epilepsie dans Eulenbourg.

Bubnoff et Heidenhain. — Arch. de Pfluger, 26.

Edinger. — Rev. de neurologie, 1.

Mœbius. — Annales Schmidt, 231.

VERWORN. — Arch. de Pfluger, 51.

ZUNTZ. — Rev. de clin. Berl., 1878, 10.

QUINCKE. — Arch. de méd. clin., 42.

DARKSCHEWITSCH. — Arch. de psych., 24.

EISENLOHR. — Rev. de neurologie, 3.

STEINER. — Rev. de neurologie, 3.

ERB. — Rev. de neurologie, 1.

GAULE. — Journal centr. de physiol., 1892 et 1893.

FLEINER. — Rev. de neurologie, 2.

WOLFLER. — Trait. chir. du goitre. Berlin, 1887.

BRUNS. — Travaux de chir. clin., III.

BIRCHER. — Conférences de Volkmann, 357.

FUHR.—Rapport récapitulatif. Rev. heb. méd. Munich, 1890, n° 18.

EISELBERG. — Discours Billroth. Stuttg., 1892.

HORSLEY. — Trav. int. de méd. sc. Berl., 1891.

GLEY. — Trav. dans les Arch. de physiol., 1892.

HANAU. — 10° congrès int. Sect. III.

KOCHER. — Séances du XII° congrès chir.

KRŒPELIN. — Arch. de méd. clin., 49.

GRUTZNER. — Journal de l'assoc. natur. de Halle.

SCHULTZE. — Diss. de Dorpat, 1888.

CHARCOT. — Mal. du syst. nerveux.

VIRCHOW. — Pathol. cellul.

— Rev. clin. Berl., 1882.

SCHIEFFERDECKER. — Rev. clin. Berl., 1871.

JOSEPH. — Arch. de Virchow, 107.

SAMUEL. — Trophonévrose dans Eulenbourg.

KARG. — Séances de la Soc. all. de chir., 1890.

MACH. — Précis de la doctrine des mouvements sensoriaux. Leipzig, 1875.

KREIDL. — Arch. de Pfluger, 51.

AUBERT. — Etudes physiol. sur l'orientation. Tubingen, 1888.

LANDOIS. — Vertige dans Eulenbourg.

BREUER. — Arch. de Pfluger, 48.

FREY. — Annales Schmidt, 233.

GRUTZNER. — Rev. heb. de méd. all., 1893, 6.

NAUNYN. — Arch. de path. exp., 25.

GOLDSCHEIDER. — Rev. hed. de méd. clin., 20.

BEEVOR et HORSLEY. — Transact. philos., 1890.

OBOLENSKI. — Journal des Sc. méd., 1867.

TABLE DES MATIÈRES

I

LA CIRCULATION

II

LE SANG

III

LA RESPIRATION

IV

LA DIGESTION

V

LES ÉCHANGES ORGANIQUES

VI

LA FIÈVRE   254

VII

L'ÉLIMINATION DES URINES

VIII

LE SYSTÈME NERVEUX

ÉVREUX, IMPRIMERIE DE CHARLES HÉRISSEY

Librairie MALOINE, 91, boulevard Saint-Germain, Paris

TRAITÉ PRATIQUE
DE MÉDECINE
CLINIQUE ET THÉRAPEUTIQUE

PUBLIÉ SOUS LA DIRECTION

DE MM.

Samuel BERNHEIM et Émile LAURENT

COLLABORATEURS :

MM. Archambaud (de Paris), Assimis (d'Athènes), Bacchi (de Paris), Paul Barlerin (de Paris), Baumel (de Montpellier), Bianchi (de Naples), Bilhant (de Paris), Bloch (de Paris), Boeteau (de Villejuif), Bonnet (de Paris), Bonvalot (de Paris), Bosc (de Montpellier), Boncour (de Paris), Bouton (de Besançon), Bovet (de Pougues), Brousse (de Montpellier), Brunet (de Paris), Cazenave de la Roche (de Menton), Chapplain (de Marseille), Chatelain (de Paris), Chrétien (de Poitiers), de Christmas (de Paris), Cornet (de Paris), Condray (de Paris), Coutagne (de Lyon), Coutenot (de Besançon), Cristiani (de Genève), Crocq (de Bruxelles), Cuilleret (de Lyon), Dechamp (d'Arcachon), Delyanis (d'Athènes), Dervillez (de Paris), Destarac (de Toulouse), Diamantberger (de Paris), Dubreuilh (de Bordeaux), Duhourcau (de Cauterets), Ferran (de Barcelone), Fienga (de Naples), Fouchard (du Mans), Garnault (de Paris), L. Garnier (de Paris), Gibert (du Havre), Girod (de Clermont-Ferrand), Gottstein (de Breslau), Goureau (de Paris), Guelpa (de Paris), Hagen (de Leipzig), Hajeck (de Vienne, Autriche), Jocqs (de Paris), Jouin (de Paris), Kohos (de Paris), Leriche (d'Eaux-Bonnes), E. Levy (de Strasbourg), Levrat (de Lyon), Liandier (de Paris), Lichtwitz (de Bordeaux), Lorain (de Nancy), Mascarel (de Châtellerault), Masoin (de Louvain), Mejia (de Mexico), Minoviei (de Bucharest), Moldenhauer (de Leipzig), Albert Moll (de Berlin), Mook (de Paris), Moreau (d'Alger), Morin (de Paris), Perrenot (de Hyères), Henri Picard (de Paris), Piole (de Paris), Polgnère (de Paris), Puech (de Bordeaux), Van Renterghem (d'Amsterdam), Rémond (de Toulouse), Sanchez Herrero (de Madrid), Sauvez (de Paris), Semmola (de Naples), Sérieux (de Villejuif), Sormani (de Pavie), Stieffel (de Joinville), Suss (de Paris), Tison (de Paris), Tobeitz (de Graz), Trénel (de Paris), de Tymovski (de Schintznach), Vautrin (de Nancy), Vermel (de Moscou), Voronoff (de Paris), de Yong (de La Haye), Ziem (de Dantzig), Zilgien (de Nancy).

DIVISION DU TRAITÉ PRATIQUE DE MÉDECINE
CLINIQUE ET THÉRAPEUTIQUE

Six beaux volumes in-8° de 700 à 900 pages environ chacun

Prix de l'ouvrage complet : **50 francs**

ÉVREUX, IMPRIMERIE DE CHARLES HÉRISSEY